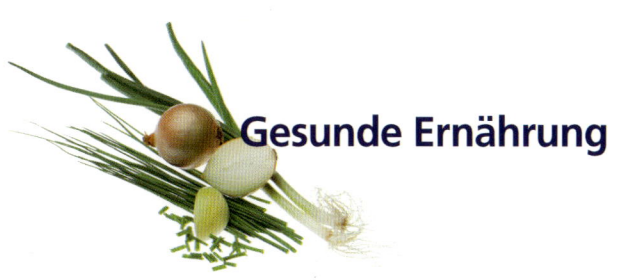

Gesunde Ernährung

Gesunde

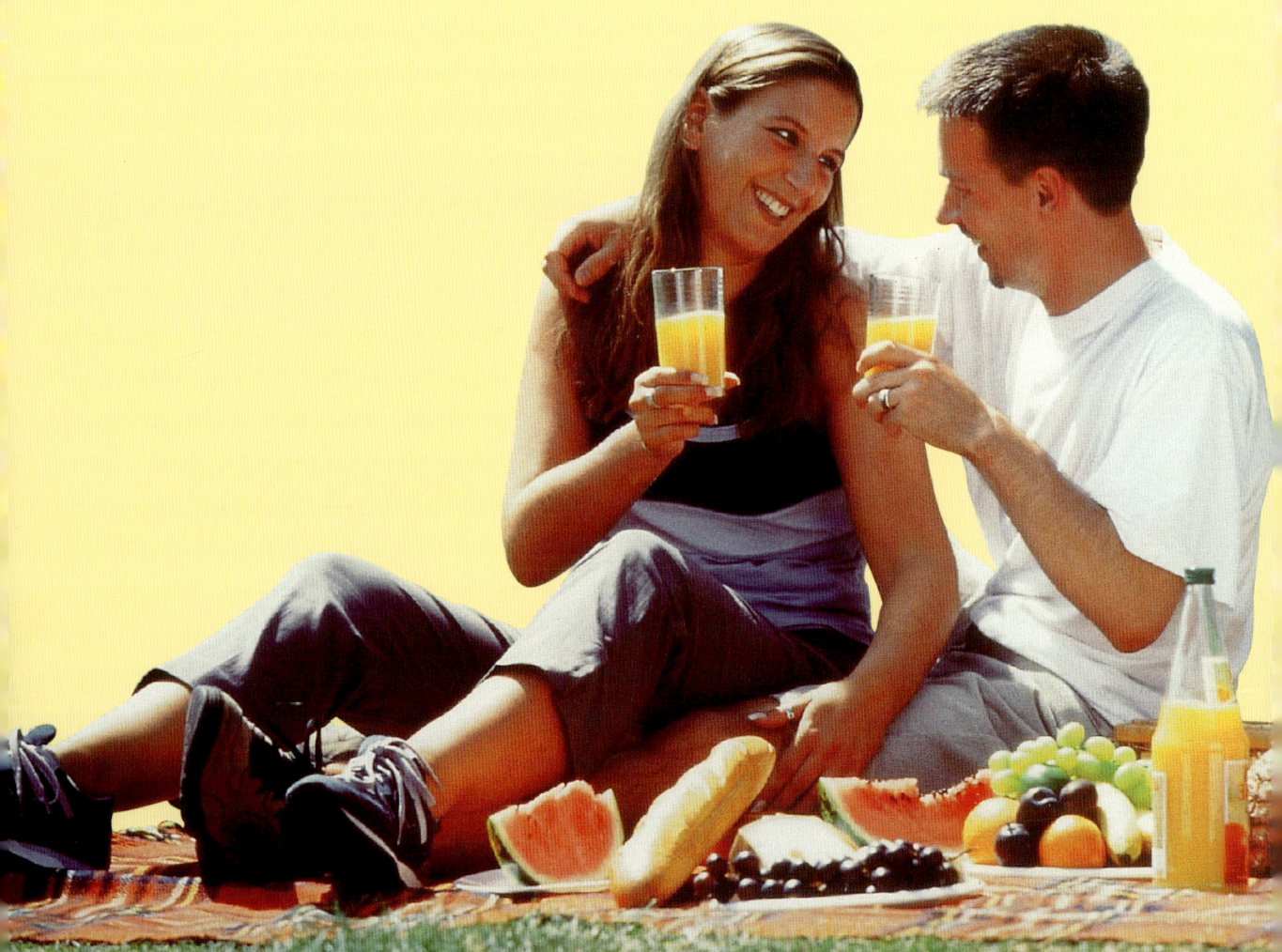

Margit Riedmeier • Martina Seefeld

Ernährung

Wellness-Küche • Fun-Rezepte • Trink-Fahrplan

Mit Spezialrezepten für
Schwangere, Kinder,
Sportler und Senioren

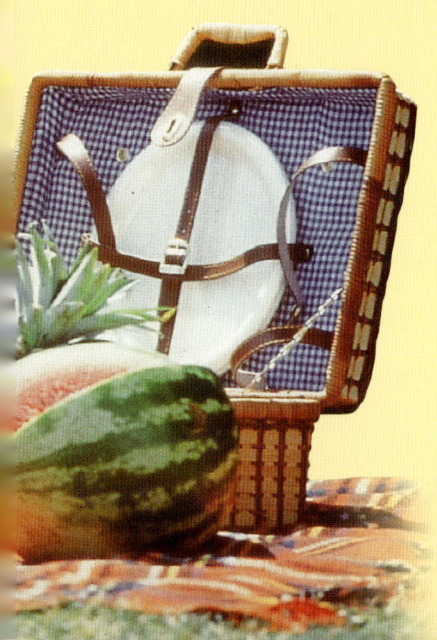

ULMER

über 320 Farbfotos

Als weitere Bände dieser Reihe sind bisher erschienen:
Konservieren. Alles über die perfekte Vorratshaltung
Dekorieren. Alles fürs perfekte Ambiente
Getränke. Zubereiten, mixen, variieren

© 2001 Verlag Eugen Ulmer GmbH & Co.
Wollgrasweg 41
70599 Stuttgart (Hohenheim)
E-Mail: info@ulmer.de
Internet: www.ulmer.de

Umschlagfotos: IFA Bilderteam (groß)
             Mauritius/AGE (klein)

Redaktion und Produktion:
Verlagsbüro Wais & Partner, Stuttgart
Gestaltung: Hans-Jürgen Trinkner und Rainer Maucher
Repro: Digital Data Service Lenhard, Stuttgart
Druck und Bindung: G. Canale & C., Turin
Printed in Italy

Die Deutsche Bibliothek – CIP Einheitsaufnahme
Ein Titeldatensatz für diese Publikation ist bei
Der Deutschen Bibliothek erhältlich

ISBN 3-8001-3213-3

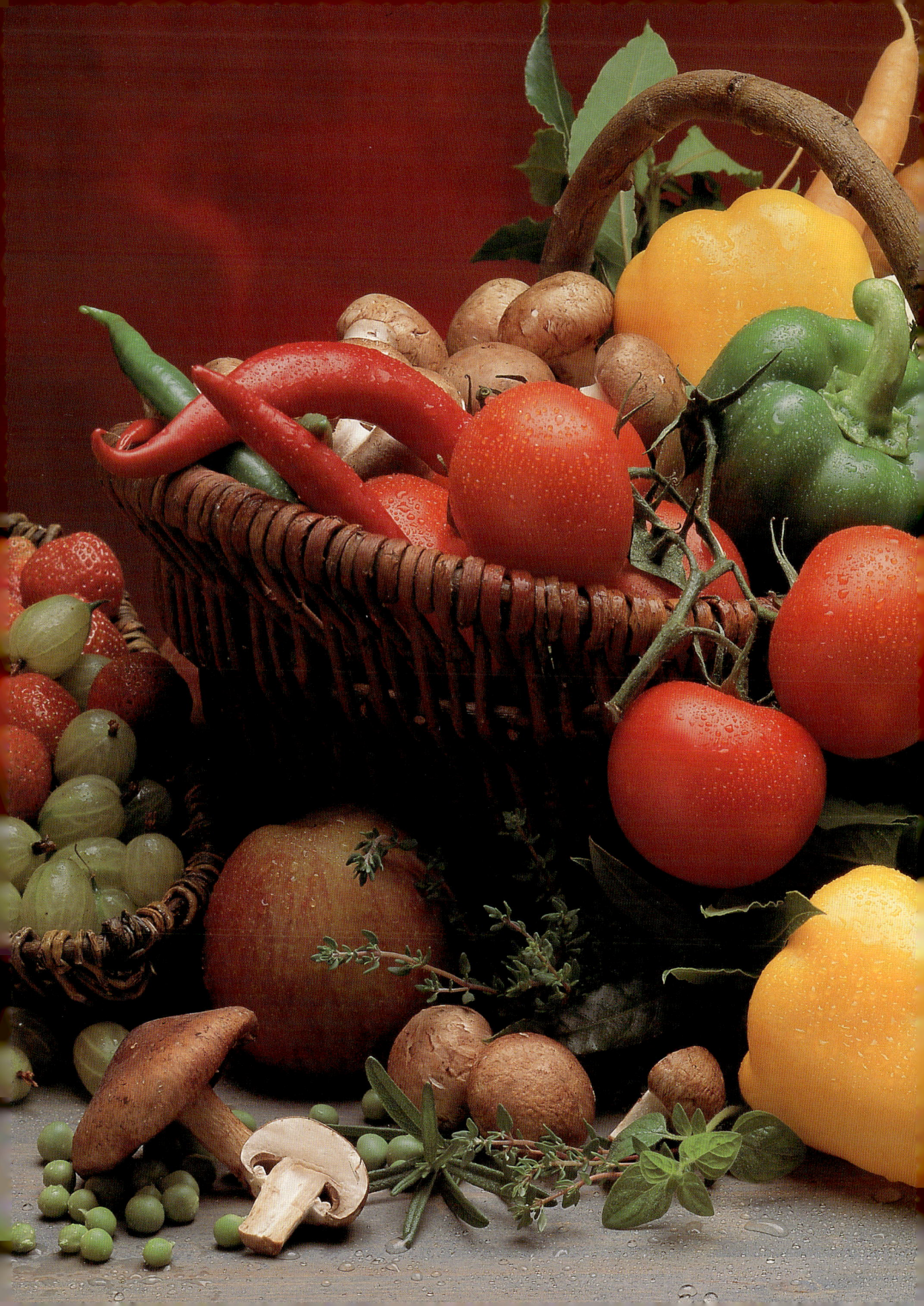

Inhalt

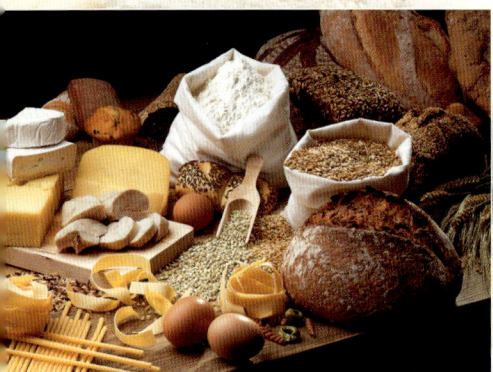
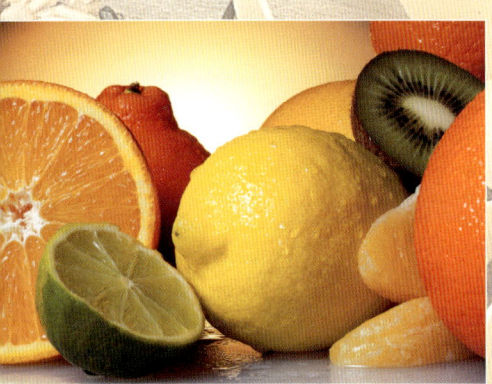
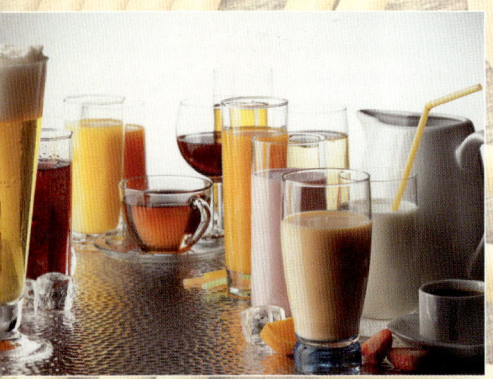

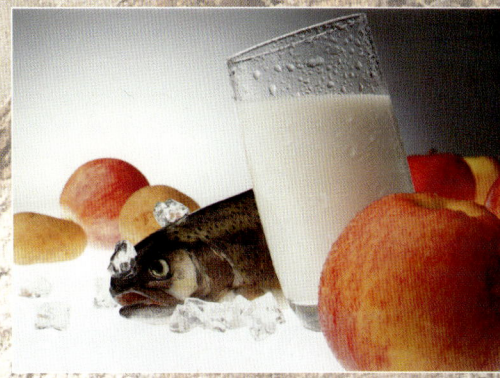
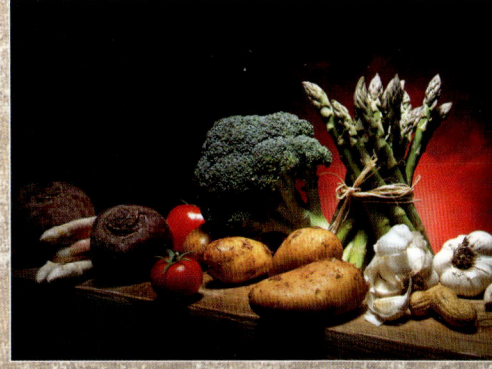
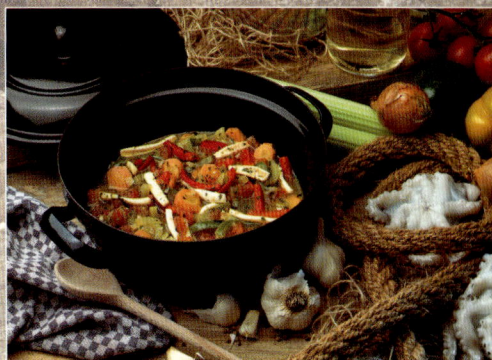

Einleitung

Einst aus Hunger, jetzt aus Lust

Die ersten Menschen ernährten sich von dem, was die Natur ihnen bot. Sie waren ständig auf Nahrungssuche und lebten von der Hand in den Mund. Dabei verrichteten sie schwerste körperliche Arbeit, sodass die zugeführte Energie immer sofort verbraucht wurde. Sie aßen wildes Obst und Gemüse, fingen ab und zu Fische, erjagten, wenn sie Glück hatten, Wild und Vögel. Im Lauf der Jahrtausende hat die Menschheit dann immer neue Techniken gefunden und entwickelt, um Nahrung

- in ausreichender Menge zu beschaffen
- besser zu verarbeiten
- für die Vorratshaltung zu konservieren.

Diese Techniken gehören zu unseren wichtigsten kulturellen Errungenschaften.

Entdeckung des Feuers

Anfangs wurde alles roh verzehrt. Bevor die Nahrung gekocht und gebraten werden konnte und damit leichter verdaulich wurde, musste das Feuer entdeckt werden. Das war vor rund

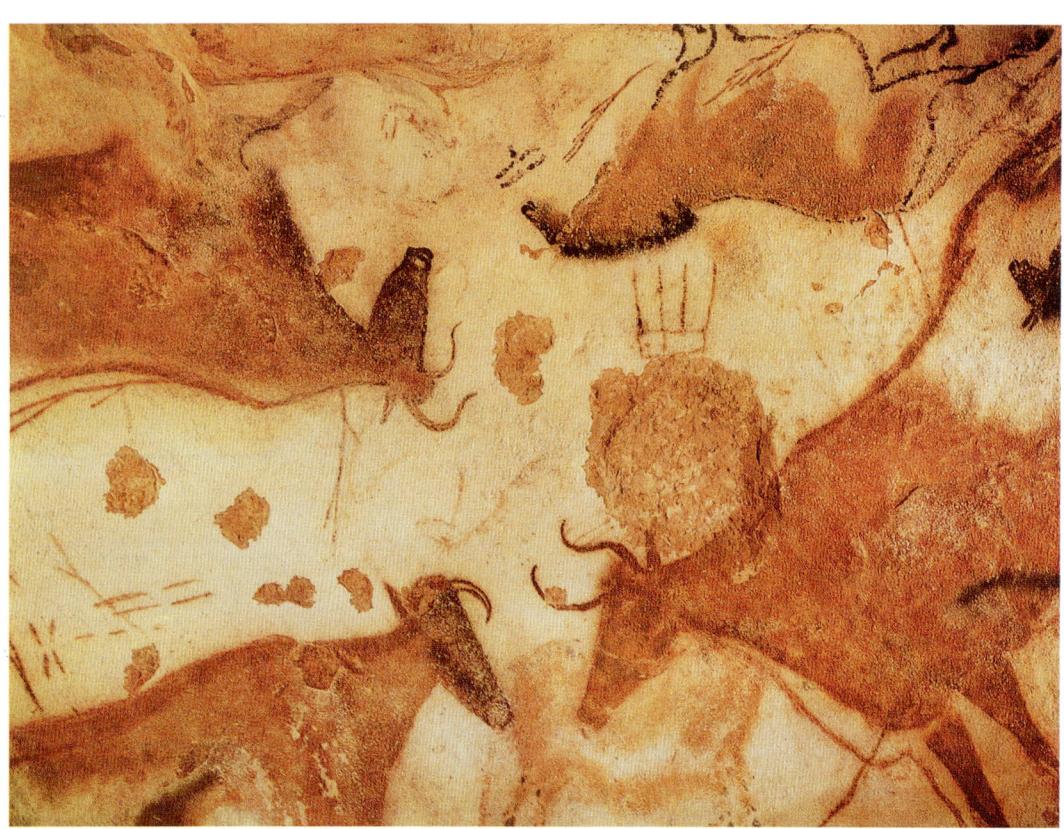

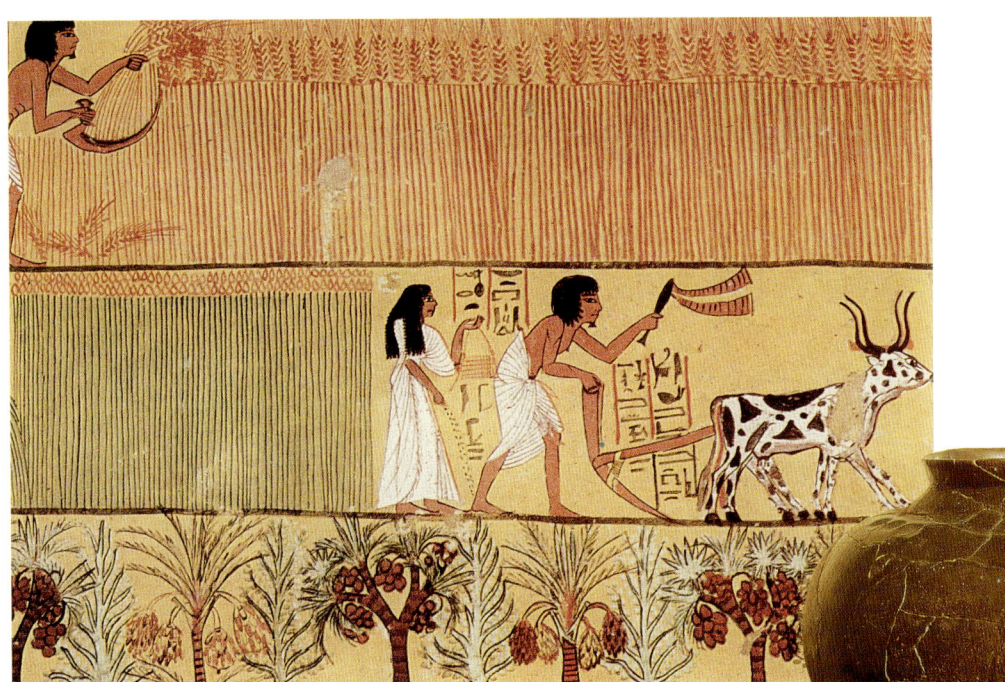

500 000 Jahren der Fall. Möglicherweise erfolgte damit auch der eigentliche Übergang von der animalischen zur menschlichen Existenz. Wie die Essenszubereitung mittels Feuer wirklich entdeckt wurde, kann man nur vermuten. Fiel eines Tages ein Stück Fleisch in die wärmende Glut und konnte erst herausgeholt werden, als sie erkaltet war? Dann hätte man wohl festgestellt, dass gebratenes Fleisch schmackhafter und leichter zu kauen ist als rohes. Die nächsten Schritte könnten gewesen sein, dass man sein Stück Fleisch mit einem Holzspieß über das Feuer gehalten oder in große Blätter eingewickelt und zum Garen in die Glut gelegt hat.

Ackerbau und Viehzucht

Ackerbau und Viehzucht setzen in der Jungsteinzeit ein. Die Menschen überließen ihre Ernährung jetzt nicht mehr dem Zufall, sondern begannen, gezielt zu planen und auszulesen. Die jeweils kräftigsten und besten Pflanzen und Tiere wurden gezüchtet. Diese frühen Bauern lernten allmählich, fruchtbare Böden nicht nur zu nutzen, sondern ihnen auch Zeit zum Regenerieren zu lassen. Aus den einstigen Jägern wurden aber nicht nur Bauern, sondern auch Hirten, denn das Fleisch von Herdentieren war leichter verfügbar als Wild, das müh-

sam aufgespürt und erlegt werden musste. Zuerst wurden vermutlich in Mesopotamien Schaf und Ziege domestiziert. Zwei Jahrtausende später, um 7000 v. Chr., wurden auch Schweine gehalten, und noch ein Jahrtausend verging, bis der Mensch sich auch das Rind nutzbar gemacht hatte. In unseren Breiten werden Spuren der frühesten Hausrinder, -ziegen und -schafe in die Zeit von 5500 bis 4900 v. Chr. datiert.

Spuren im Boden und auf Bildern

Mikroorganismen wurden schon in der Antike zur Herstellung von Lebensmitteln verwendet. Bereits um 5000 v. Chr. wurde in Ägypten und Babylonien Bier gebraut. Vermutlich hat man die alkoholische Gärung zufällig entdeckt, vielleicht an Früchten, die zu lange gelagert wurden. Erste Verfahren zur Produktion von Käse kannten die Sumerer schon um 4000 v. Chr.

Über sehr frühe Essgewohnheiten können uns Analysen von Tierknochen und winzigen Pflanzenresten Aufschluss geben, die archäologisch ausgegraben wurden. Auch Bilder berichten über Küche und Esskultur vergangener Zeiten. Berühmt ist zum Beispiel das Kölner Dionysosmosaik aus der zweiten Hälfte des

3. Jahrhunderts n. Chr. Über 70 m² groß und aus rund 1,5 Millionen Steinchen zusammengefügt, hat es einst den Festsaal einer römischen Stadtvilla geschmückt. Über den Grundmauern dieser Villa wurde später das Römisch-Germanische Museum errichtet, wo man diesen steinernen Teppich bewundern kann.

Völlereien und Gelage

Noch reichhaltiger sind die Aufzeichnungen römischer Schriftsteller. Eine unterhaltsame Überlieferung aus dem ersten nachchristlichen Jahrhundert ist zum Beispiel das „Gastmahl bei Trimalchio" von Petronius, das schonungslos und in drastischen Bildern eine gewaltige Völlerei schildert.

So richtig wird man in die Geheimnisse der klassischen römischen Kochkunst aber erst durch Apicius eingewiesen. Sein zehnbändiges Werk „De re coquinaria" oder „Über die Kochkunst" ist zwar nur in einer überlieferten Sammlung des 4. Jahrhunderts erhalten, für die Geschichte des Kochens ist es dennoch von unschätzbarem Wert.

Marcus Gavius Apicius lebte zur Zeit von Kaiser Tiberius (14 bis 37 n. Chr.). Sein Werk, nach Themenbereichen wie Gemüse, Hülsenfrüchte, Fleisch, Geflügel, Meeresfrüchte geordnet, enthält fast 500 Vorschläge, die zum Teil recht exotisch klingen. Geradezu skurril muten die Rezepte für den Feinschmecker an, etwa Gebärmutter von Jungsäuen mit Pfeffer, Selleriesamen, Minze, Honig, Essig und der fischigen Salzlake Liquamen. Auch vielfältig gewürzter Flamingo hört sich heutzutage abschreckend an. Apicius muss eine schillernde Gestalt im damaligen Rom

ZU DEN RÖMERN NACH AUGUSTA RAURICA

Auch nördlich der Alpen genossen wohlhabende Römer Köstlichkeiten aus allen Ländern ihres weltumspannenden Reiches. Feigen und Datteln wurden getrocknet über weite Strecken transportiert, auch Kastanien boten kein Problem, Austern jedoch mussten lebend ans Ziel gebracht werden. Olivenöl, Fischsauce und Wein wurden in Amphoren verschickt, wie sie bei archäologischen Ausgrabungen häufig zutage kommen. Diese frühen „Einwegverpackungen" wurden anschliessend gerne als Behälter für alles Mögliche verwendet. Ganze Amphoren wie die abgebildeten Stücke aus Augusta Raurica sind jedoch relativ selten. In reichen Familien und vor allem bei Gastmälern wurde getafelt wie im mittelmeerischen Süden: Die Männer lagen auf Triclinien, während die Damen auf Stühlen sitzen mussten. Dieses Dreifach-Liegesofa wurde für den Speisesaal des nachgebauten Römerhauses der Römerstadt Augusta Raurica bei Basel originalgetreu rekonstruiert. Zu den weiteren Attraktionen der Freilichtanlage gehören ein „römischer" Haustierpark, das best erhaltene antike Theater nördlich der Alpen und ein jüngst entdecktes unterirdisches Brunnenhaus. Die Römerstadt Augusta Raurica ist täglich geöffnet (Ausführliche Informationen: www.augusta-raurica.ch)

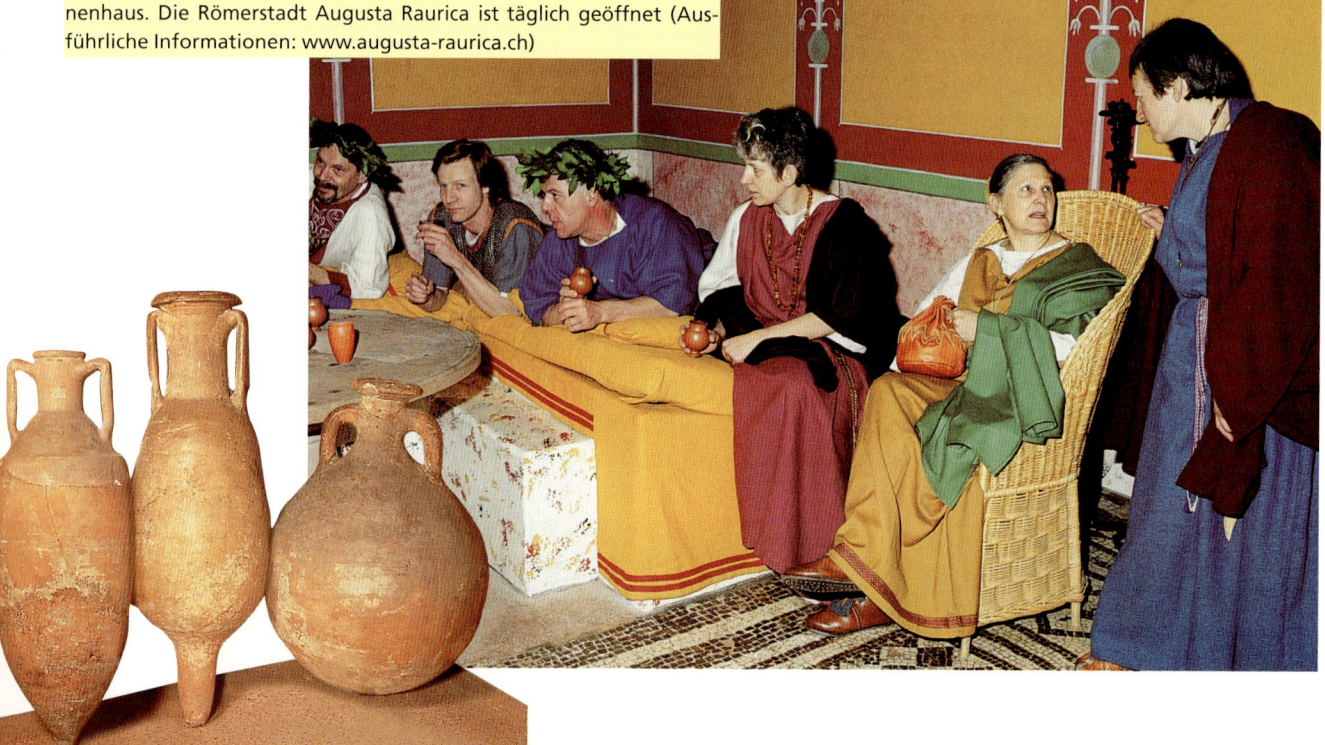

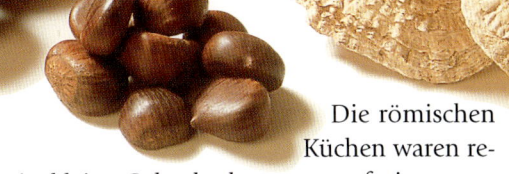

gewesen sein. Der ältere Plinius bezeichnet ihn als den „größten aller Verschwender und Prasser". Aufregend wie Apicius' kulinarisches Leben war auch sein Tod: Als er fürchtete, nicht mehr genügend Geld für sein ausschweifendes Leben zu haben, vergiftete er sich.

Hülsenfrüchte und Fladenbrot

Wohlhabende Römer kannten kulinarische Köstlichkeiten aus allen Ecken ihres die damalige Welt umspannenden Reichs. Es gab Fische aus dem Atlantik und der Nordsee, Datteln und Feigen aus dem Orient. Grundnahrungsmittel war Weizenbrot. Auch Hülsenfrüchte aller Art, die sehr ertragreich und relativ einfach zu kultivieren sind, dienten zur Sicherung des Lebensunterhalts. Dazu kamen verschiedene Kohlsorten und Kürbisvarianten. Große Bedeutung kam auch schon der Olive zu, sowohl als Beilage und Gewürz wie auch in Form von Öl zum Kochen und Backen. Charakteristisch für die römische Küche war der verschwenderische Umgang mit Gewürzen. Er

Die römischen Küchen waren relativ klein. Gekocht hat man auf einem gemauerten Herd mit offenem Feuer. Meist gab es gleich nebenan eine Art Keller oder kleine Höhle zur Aufbewahrung verderblicher Lebensmittel. Reiche Römer verfügten zusätzlich über tiefe Gewölbe, wo Eis aus den Bergen im Sommer für Kühlung sorgte.

Die Männer lagen zu Tisch

In der heißen Mittelmeerregion hat man schon damals seine Hauptmahlzeit abends eingenommen. Dazu lagen die Männer auf so genannten Triklinen, die Frauen mussten am Fußende sitzen. Ein Löffel mit spitz zulaufendem Stiel diente dazu, Fleisch und Gemüsestückchen aufzuspießen oder aus einer kleinen Schale zu essen. Getrunken wurde aus großen Tongefäßen. So ein römisches Essen konnte Stunden dauern, gab es doch drei Gänge: das Gustum, die Vorspeise, dann die Prima Mensa als Hauptgang, schließlich die Secunda Mensa als Nachspeise. Die Reste eines solchen Gelages haben die Gäste anschließend in mitgebrachten Tongefäßen mit nach Hause genommen.
Im Mittelalter und der frühen Neuzeit fanden viele Kulturpflanzen ihren Weg aus Asien, später auch aus Amerika nach Europa. Viele davon sind aus unseren Speiseplänen nicht mehr wegzudenken. So kam Reis, in Südostasien schon seit 3000 v. Chr. kultiviert, durch Marco Polo (1254 bis 1324) nach Italien, wo er heute noch angebaut wird. Der venezianische Kaufmann und

EIN ZITAT AUS „GASTMAHL BEI TRIMALCHIO":

„… Es folgte eine Platte, auf der ein Keiler erster Größenordnung lag, und zwar mit einer Freiheitsmütze (eine Mütze, die freigelassene Sklaven trugen), und so, dass an seinen Hauern zwei Körbchen aus geflochtenem Palmbast hingen, das eine mit syrischen, das andere mit ägyptischen Datteln gefüllt. Ringsherum aber waren winzige, aus Knusperteig bereitete Ferkel so gelegt, als ob sie sich nach den Zitzen drängten, um anzudeuten, dass ein Mutterschwein sei aufgetischt. Nun sie waren als Souvenir gedacht. Im Übrigen kam zum Zerlegen des Keilers … ein bärtiger Riese mit Wickelgamaschen an den Waden und einem wasserdichten Cape drapiert; der zog seinen Hirschfänger und stieß ihn dem Keiler tüchtig in die Flanke, worauf Krammetsvögel aus dem Riss hochflogen. Vogelsteller mit Leimruten fingen die im Speisesaal umherflatternden Tiere im Nu ein…"

(aus: Gastmahl bei Trimalchio Petron,
dtv zweisprachig, 1995)

reichte so weit, dass vom ursprünglichen Geschmack einer Speise manchmal kaum noch etwas wahrzunehmen war. Wie selbstverständlich gehörte für die Römer im Übrigen Wein zum Essen.

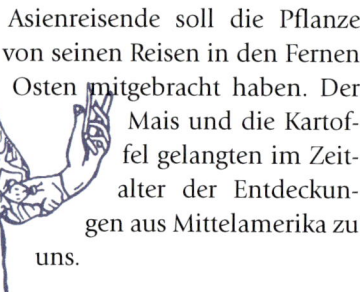

Asienreisende soll die Pflanze von seinen Reisen in den Fernen Osten mitgebracht haben. Der Mais und die Kartoffel gelangten im Zeitalter der Entdeckungen aus Mittelamerika zu uns.

Wie man ein deutsches Mannsbild bei Kräften hielt

Im Mittelalter bestand ein krasser Gegensatz zwischen der Ernährung des Adels und des gewöhnlichen Volkes. Für die breiten Schichten war Schmalhans Küchenmeister, und das über viele Jahrhunderte hinweg. Die Ritterschaft schmauste Haxen oder Rippen vom Schwein, Reh oder Hirschkeule, Hammel vom Spieß oder Spanferkel, wie durch wenige Handschriften und Einzeldrucke überliefert ist, die jedoch eher gesammelte Merkblätter für Eingeweihte sind denn richtige Kochbücher. Eine Sammlung entsprechender Rezepte findet sich in dem Büchlein „Wie man eyn teutsches Mannsbild bey Kräfften hält" von Hans J. Fahrenkamp, der dort zum Nachkochen unter anderem diese Menüfolge vorschlägt: „met trunk in horn oder kruche serviret, steynbrot mite vil guet gruibenschmatz, hecht-krepfla in gelber salse, suben von Lombardey, kaponen-bastettem mite pflumenmuos, rindfleysch von rippen met wildbrett von ayr und rosenkrautz kepfla, kas von geberge, madeldorttem fein".

Feinere Köstlichkeiten kannte man dagegen bei Hofe, etwa mit Äpfeln gefüllte Ente, marinierte Hirschkeule mit Waldpilzen, Schweinefilet in der Kräuterkruste, Wachteln im Speckmantel, Krautkrapfen, Rosenkohl, Knödel und Apfelblaukraut. Man trank aus Steinkrügen, zerteilte die Speisen mit dem Dolch und führte sie mit den Fingern zum Munde. Die Gabel war verpönt, galt sie dem Mittelalter doch als Symbol des Satans.

Schlemmen an Königshöfen

Als Beispiel einer königlichen Küche der Neuzeit sei erwähnt, wie seit 1842 auf Schloss Sanssouci für den preußischen König Friedrich Wilhelm IV. (1795 bis 1861) gekocht, gebacken und gebraten und so manches opulente Festmahl vorbereitet wurde. 78 Kasserolen, acht Bouillonkessel mit Deckel und Unmengen anderer Inventarteile lassen ahnen, wie dort geschuftet wurde. Bis zu 30 Köche und Hilfskräfte waren mit der kulinarischen Versorgung des Monarchen und seiner Familie beschäftigt. Sie bereiteten so erlesene Gerichte wie Soupe à la Tortue, gebratene Austern, Spinat mit Kalbsmilch, Emincée von Fasan mit Trüffeln, gebratene Puten und Kapaune, außerdem Kuchen, Kompotte und feinste Desserts.

Genie und Genussmensch

Johann Wolfgang von Goethe (1749 bis 1832) war nicht nur Jurist und ein genialer Dichter, er bekleidete auch wichtige öffentliche Ämter. So war er Geheimer Rat, Minister und Theaterdirektor. Außerdem stand er einer Bibliothek vor, sammelte Kunst, wirkte als Literaturkritiker und interessierte sich für Naturwissenschaften, man denke nur an seine Farbenlehre. Ein Mensch also, der mit wachen Sinnen durchs Leben ging – dabei Essen und Trinken über die Maßen schätzte. In seinen Werken, Tagebüchern und Briefen ist dies nachhaltig belegt, es ist ein Leichtes, ihn als Gourmet und Genießer zu identifizieren. Anders als viele seiner Mitbürger brauchte der Dichterfürst sich

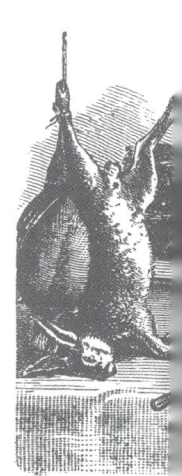

KÖRNER ALS ZAHLUNGSMITTEL

Getreidekörner dienten früher oft als Normgewichte. Dabei entstand auch der Begriff des Karats, bis heute die Gewichtseinheit für Edelmetalle und Diamanten. Ein „Karat" entsprach drei Gersten- oder vier Weizenkörnern und ein „Gran" wurde mit dem Gewicht eines Gerstenkornes gleichgesetzt. Noch um 1500 n. Chr. mussten Gastwirte in deutschen Landen Getreide als Zahlungsmittel annehmen. Auch Grundzins und Steuern – das berüchtigte Zehntel des landwirtschaftlichen Ertrags – sowie Löhne an Fuhrleute, Hirten und Schmiede wurden so bezahlt. Erst ab der Mitte des 19. Jahrhunderts wurden die Naturalsteuern durch Geldabgaben ersetzt.

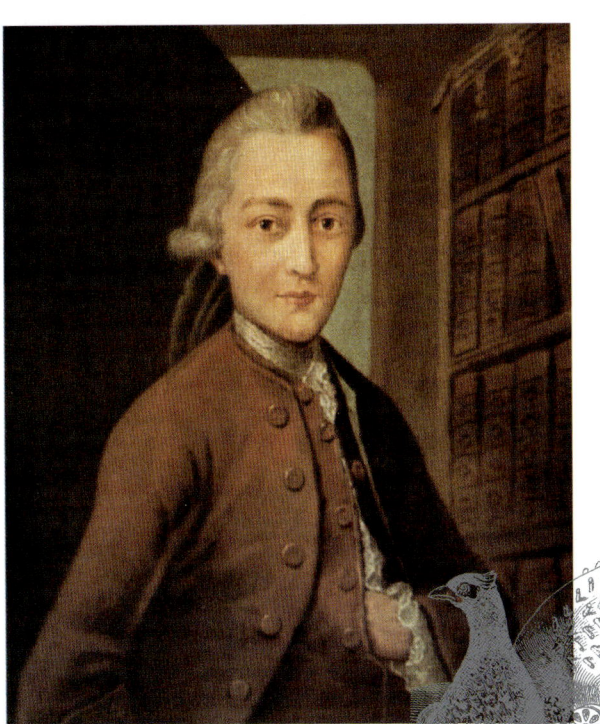

hann Wolfgang von Goethes. Aus Leipzig, wo er später Rechtswissenschaften studierte, schrieb er seinem Freund Jacob Riese: „Ich habe kostbaren Tisch. Merk einmal unser Küchenzettel, Hüner, Gänse, Truthahnen, Endten, Rebhühner, Schnepfen, Feldhüner, Forellen, Haßen, Wildpret, Hechte, Fasanen, Austern pp. Das erscheint täglich." Mit den üblichen landwirtschaftlichen Erzeugnissen will er nicht mehr in Berührung gekommen sein. Dafür sang er dem Wein so manches Loblied:

> Dass aber der Wein von Ewigkeit sei
> Daran zweifle ich nicht;
> Oder dass er von den Engeln geschaffen sei
> Ist vielleicht auch kein Gedicht.
> Der Trinkende, wie es auch immer sei,
> Blickt Gott frischer ins Angesicht.

zeitlebens keine Gedanken über ausreichende Ernährung zu machen. Finanziell und aufgrund seiner gesellschaftlichen Verbindungen konnte er jederzeit über mehr als das Notwendige verfügen. Dank der exponierten gesellschaftlichen Stellung seiner Großeltern lernte er schon als Kind manchen Leckerbissen kennen. In „Dichtung und Wahrheit" beschreibt er die Neujahrsempfänge im Hause seines Großvaters Johann Wolfgang Textor, seines Zeichens Stadtschultheiß und kaiserlicher Rat: „Für uns Kinder war besonders die Festlichkeit in dem Hause des Großvaters an diesem Tage ein höchst erwünschter Genuss … Die Torten, Biscuitkuchen, Marzipane, der süße Wein übte den größten Reiz auf die Kinder aus …" Der Großvater väterlicherseits führte in Frankfurt einen Gasthof, der zu den besten der Stadt zählte.

… Hechte, Fasanen, Austern pp.

So gehörten ausgesuchte Speisen und exquisite Gewürze zu den frühen und nachhaltigen Prägungen Jo-

Verschwenderischer Lebensstil

Essen und Trinken waren für Goethe eine elementare Form des Genusses. Stets achtete er darauf, dass seltene und exotische Lebensmittel im Hause waren. Artischocken, Feigen und Champagner, für die er große Vorlieben hegte, ließ er sich aus allen Himmelsrichtungen bringen. Sicher hat auch dieser verschwenderische Lebensstil dazu beigetragen, dass sein Haus in Weimar zum wichtigen Treffpunkt der Gesellschaft wurde.

Krasser Gegensatz

Dieser Lebensstil stand in krassem Gegensatz zu dem Nahrungsmangel, unter dem die unteren sozialen Schichten des Zeitalters zu leiden hatten. Überschwemmungen, Missernten, Trockenzeiten und anderes mehr verursachten diese Not. Die durchschnittliche Lebenserwartung war aufgrund der miserablen hygienischen Verhältnisse niedrig und lag im Durchschnitt bei – heute unvorstellbar – 20 Jahren.

Wandel der Tischsitten

Dennoch begann unter ernährungswissenschaftlichen Gesichtspunkten damals die Neuzeit. Der Lebensstil und die Nahrungswahl veränderten sich durchgreifend. Unter dem Einfluss der englischen und französischen Küche wandelten sich zudem die Tischsitten nachhaltig. Wohlhabende Städter und fortschrittliche Bauern speisten nun mit Messer und Gabel von einzelnen Tellern. Auch traten Kaffee, Tee und die Kartoffel ihren Siegeszug in die bürgerlichen und bäuerlichen Küchen und Wohnstuben an. An der Raffinesse der Zubereitung von Kartoffeln wird die soziale Zugehörigkeit ablesbar. Die Bürger brachten die Erdfrucht in Aufläufen oder als Klöße auf den Tisch, das einfache Volk begnügte sich mit Pell- und Bratkartoffeln.

Noch um 1700 waren Kaffee und Tee fast nur Leuten von Stand zugänglich, aber im Laufe des 18. Jahrhunderts ersetzten sie die morgendliche Biersuppe und drängten die alkoholischen Getränke stark zurück. Nun lud man zu Kaffee und Kuchen oder traf sich im Kaffeehaus.

Umbau der Landwirtschaft

Vielfältige Anstöße ergaben sich auch aus dem intensiven Handelsaustausch mit der Neuen Welt und der Ausbeutung der Kolonien. Man gelangte nun leichter an Produkte aus Übersee, was dem Streben des Adels nach exklusivem Lebensstil sehr entgegenkam. Insgesamt bereiteten diese Veränderungen zahlreichen gesellschaftlichen Umwandlungen den Weg. Die stetig anwachsende Bevölkerung verlangte nach einer Neustrukturierung der Landwirtschaft, die Friedrich II. von Preußen nachhaltig förderte, weil die aufkommende Schicht der Tagelöhner, Heim- und Manufakturarbeiter

sich nicht mehr selbst versorgen konnte. Im Zuge der Frühindustrialisierung galt es, eine neue Arbeitsteilung zu finden und die Produktivität der Landwirtschaft deutlich zu erhöhen.

Wegweisende Entdeckungen

Die industrielle Revolution und manche Entdeckungen beeinflussten und vereinfachten die Lebensmittelherstellung. Seit 1776 wurden Getreidemühlen mit Dampfmaschinen betrieben. Der französische Chemiker und Mikrobiologe Louis Pasteur bewies 1857, dass die Säuerung der Milch durch Mikroorganismen hervorgerufen wird, und er zeigte, dass Erhitzen zum Abtöten dieser Kleinstlebewesen führt. Das nach ihm benannte Verfahren wird seit 1861 angewandt.

1865 entdeckte der österreichische Mönch Gregor Mendel durch Kreuzungsexperimente mit Erbsen die Gesetze der Vererbung und begründete damit die wissenschaftlich fundierte Pflanzenzüchtung.

Im 19. Jahrhundert liegen auch die Anfänge von Dosenkonservierung, Sprühtrocknung und Tiefkühlen, Verfahren, die aus der Vorratshaltung gar nicht mehr wegzudenken sind.

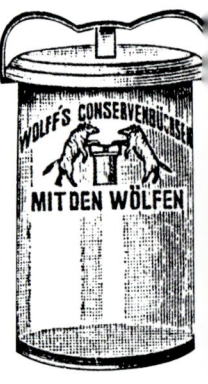

Plädoyer für Langsamkeit und Wohlbefinden

Wie wir gesehen haben, war es in frühen Epochen der Menschheitsgeschichte unerlässlich, sich Fettpolster anzulegen, um Zeiten des Nahrungsmangels und der Kälte zu überstehen. Wo Mangel alltäglich ist und Hungersnöte drohen, ergibt das auch heute noch Sinn. Aber hierzulande? Überfluss beherrscht die westliche Welt. Nie war die Fülle und Vielfalt an Lebensmitteln größer. Trotz oder gerade wegen dieses Überflusses sind jedoch in unserem modernen Schlaraffenland viele Menschen aufgrund falscher Essgewohnheiten fehlernährt.

Zu viel und zu wenig

Es ist eine Binsenweisheit, dass der Körper für Wachstum und Arbeit, für Sport und Freizeit und für sein Wohlbefinden auf ausgewogene Ernährung angewiesen ist. Ebenso ist allgemein bekannt, wie wichtig die richtigen Mengen und sinnvoll zusammengestellte Mahlzeiten sind. Dennoch konsumieren wir oft zu viel Eiweiß und Fett, aber zu wenig Kohlenhydrate, Vital- und Ballaststoffe. Aus ernährungswissenschaftlicher Sicht ist das alarmierend.

Daher stellt sich immer wieder die Frage nach gesünderer Ernährung. Was lässt sich tun, damit unser Körper bekommt, was er braucht? Und auf welche Weise kann das geschehen, damit die Freude am Essen erhalten bleibt oder wiedergewonnen wird?

Wie viel Energie braucht der Mensch?

Wir müssen essen, um die Energie aufzunehmen, die wir zur Verrichtung all der Tätigkeiten benötigen, die uns Tag für Tag beschäftigen. Der tatsächliche Bedarf ist allerdings sehr unterschiedlich. Um ihn zu ermitteln, müssen so vielfältige Faktoren wie Alter, Körpergröße, Geschlecht und Art der körperlichen Tätigkeit berücksichtigt werden.

Erster Schritt: Grundumsatz

Der notwendige Energiebedarf errechnet sich aus Grundumsatz und Leistungsumsatz. Ersterer bezeichnet die Energie, die der Körper in völliger Ruhe während eines Tages benötigt, um lebensfähig zu bleiben, also für Atmung, Kreislauf, Stoffwechsel. Um den Grundumsatz in Kilokalorien zu errechnen, gilt: Körpergewicht in Kilogramm mal 24. Das ist allerdings nur eine Faustformel. Frauen mit ihrem höheren Körperfettanteil müssen 10 oder gar 20 Prozent davon abziehen. Auch gibt es erfahrungsgemäß gute und schlechte „Futterverwerter": Bei den einen schlägt jede Kalorie an, die sie zu sich nehmen, andere können essen so viel sie wollen, ohne Gewicht zuzulegen. Im Alter verringert sich der Grundumsatz aufgrund des verlangsamten Stoffwechsels.

Zweiter Schritt: Leistungsumsatz

Hat man seinen persönlichen Grundumsatz ermittelt, addiert man den Leistungsumsatz, der sich nach Art und Dauer der körperlichen Tätigkeit richtet. Bei leichten Tätigkeiten beträgt der durchschnittliche Tagesbedarf von Frauen etwa 2000, von Männern 2400 Kilokalorien; mittelschwere Arbeit erfordert 2600 bzw. 3000, Schwerarbeit 3200 und 3600 Kilokalorien.

> **TIPP**
>
> **Blick auf den Teller**
>
> Wenn Reis, Nudeln, Brot oder Kartoffeln zwei Fünftel Ihres Tellers einnehmen, Gemüse oder Salat weitere zwei Fünftel und das letzte Fünftel Fleisch, Fisch, Käse oder Eiern vorbehalten bleibt, haben Sie eine ausgewogene Mahlzeit vor sich.

Ungefährer Energieverbrauch pro Stunde		
Gymnastik	300 kcal	1250 kJ
Laufen	600 kcal	2500 kJ
Schwimmen	400 kcal	1650 kJ
Fußball	800 kcal	3350 kJ
Tennis	350 kcal	1450 kJ
Radfahren	200 kcal	950 kJ

Kalorien und Joule

Das Wort Kalorie ist von lateinisch „calor" abgeleitet, was so viel wie Wärme, Hitze, Glut bedeutet. Eine Kilokalorie ist die Energiemenge, die notwendig ist, um einen Liter Wasser um ein Grad zu erwärmen. Dagegen entspricht ein Kilojoule der Leistung, die es bedeutet, ein Kilogramm in einer Sekunde um einen Meter anzuheben. Diese Einheit ist nach dem britischen Physiker James Prescott Joule (1818 bis 1889) benannt. Offiziell hat sie schon 1978 die Kilokalorie abgelöst, dennoch wird noch häufig mit Kilokalorien gerechnet, wenn es darum geht, den Energiegehalt von Mahlzeiten oder den Energiebedarf zu berechnen. Für die Umrechnung gilt:

- 1 Kilokalorie = 4,184 Kilojoule
- 1 Kilojoule = 0,239 Kilokalorien

Gewicht nach Norm oder Gefühl?

Man sollte nur so viel Energie zu sich nehmen, wie man auch verbrauchen kann. Wer sich nur wenig bewegt und trotzdem wie ein Schwerarbeiter isst, braucht sich nicht zu wundern, wenn er zunimmt, sodass Gesundheit und Wohlbefinden darunter leiden.

Das Normalgewicht lässt sich grob, aber schnell nach dem so genannten Broca-Index errechnen:

Körpergröße in cm minus 100
= Normalgewicht in kg

Hiernach werden kleinere Personen jedoch oft als übergewichtig eingestuft, größere dagegen seltener. Die zuverlässigere und wissenschaftlich genauere Berechnungsmethode ist der Body-Mass-Index (BMI), der sich folgendermaßen errechnet:

$$BMI = \frac{\text{Körpergewicht in kg}}{\text{Körpergröße in m} \times \text{Körpergröße in m}}$$

Für eine Frau von 170 cm Körpergröße und 62 kg Gewicht ergibt sich demnach folgende Rechnung:

BMI = 62 : 1,70 × 1,70 = 62 : 2,89 = 21,45

Normale BMI-Werte für Frauen reichen von 19 bis 24, für Männer von 20 bis 25. Damit lässt der BMI-Wert einen größeren Spielraum als der Broca-Wert und berücksichtigt außerdem

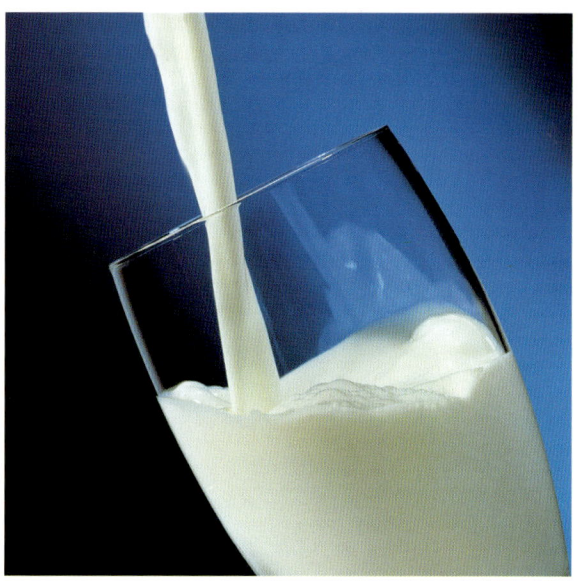

Unterschiede des individuellen Körperbaus. Im Übrigen sollte jeder selber wissen, ob er sich mit seinem Gewicht gesund und fit fühlt oder ob er eher zu- oder abnehmen sollte. Wichtiger als das errechenbare Normalgewicht ist nämlich das persönliche Wohlfühlgewicht, mit dem man sich leistungsfähig und allen anfallenden Aufgaben gewachsen fühlt.

Rasch im Bild mit dem „Ernährungskreis"

Herz-Kreislauf-Erkrankungen, Diabetes mellitus, Gicht, Fettstoffwechselstörungen und Krebs sind in den zurückliegenden Jahrzehnten zu Volkskrankheiten geworden. Um ihnen vorzubeugen, wird inzwischen auf bewusstere Ernährung viel mehr Wert gelegt als noch Mitte des 20. Jahrhunderts. Neuesten Erkenntnissen entsprechende Empfehlungen gibt die Deutsche Gesellschaft für Ernährung. Im „Ernährungskreis" hat sie alle Nahrungsmittel in sieben Gruppen eingeteilt und macht damit anschaulich, was in welchen Mengenverhältnissen zu einer ausgewogenen Ernährung gehört:

- Gruppe 1: Getreide, Getreideprodukte und Kartoffeln
- Gruppe 2: Gemüse und Salat
- Gruppe 3: Obst
- Gruppe 4: Getränke
- Gruppe 5: Milch und Milchprodukte
- Gruppe 6: Fisch, Fleisch und Eier
- Gruppe 7: Fette und Öle

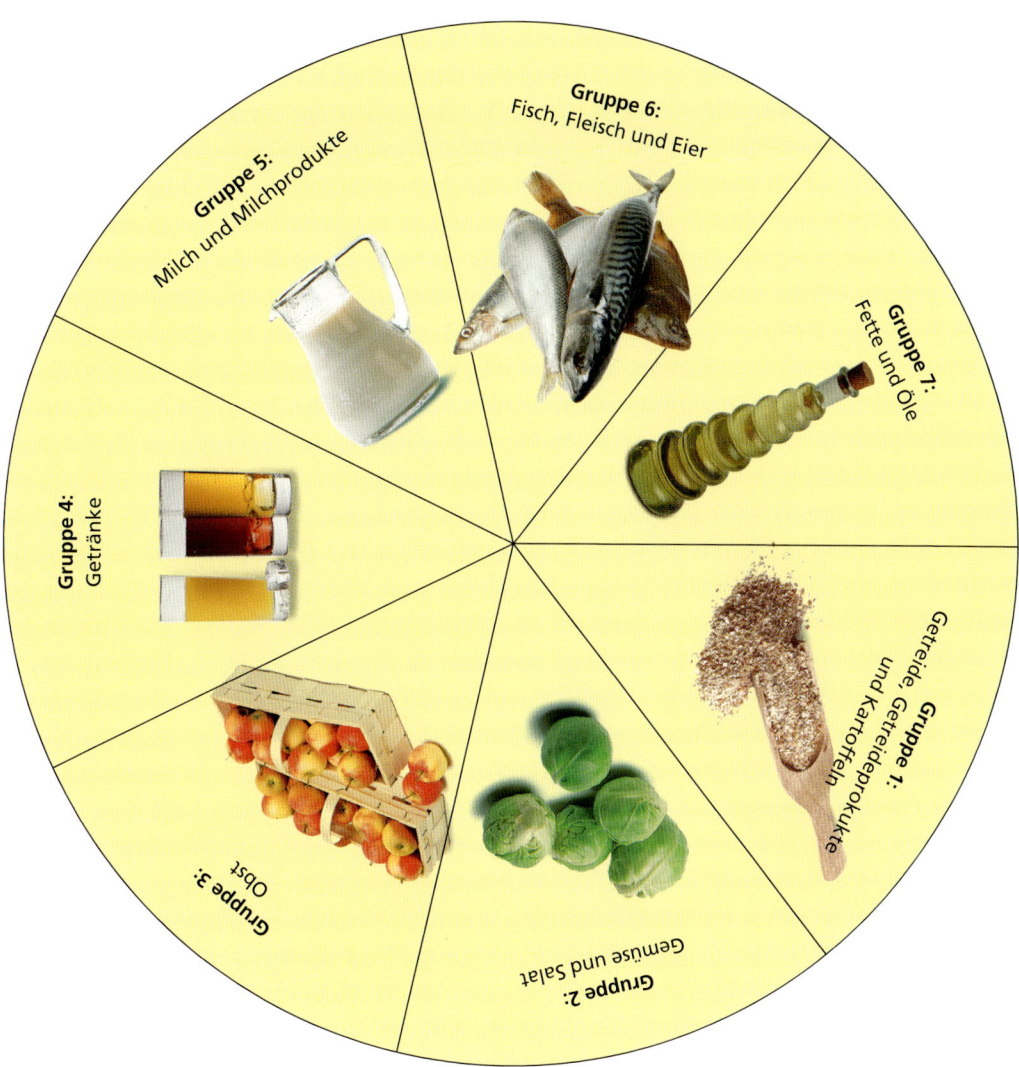

Will man Tag für Tag eine ausgewogene Mischung erzielen, erweisen sich folgende Grundregeln als hilfreich:

- Lebensmitteln der Gruppen 1 bis 5 sollte man täglich zusprechen.
- Lebensmittel der Gruppen 6 und 7 sollten mit Ausnahme von Seefisch sparsam in den Speiseplan eingebaut werden.
- Auf viel Abwechslung kommt es bei Fisch, Fleisch und Eiern an, also den Lebensmitteln der Gruppe 6.

Nicht mehr wie Kaiser, König, Bettelmann

Mancher wird sich an die alte Weisheit erinnern, wonach man wie ein Kaiser frühstücken, mittags wie ein König tafeln, jedoch abends wie ein Bettler essen soll. Das war, als körperlich noch mehr gearbeitet und entsprechend viel Energie verbraucht wurde, sicherlich ein guter Rat; aber heute kann ein opulentes Frühstück nur noch wenigen empfohlen werden und auch die traditionellen drei Hauptmahlzeiten sind nicht mehr angeraten. Viel besser ist es, fünf oder sechs kleine Mahlzeiten über den Tag zu verteilen. Damit wird keinesfalls empfohlen, mehr zu essen, sondern den Verdauungsorganen häufiger kleine Arbeitsaufträge zu erteilen, um sie zu entlasten. Die Nährstoffe der einzelnen Nahrungsmittel werden auf diese Weise wesentlich besser ausgenutzt und das Energieangebot schwankt weniger zwischen Zu viel und Zu wenig.

Zwischen Convenience, Slow Food und biologisch-dynamisch

Der moderne Verbraucher will alles zugleich: Gesundheit, Genuss und Convenience. Auf dem Vormarsch befindet sich das so genannte Convenience Food – vor allem Eilige und Kochfaule haben es inzwischen zu schätzen gelernt: Die vorgefertigten oder fertigen frischen Lebensmittel und Speisen aus dem Kühlregal: Salat in Tüten mit dem Dressing im Extrabecher, Nudel- und Reisgerichte fast fix und fertig. Die Vorteile sind nicht von der Hand zu weisen, nur wo bleibt die Esskultur? Gehören nicht auch Einkauf und sorgfältige Zubereitung der Lebensmittel zum optimalen Genuss? Mit kritischem Auge sollten Kühlregal und Mindesthaltbarkeitsdatum immer überprüft werden. Durchgesetzt hat sich andererseits jedoch auch die Haltung, dass Ernährung abwechslungsreich und vielfältig sein sollte.

Die Ernährungsexperten können einesteils zufrieden sein: Ein Großteil der Bevölkerung hat die Ernährung als Schlüsselfaktor für die Gesundheit fest im Bewusstsein verankert. Und Gesundheit gilt in Umfragen neben Familie und sinnerfülltem Dasein als eine Hauptquelle des Glücks. Dabei wird sie nicht unter medizinischen Gesichtspunkten als „nicht krank" definiert, sondern schließt ganzheitliches Wohlbefinden ein. Dazu gehören Zufriedenheit mit der Arbeit, Bewegung, Sport, Vorsorgeuntersuchungen und regelmäßige Arztbesuche.

Und was macht gesunde Ernährung in der öffentlichen Meinung aus? In frischen Zutaten wie Obst, Gemüse und Kräutern sehen viele die Grundlage, auch über fettarme Kost, Ballaststoffe und die Notwendigkeit genügender Flüssigkeitsaufnahme weiß man Bescheid. Die Wissensgesellschaft zeigt sich auch auf dem Feld der Ernährung gut informiert, jedoch weichen Wissen und alltägliche Praxis vielfach stark voneinander ab, was die Ernährungsexperten beklagen. In der Hektik des Berufslebens, vor dem Fernseher und bei geselligen Anlässen schlagen viele mit dem raschen Imbiss oder übertriebener Schlemmerei ihre guten Vorsätze in den Wind. Doch der erhobene Zeigefinger ist „out", denn vorschreiben lässt sich keiner mehr etwas. Dagegen hat gutes Marketing für Vollkorn & Co Konjunktur. Und dass gesundes Essen Lust macht, vermitteln Kampagnen der Deutschen Gesellschaft für Ernährung wie „5 a day" ebenso, wie moderne Bioläden bzw. biologisch orientierte Supermärkte, die überall aus dem Boden schießen.

Babylonisches Sprachgewirr

Essen bedeutet Lebensfreude, es soll den menschlichen Neigungen entgegenkommen. Die Lebensmittelindustrie macht sich dies nach Kräften zunutze: Light Food, Func(tional) Food, Wellness Food, Vitafood, Gen Food – 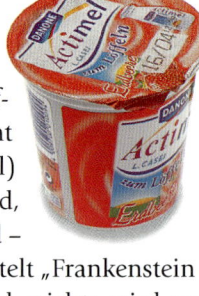 „Time Magazine" titelt „Frankenstein Food" –, Entertainment Food, nichts wird außer Acht gelassen, um den Verbraucher in Versuchung zu führen. Wirklich neu in diesem Reigen des so genannten „Novel Food" ist nur das Gen Food, hier unterliegen die Unternehmen strengen Zulassungskontrollen. Da kann es dann vorkommen, dass der Aktienkurs eines Konzerns nachgibt, weil ein neues Nahrungsmittel nicht auf den Markt gebracht werden darf.

Für die Konzerne sind probiotische Jogurts einer der größten Erfolge seit langem. Aber die Notwendigkeit, Nahrungsmittel zu „Functional Food" aufzupeppen, muss grundsätzlich infrage gestellt werden, obwohl oder gerade weil sie bereits zehn Prozent Marktanteil erreicht haben. Experten wie Udo Pollmer sind der Meinung, dass probiotische Lebensmittel gar nichts bewirken. Auch wenn mit der verqueren Wortschöpfung „nutraceutical" versucht wird, der Sache mehr Gewicht zu geben. Das Kunstwort setzt sich aus „nutrient" (Nährstoff) und „pharmaceutical" zusammen.

Konkurrenz für Convenience

Andererseits haben wir es nicht erst von den Chinesen gelernt, dass Lebensmittel heilend wirken können. Sich auf dieses Wissen zu besinnen setzt jedoch voraus, dass Zeit und Muße für den Einkauf, für Auswahl und Zubereitung vorhanden sind. Wellness bedeutet hier der Griff zum Convenience-Produkt, das die Bedürfnisse nach wenig Aufwand und gutem Geschmack schnell und unkompliziert befriedigt. Der Erfolg der Fast Food-Ketten bestätigt diese Entwicklung nachhaltig. Jedoch hat diese Kulturrevolution Konkurrenz bekommen.

Mit Genuss und langsam

Als Reaktion auf Fast-Food-Ketten haben sich unter dem Zeichen der Schnecke Zehntausende zusammengetan, um für eine neue Esskultur einzutreten: Slow Food. Es ist durchaus konsequent, dass dies in Italien, der Heimat von Pasta, Pizza, und Prosciutto geschehen ist. Auslöser war 1986 die Eröffnung eines neuen Schnellrestaurants an der Piazza di Spagna in Rom. Man zelebrierte kurzerhand ein Festival der Esskultur und schrieb sich Kochen, Essen, Trinken und Singen aufs Panier.

> **5 AM TAG!**
> Wer die Empfehlung der Deutschen Gesellschaft für Ernährung befolgt, verhindert Leistungstiefs, denn fünf Mahlzeiten täglich füllen die Energiereserven rechtzeitig auf. Besonders Kinder bleiben so ausdauernd und lernfähig. Das kann so aussehen:
> - ein Frühstück mit Obst und Müsli
> - vormittags ein Glas Saft
> - mittags reichlich Gemüse und Salat
> - nachmittags Obst
> - abends eine Portion Gemüse.

Die Freunde der Langsamkeit setzen sich ein für „das Recht auf Genuss, für die Achtung der natürlichen Lebensrhythmen des Menschen und für eine harmonische Beziehung zwischen Mensch und Natur".

Die Aktivitäten, die sich hieraus ergeben, sind mannigfaltig und äußerst konsequent: Für den Bestand des friaulischen Schweins wird ebenso gekämpft wie für die Bildung des Geschmacks unserer Kinder. Zum Beispiel lassen deutsche Spitzenköche es sich nicht nehmen, in Schulen zu kochen und mit Kindern Experimente rund um ihren Geschmackssinn durchzuführen. Wie eine Arche Noah will diese Bewegung die letzten Überreste unserer Agrar- und Esskultur retten und ein neues Bewusstsein für sensibleren und wacheren Umgang mit unserer geschundenen Umwelt schaffen. In diesem Sinne sollten wir etwas Tempo aus unserem Alltag nehmen und genügend Zeit für die fundamentale Nebensache Essen erübrigen.

Die Mittel der sich formierenden Wissensgesellschaft machen es möglich, viele Zusammenhänge besser zu verstehen und aus Katastrophen, Skandalen und Fehlschlägen schneller zu lernen. Wir haben die Chance, in Zukunft informierter zu essen!

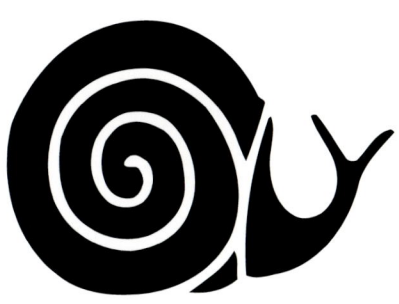

Die großen Drei

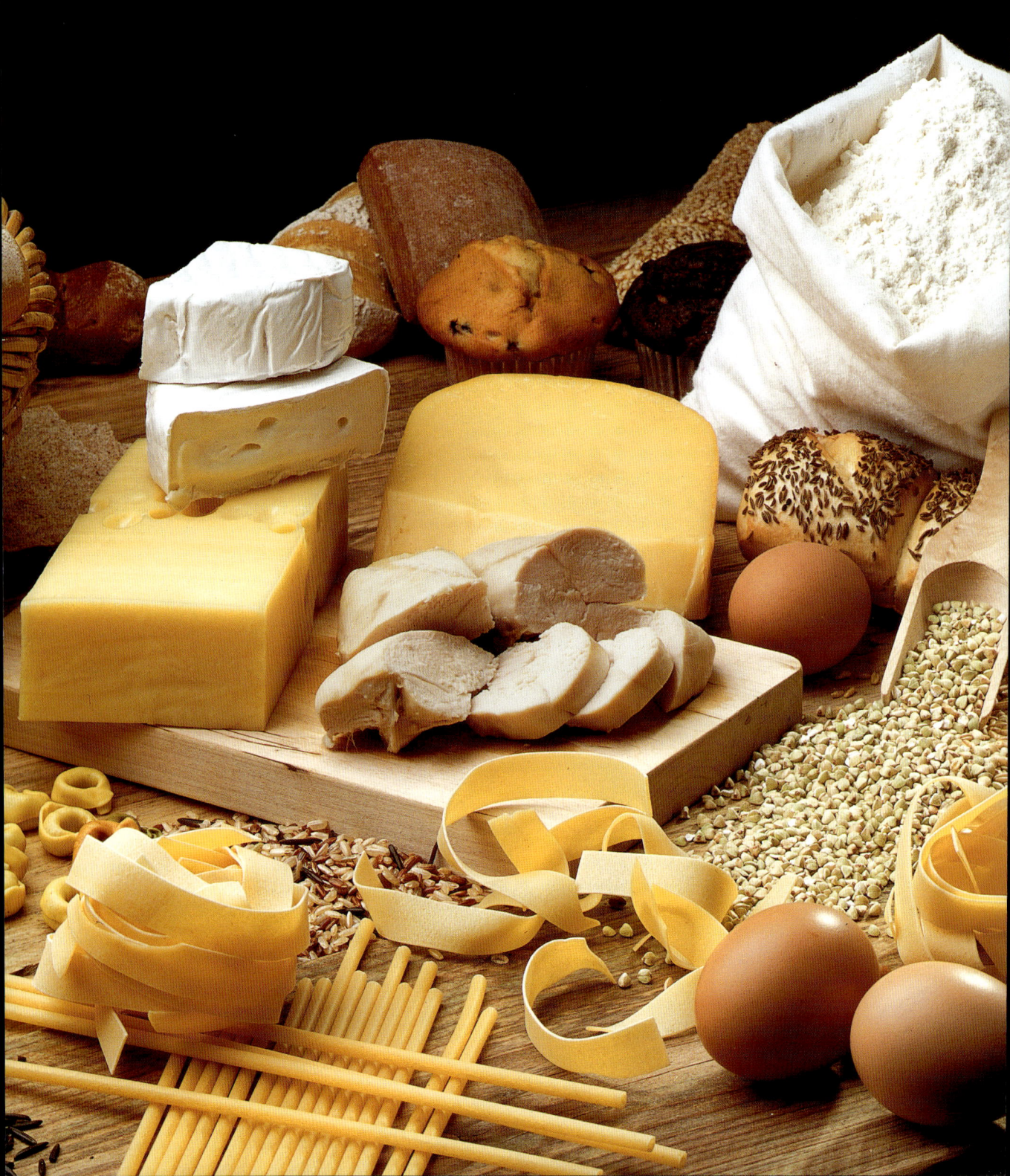

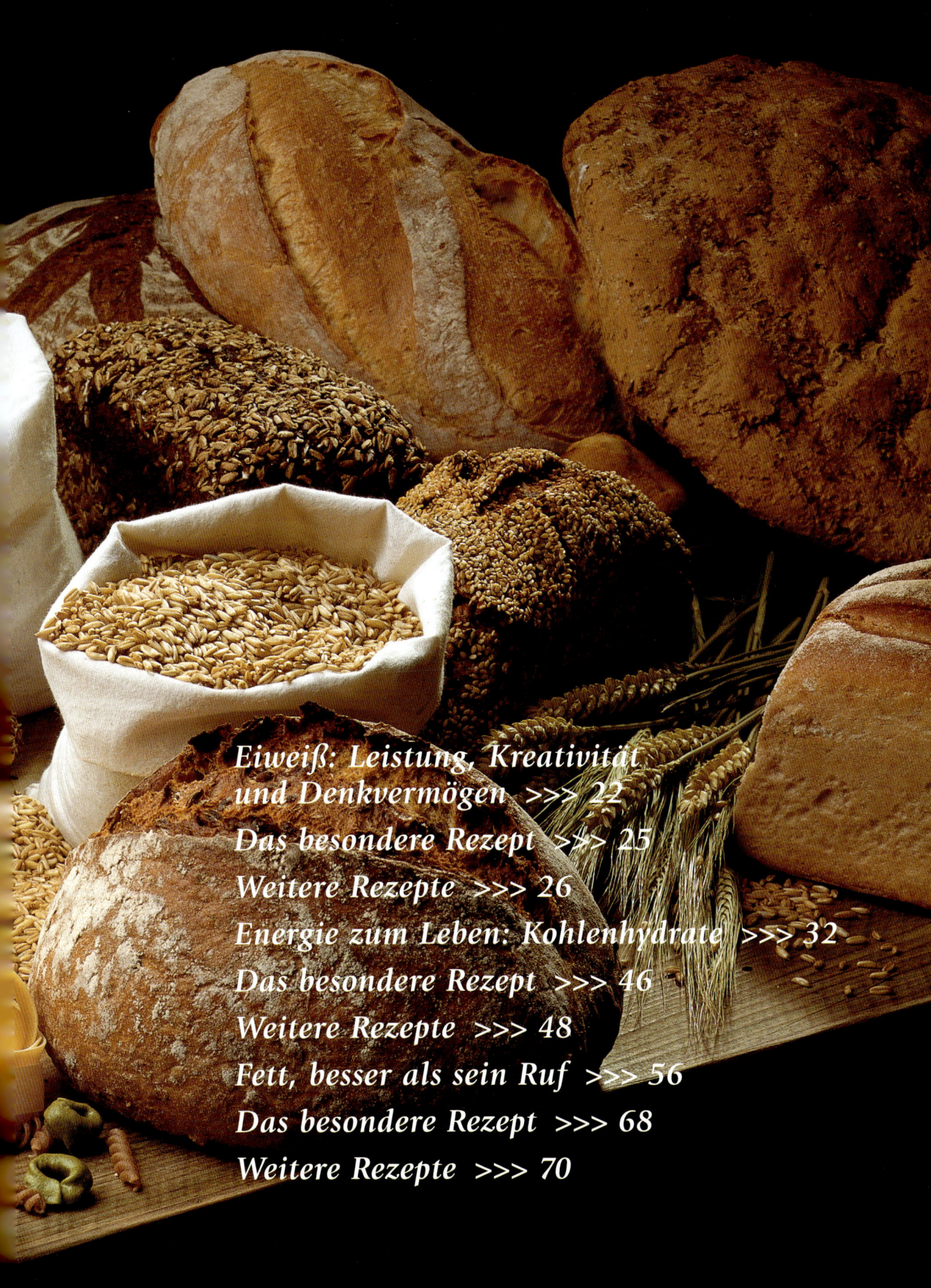

Eiweiß: Leistung, Kreativität und Denkvermögen

Dass ohne Eiweiß nichts geht, belegt schon die wissenschaftliche Bezeichnung „Protein", ein Fachbegriff, der sich aus dem Griechischen „proton" ableitet und so viel bedeutet wie das Wichtigste, das Erste. Er macht deutlich: keine körperliche oder geistige Leistung ohne Eiweiß!

Aminosäuren, die kleinsten Eiweißbausteine, bilden die Grundsubstanz jeder einzelnen Körperzelle. Bekannt sind 20 Aminosäuren, davon sind acht essenziell, das heißt der menschliche Organismus kann sie nicht selbst aufbauen. Sie müssen also unbedingt mit der Nahrung zugeführt werden, während die anderen zehn Aminosäuren unser Stoffwechsel selbst herstellen kann.

Eiweiß ist Leben

Ohne Eiweiß kein Glücksgefühl, keine Kreativität und keine Höchstleistungen. Proteine verknüpfen sich nicht nur untereinander und bilden Ketten, die je nach Anordnung oder Länge Proteine, Peptide oder Polypeptide genannt werden – sie gehen auch Verbindungen mit Kohlenhydraten und Fetten ein. Dafür, dass sich die Aminosäuren miteinander verbinden und funktionsfähig werden, sorgen Vitamine, Mineralien und Spurenelemente.

Es gibt keine zelluläre Struktur und keinen Funktionsablauf in unserem Organismus, an dem keine Proteine beteiligt sind. So sind beispielsweise unsere intellektuellen Leistungen – Gedanken, kreative Entwicklungen, koordinative Funktionen und vieles andere – an die Eiweißstrukturen des Gehirns gekoppelt. Die Übertragungen zur Funktionssteuerung der einzelnen Organe laufen über die Eiweißkörper der Nervenzellen. Im Zusammenspiel mit Spurenelementen und Vitaminen wird Eiweiß lebendig und stoffwechselfähig.

Mengen und Qualitäten

Ist der Eiweißspiegel zu niedrig, hat dies gravierende Auswirkungen auf unser Gesamtbefinden: Instabilität der Knochen, schwache Muskeln oder eine labile Psyche. Wird dem Körper zu wenig Eiweiß zugeführt, deckt er den Bedarf durch Abbau von körpereigenem Eiweiß. Dazu greift er im Extremfall auf die Muskulatur oder die Leber zurück. Funktionsstörungen, gar mit tödlichem Ausgang, hat der Rückgriff auf die Eiweißstrukturen des Herzens zur Folge, darüber hinaus führt er zu Schäden des Gehirns, die mit verminderten intellektuellen Leistungen einhergehen.

Ein Blutbild gibt Auskunft über den Gesamteiweißgehalt. Acht Gramm pro Deziliter sind optimal, bei sieben Gramm geht es noch ganz gut, jedoch bei nur noch sechs Gramm pro Deziliter fühlt man sich müde, schlapp und ohne Energie.

Also nichts wie ran an Braten, Steak und Wurst? Sicherlich liefert rotes Fleisch Eiweiß, allerdings auch tierische Fette, Purine und Cholesterin – Substanzen, die mitverantwortlich sind für die Entstehung von Herzinfarkt und Gicht. Eine fleischreiche Mahlzeit hat zur Folge, dass die in die Leber gelangten Aminosäuren großenteils zu Harnsäure abgebaut werden. Diese Harnstoffe müssen die Nieren dann mit dem Urin ausscheiden. Zu viel Eiweiß kann diese Organe belasten. Nur ein kleiner Teil bleibt als Eiweißrohstoff zur Enzymproduktion in der Leber, lediglich ein Viertel der Aminosäuren des verzehrten Fleischs gelangt ins Blut und damit zu den Zellen.

Gute Bilanzen weisen magere Milchprodukte wie Hüttenkäse, Geflügel, Fisch, Pilze, Getreide und

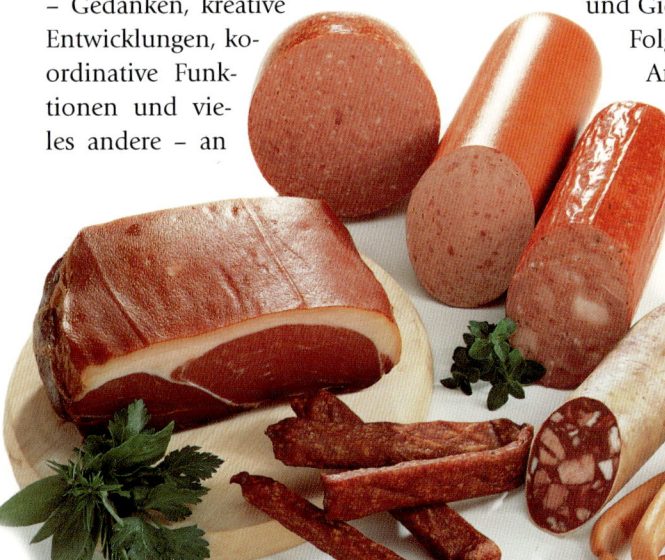

Von der DGE* empfohlen:				
	Protein (g/kg**/Tag)		Protein (g/Tag)	
Alter	m	w	m	w
Säuglinge				
0 bis 4 Monate	2,7/ 2,0/1,5[1]		12/10/101	
4 bis unter 12 Monate	1,3/ 1,1[2]		10/ 10[2]	
Kinder				
1 bis 4 Jahren	1,0		14	13
4 bis 7 Jahre	0,9		18	13
7 bis 10 Jahre	0,9		24	24
10 bis 13 Jahre	0,9		34	35
13 bis 15 Jahre	0,9		46	45
Jugendliche und Erwachsene				
15 bis 19 Jahre	0,9	0,8	60	46
19 bis 25 Jahre		0,8	59	48
25 bis 51 Jahre		0,8	59	47
51 bis 65 Jahre		0,8	58	46
ab 65 Jahre		0,8	54	44
Schwangere				58[3]
Stillende				63[a]

* Deutsche Gesellschaft für Ernährung
** Bezogen auf das Referenzgewicht
[1] 0 bis 1 / 1 bis 2 / 2 bis 4 Monate
[2] 4 bis 6 / 6 bis 12 Monate
[3] ab dem 4. Monat der Schwangerschaft
[a] ca. 2 g Protein Zulage pro 100 ml Muttermilch

Denn dann gehen sie von der L-Form über in die D-Form, sodass es trotz Eiweißzufuhr zu Eiweißmangel kommen kann.

Ermittlung des Tagesbedarfs

Der Eiweißbedarf hängt vom Umfang und dem Ausmaß psychisch-physischer Belastungen ab. Die Empfehlungen reichen von 0,8 g pro kg bis hin zu 1 g pro kg Körpergewicht täglich. Wiegen Sie also 70 kg, dann sollte die zugeführte Eiweißmenge mindestens 56 bis 70 g am Tag betragen. Der Bedarf erhöht sich leicht, sobald viel Sport getrieben wird oder man mit einer Infektion zu kämpfen hat.

Wie hebe ich den Eiweißspiegel an?

Am besten führt man sich regelmäßig, etwa alle vier Stunden, eine Portion Eiweiß ohne oder mit nur wenig Fett zu. Hierzu empfiehlt sich ein Glas Milch auf dem Schreibtisch oder eine Portion Quark mit frischen Früchten als Zwischenmahlzeit. Und mittags öfter mal ein Stück Geflügel oder Fisch. Nicht zu viel auf einmal, der Körper scheidet es sonst wieder aus und die Nieren arbeiten dann auf Hochtouren. Ideal sind 20 bis 40 Gramm Eiweiß auf einmal, mehr nicht.

Die eher übertriebene Furcht vor Eiweißmangel ist wohl ein Relikt aus den Zeiten des übermäßigen Fleischkonsums. In der Tat nehmen wir heute in der westlichen Zivilisation täglich weit mehr Protein auf, als wir benötigen. Und dieser Überschuss wird vom Körper in Fett umgewandelt, selbst Bevölkerungsgruppen, die nicht auf eine gesunde Ernährung achten, müssen keinen Proteinmangel befürchten. Problematisch ist das Zuviel an Fett, Zucker und Salz.

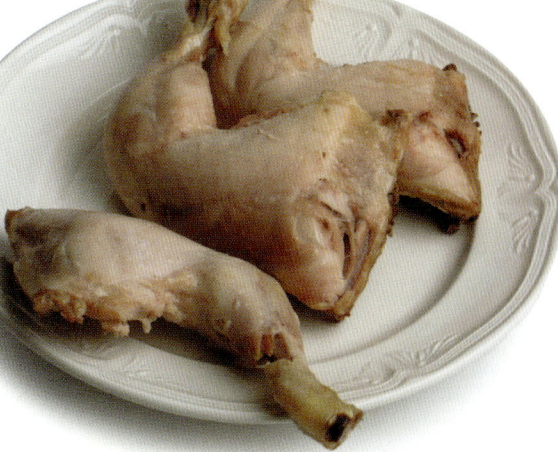

Hülsenfrüchte auf. In der vegetarischen Küche spielt außerdem Tofu ein wichtige Rolle, dort steht er an der Stelle von Fisch, da er reich an hochwertigem Eiweiß ist. Er liefert nicht nur alle acht essenziellen Aminosäuren, sondern auch Vitamine und Mineralstoffe.

Links und rechts

Abgesehen von Glyzin treten alle Aminosäuren in zwei Formen auf, als L-Form (levo = links) und in der D-Form (dextro = rechts). Zwar sind beide Moleküle in ihrem Aufbau völlig identisch, jedoch spiegelverkehrt aufgebaut. Ein Unterschied, der für unsere Ernährung entscheidend ist.

Der Stoffwechsel benötigt hauptsächlich die L-Aminosäuren, abgesehen von D-Methionin und D-Phenylalanin. Selbst bei einer ausgewogenen Ernährung, die auf Obst, Gemüse, Fisch und Kartoffeln basiert, werden die L-Aminosäuren durch die Zubereitung mit Zucker und Fett oder bei Hitzezufuhr unbrauchbar.

Biologische Wertigkeit

Unseren Bedarf können wir durch tierisches oder pflanzliches Eiweiß decken. Die Qualität hängt davon ab, wie gut es der Körper verwerten kann. Eiweiß ist umso hochwertiger, je mehr essenzielle Aminosäuren im richtigen Mengenverhältnis enthalten sind. Das Vollei enthält sie alle, seine biologische Wertigkeit wird darum gleich 100 gesetzt. Im Vergleich damit erreichen andere tierische Proteine und Soja nur 80 bis 90 Prozent. Die Wertigkeit von Kartoffeln entspricht fast dem Vollei, bei Bohnen und Mais beträgt sie 72, bei Reis 66, bei Weizen nur noch 47 Prozent. Am besten ist in der Regel eine Kombination von pflanzlichem und tierischem Eiweiß, sie gewährleistet eine hohe biologische Wertigkeit, da sich die Aminosäuren der jeweiligen Lebensmittel ergänzen: Getreide beispielsweise hat wenig von den Eiweißbausteinen Lysin, Threonin und Tryptophan, die reichlich in Hülsenfrüchten stecken. Methionin wiederum ist im Getreide enthalten, aber nicht in Linsen, Bohnen und Erbsen.

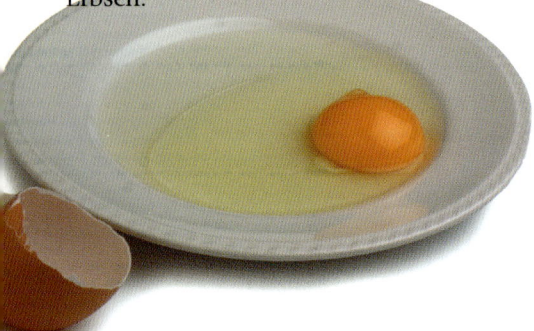

Vegetarisch, aber dennoch gut versorgt

Da Veganer nur Lebensmittel pflanzlichen Ursprungs verzehren, sogar streng darauf achten, weder Eier noch Milchprodukte zu sich zu nehmen, ist größte Sorgfalt bei der Ernährung geboten. Denn nur mit einer geschickten und ausgeklügelten Planung kann der Tagesbedarf, beispielsweise an Protein, auch wirklich gedeckt werden. Insbesondere bei Kindern ist Vorsicht geboten, da ihre Bedürfnisse im Wachstum sich grundlegend von denen Erwachsener unterscheiden. Das Zauberwort heißt auch hier Abwechslung auf dem Speiseplan! Veganer sollten aus den verschiedenen Nahrungsmittelgruppen täglich eine ausreichende Auswahl zu sich nehmen. Neben frischem Obst und Gemüse heißt dies Getreide (Brot, Nudeln, Reis usw.), Hülsenfrüchte, Nüsse und Samen. Insbesondere empfehlen sich Tofu, Tempeh oder Sojamilch, die gerne mit Kalzium und Vitamin B_{12} angereichert sein kann. Veganer sollten auf eine ausreichende Zufuhr von Vitamin B_{12} achten, das sonst mit Eiern und Milchprodukten aufgenommen wird.

Darüber hinaus enthalten auch Tofu und Pilze Vitamin B_{12}, während Kalzium in Sojamilch, grünem Gemüse, Sesam, Mandeln oder Brot enthalten ist. Hülsenfrüchte, Sojaprodukte, Frühstücksgetreide, Dörrobst, Nüsse und Samen sollten am besten mit Vitamin-C-haltigen Lebensmitteln wie Orangen, schwarzen Johannisbeeren, Paprika oder Petersilie kombiniert werden. Dann kann das Eisen vom Körper besser verwertet werden. Und zwischendurch freut sich nicht nur der Kopf über Knabbereien wie Nüsse, Samen, Dörrobst und frisch gepresste Fruchtsäfte!

Was nützen Eiweißkonzentrate?

Unsere übliche Nahrung deckt in der Regel auch den Bedarf von Sportlern. Selbst in Trainingsphasen, in denen Muskelmasse aufgebaut werden soll, ist der Eiweißbedarf nur geringfügig erhöht. Die durchschnittliche Mischkost von Sportlern enthält rund 100 g Eiweiß pro Tag, bei einer ausgewogenen, vielseitigen Ernährung nehmen Sportler somit mehr als genug Protein auf.

Wenn keine ausgewogene Ernährung möglich ist, machen Konzentrate nur Sinn, wenn sie zusätzlich zur gesunden Ernährung eingesetzt werden. Ausschließlich dann kann das Eiweiß optimal verstoffwechselt werden! Aber zugegeben, im Büro ist es leichter, einen Drink zu shaken und eine Banane oder einen Apfel zu essen, als zu kochen.

DAS BESONDERE REZEPT

Rotbarsch mit Senfsoße

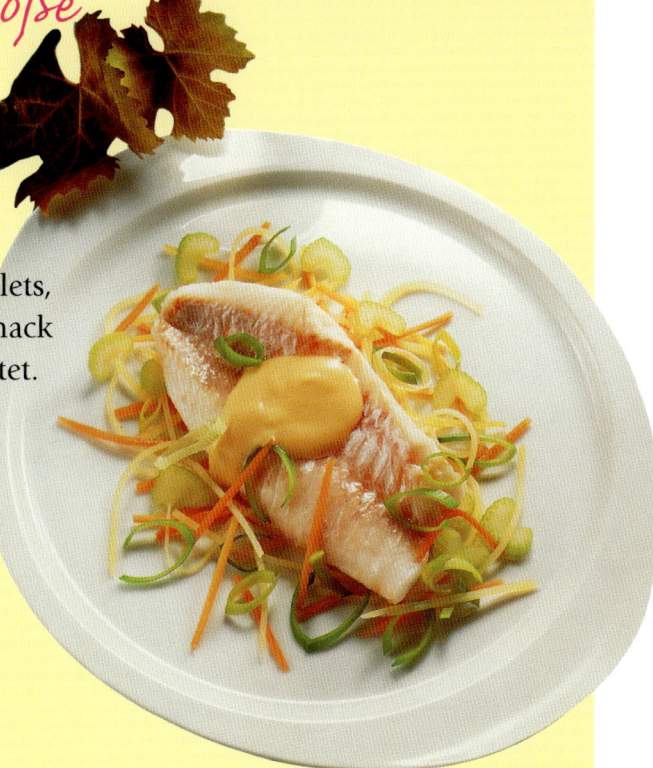

Den Namen verdankt der Rotbarsch seinem leicht rosa gefärbten Fleisch. Es ist fest, fettarm, hat wenig Gräten und schmeckt ausgezeichnet. Im Handel bekommt man vor allem Filets, sie entfalten ihren Wohlgeschmack sowohl gebraten als auch gedünstet.

- 800 g Rotbarschfilet
- Saft einer Zitrone
- 600 g fest kochende Kartoffeln
- 300 g Möhren
- 1 Stange Lauch
- 2 Stängel Staudensellerie
- 2 EL Distelöl
- ½ l Gemüsebrühe
- ¼ l trockener Weißwein
- Meersalz, weißer Pfeffer

Für die Soße:
- 250 g Crème fraîche
- 2 bis 3 EL Brottrunk
- 2 EL mittelscharfer Senf
- 2 bis 3 TL Enzym-Ferment-Getreide
- Estragon

Die frischen Fischfilets kurz kalt abspülen, mit Küchenpapier trockentupfen und mit Zitronensaft einreiben. Das Gemüse waschen und putzen, die Kartoffeln und die Möhren schälen, dann in feine Stifte schneiden. Lauch und Staudensellerie in Scheibchen schneiden. Distelöl in einem Topf erhitzen und das Gemüse darin unter gelegentlichem Wenden leicht andünsten. Die Fischfilets trockentupfen, mit Pfeffer und Salz würzen und auf das Gemüse legen. Mit Gemüsebrühe und Wein angießen und alles bei mittlerer Hitze 15 Minuten garen. Die Fischfilets zwischendurch wenden. Für die Soße Crème fraîche mit Brottrunk cremig rühren und langsam erhitzen, dann Senf, Estragon und Enzym-Ferment-Getreide zugeben, mit Pfeffer und Salz abschmecken. Die Fischfilets auf dem Gemüse anrichten und mit der Senfsoße auf vorgewärmten Tellern reichen.

(pro Portion 647 kcal; 45,8 g Eiweiß; 31,9 g Fett; 34,6 g Kohlenhydrate)

Mandel-Sesam-Sojabratlinge

Klingt ein wenig nach biologisch-dynamischer Kost, aber lassen Sie sich nicht irritieren. Ihre Geschmacksnerven werden sich über das neue Terrain freuen, das Sie mit diesem Rezept erkunden!

- 60 g getrocknete Sojabohnen oder Sojabohnen aus der Dose
- 125 geröstete Mandeln
- 1 gehackte Zwiebel
- 1 geraspelte Möhre
- 1 El Tamari
- 3 El Haferflocken
- 1 Ei, verquirlt
- 3 EL Kichererbsenmehl
- 1 TL gemahlener Kreuzkümmel
- 1 TL gemahlener Koriander
- 3 EL Sesamkörner
- Öl zum Ausbacken

Falls man nicht die Zeit sparende Konserve vorzieht: Die Sojabohnen über Nacht in kaltem Wasser einweichen, abspülen und gut abtropfen lassen, dann in einem großen Topf mit Wasser bedecken und zum Kochen bringen. Temperatur zurückschalten und in drei Stunden weich kochen. Abgießen, abspülen und abtropfen lassen. Sojabohnen, Mandeln, Zwiebel, Möhre und Tamari in der Küchenmaschine in zwei Minuten grob hacken. Die Mischung in einer Schüssel mit Haferflocken, Ei, Kichererbsenmehl, Gewürzen und Sesamkörnern gut verrühren. Nun aus dem Teig zehn gleich große Bratlinge formen. Öl in einer großen Pfanne erhitzen und die Bratlinge bei mittlerer Hitze auf jeder Seite fünf Minuten ausbacken, sodass sie schön goldbraun werden. Dazu passen eine pikante Pflaumen-Jogurt-Soße, Salat oder getoastete Brötchen.

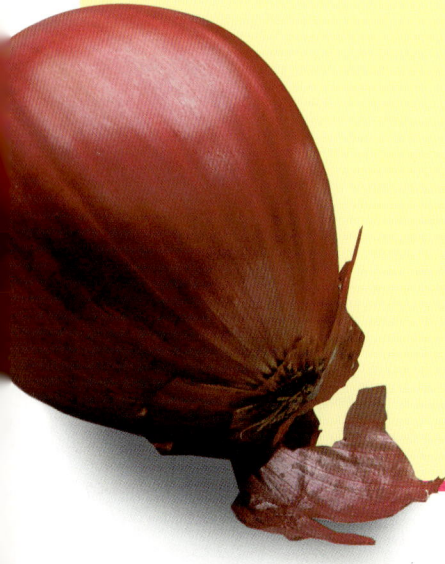

WEITERE REZEPTE

Kartoffeln mit Krabbenquark

Mit Krabbenquark als Beilage wird das Alltagsgericht Pellkartoffeln zur kulinarischen Überraschung.

- 1½ Kilogramm fest kochende Speisekartoffeln
- 500 g Speisequark (40 %)
- 1 Becher Saure Sahne
- 150 g Jogurt natur
- 200 g geräucherter Lachs
- 150 g frische Krabben
- ½ Bund Frühlingszwiebeln
- Saft einer halben Zitrone
- Salz, Dill, Pfeffer.

Kartoffeln säubern und in Salzwasser 25 bis 30 Minuten kochen. In der Zwischenzeit den Lachs in feine Stückchen schneiden, die Krabben unter kaltem Wasser vorsichtig durchspülen und abtropfen lassen. Frühlingszwiebeln und Dill fein hacken, dann mit dem Quark, der Sauren Sahne und dem Jogurt vermischen. Lachs und Krabben vorsichtig unterheben und mit Zitronensaft, Salz und Pfeffer abschmecken. Mit den Kartoffeln servieren und fertig!

Schmackhafter Fitmacher

Ein Rohkostsnack für zwischendurch:

- 1 kleiner Eissalat
- 1 kleine Schale frische Kresse
- 1 Zwiebel
- 100 g Tofu
- 1 Ei
- 1 EL Sojasauce
- 3 EL Vollkornsemmelbrösel
- 2 EL Öl
- Salz

Für die Soße:

- 5 EL Sonnenblumenöl
- 2 EL Kräuteressig
- ½ TL Ahornsirup
- 1 EL frische gehackte Kräuter
- 1 Messerspitze Senf
- Kräutersalz, frisch gemahlener Pfeffer

Salatblätter und die Kresse waschen. Salat trockenschleudern, in Streifen schneiden. Die Zwiebel schälen und in Ringe schneiden. Salat, Kresse und Zwiebelringe mischen. Sauce zubereiten und über den Salat gießen. Zwei Portionen anrichten, dann den Tofu in Würfel schneiden. Das rohe Ei mit der Sojasauce und etwas Salz würzen. Tofuwürfel mit dem Ei mischen und in Semmelbröseln wenden. Das Öl in einer Pfanne erhitzen, die Tofuwürfel goldbraun braten, über den angerichteten Salat geben und servieren.

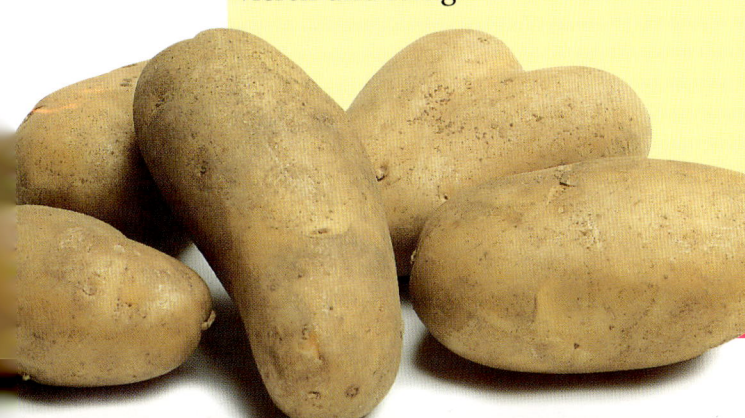

Bohnentopf mit Knoblauchcroûtons

In der vitalen Ernährung spielen Bohnen aufgrund ihres Gehalts an Eiweiß, Kohlenhydraten und Ballaststoffen eine wichtige Rolle. Auch die Gourmet-Küche beginnt diese Qualitäten neu zu entdecken.

- 350 g weiße Bohnen
- 1 ½ l Wasser
- 2 große Zwiebeln
- 3 Knoblauchzehen
- 2 Stangen Staudensellerie
- 2 große Möhren
- 2 EL Olivenöl
- 2 Scheiben Vollkorn-Toastbrot
- 2 EL Pflanzenmargarine
- je 1 EL Thymian und gehackte Petersilie
- 1 TL Salz, 1 Messerspitze weißer Pfeffer, 1 Prise Majoran

Die Bohnen am Vortag verlesen, waschen und im Wasser zwölf Stunden quellen lassen. Im Einweichwasser zugedeckt in 1 ½ Stunden bei schwacher Hitze garen. Die Zwiebeln und zwei Knoblauchzehen schälen und würfeln. Den Sellerie in Scheibchen schneiden. Die Möhren schaben, waschen und würfeln. Das Gemüse in Öl fünf Minuten anbraten und zu den Bohnen geben. Das Ganze mit Salz, Pfeffer und zerriebenem Majoran abschmecken und zugedeckt weitere 30 Minuten kochen lassen. Die restliche Knoblauchzehe hacken und zerdrücken. Die Brotschnitten in zwölf Quadrate schneiden. Die Margarine mit dem zerdrückten Knoblauch, dem Thymian und der Petersilie mischen. Die Brotstücke damit bestreichen. Den Backofen auf 220 °C vorheizen, dann die Croûtons überbacken und vor dem Servieren über den Eintopf streuen.

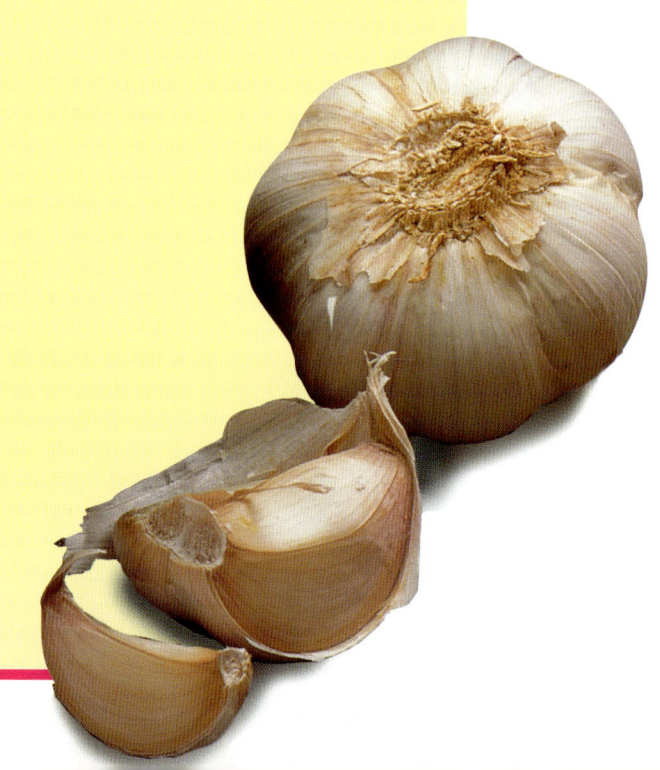

Lammrücken mit Paprikasalat

An einem Sommerabend bringen Sie mit diesem ebenso zarten wie würzigen Fleischgericht ein Stück südlicher Kulinarik auf den Tisch. Die Zutaten sind:

- 1 EL Brandy oder Orangensaft
- 1,5 EL Olivenöl
- 600 g ausgelöster Lammrücken am Stück
- je eine rote und gelbe Paprikaschote
- 50 g getrocknete Tomaten in Öl
- 1 bis 2 Orangen
- 3 EL Sherry-Essig
- 3 EL Brühe
- 2 rote Zwiebeln
- 2 Selleriestangen
- 1 Bund Kerbel
- Meersalz, grob gemahlener schwarzer Pfeffer, Zucker

Brandy, einen Esslöffel Olivenöl, Meersalz und Pfeffer verrühren. Das Fleisch abspülen, trockentupfen und mit dem gewürzten Öl bestreichen. Mit Frischhaltefolie abdecken und mindestens zwei Stunden marinieren. Die Paprikaschoten abspülen, halbieren, entkernen und auf dem Gemüsehobel in feine Scheiben schneiden. Zwei Tomaten fein hacken. Zwei Esslöffel Orangensaft, Salz und eine Prise Zucker verrühren. Paprika, Tomaten und Orangensoße vermischen, abdecken und mindestens eine Stunde durchziehen lassen. Lammfleisch in die kalte beschichtete Pfanne legen, auf mittlere Hitze stellen und von allen Seiten fünf Minuten braten. Restlichen Orangensaft, Essig, etwas Zucker und Pfeffer verrühren. In die Pfanne geben, aufkochen und das Fleisch zwei Minuten darin schmoren. Fleisch herausnehmen und warm stellen. Restliches Olivenöl und feine Zwiebel- und Selleriewürfel in die Soße geben, einmal aufkochen und mit Jodsalz und Zucker würzen. Das Fleisch darin wälzen, in 3 Zentimeter dicke Stücke schneiden und mit Soße und dem Paprikasalat servieren.

Leng in griechischer Tomatensoße

Der Speisefisch Leng ist im Nordostatlantik und im Mittelmeer zu Hause. Sein lang gestreckter Körper wird bis zwei Meter lang und 80 Kilogramm schwer. Zwar erinnert sein Äußeres an Aale, aber der Leng gehört zur Familie der Dorsche. Besonders delikat schmeckt der Blauleng, dessen Fleisch nur 0,6 Prozent Fett enthält und vorwiegend als Filet in den Handel kommt. Hierzulande ist der Leng noch wenig bekannt, wer also Gäste hat und ihnen etwas Neues bieten möchte, kann mit Sicherheit auf eine geglückte Überraschung rechnen. Die Zutaten für dieses Rezept:

- ½ Gemüsezwiebel
- 2 Knoblauchzehen
- 30 g Zucker
- 1 Dose geschälte Tomaten (800 g)
- 200 ml süßer Wermutwein (z. B. Martini, Cinzano, ersatzweise Traubensaft)
- 1–2 TL körnige Hühnerbrühe
- 3 Nelken
- 2 Lorbeerblätter
- 4 dicke Lengfischfilets à 250 g
- 1 Zitrone
- 2 Fleischtomaten
- je 4 Stiele glatte Petersilie und Dill
- 1 EL Semmelbrösel
- 50 g Feta-Schafkäse
- Jodsalz, frisch gemahlener Pfeffer

Zwiebel und Knoblauch abziehen. Zucker bei mittlerer Hitze in einem Topf karamellisieren. Zwiebel und Knoblauch zugeben, kurz anbräunen. Dosentomaten mit der Flüssigkeit sowie Wermutwein, Brühe, Nelken und Lorbeerblätter zugeben. Etwa 25 Minuten bei mittlerer Hitze im offenen Topf kochen. Lorbeerblätter herausnehmen und die Soße mit dem Stabmixer oder im Mixer pürieren. Mit Jodsalz und Pfeffer abschmecken. Fischfilets abspülen, trockentupfen, in eine ofenfeste Form geben und mit Zitronensaft beträufeln. Fleischtomaten in Scheiben schneiden. Petersilie und Dill abspülen, trockentupfen, fein hacken, mit Semmelbröseln und geriebenem Feta-Käse vermischen. Fisch salzen und pfeffern. Tomatenscheiben auf die Fischstücke legen, mit Käsebröseln bestreuen und mit Pfeffer würzen. Tomatensoße in die Form gießen und alles im vorgeheizten Backofen bei 175 °C, (Umluft 150 °C, Gas Stufe 2) etwa 30 Minuten backen.

Dazu schmecken gekochte Reisnudeln mit zwei bis drei Esslöffeln Tomatensoße.

WEITERE REZEPTE

Schrimps-Geflügel-Cocktail mit Chicorée

Sich zwischendurch etwas Gutes gönnen? Mit diesem Rezept sind Sie auf der richtigen Spur, und Ihre Gäste werden das mit Sicherheit bestätigen! Die folgenden Zutaten reichen für sechs Personen:

- 500 g Hähnchenbrustfilet
- 10 g Butter oder Margarine
- 1 TL Öl
- 1 kleine Ananas (ca. 600 g)
- 1 TL Senf
- 2 EL Brühe
- 1 Zitrone
- 2 EL Tomatenketchup
- 1 Eigelb
- 200 g Crème fraîche
- 1 Bund Schnittlauch
- 3 Stauden Chicorée (375 g)
- 150 g Schrimps
- Salz, Pfeffer aus der Mühle, Paprikapulver (edelsüß), Cayennepfeffer

Das Hähnchenfleisch mit Salz und Pfeffer würzen, in der heißen Butter oder Margarine und dem Öl von jeder Seite drei bis vier Minuten braten, dann abkühlen lassen. Die Ananas achteln, den Strunk herausschneiden, das Fruchtfleisch aus der Schale lösen und in Stücke schneiden.

Damit die Sauce homogen wird: Senf, Brühe und ausgepressten Zitronensaft mit den Quirlen des Handrührers verrühren. Ketschup, Eigelb und Crème fraîche unterrühren, zuletzt mit Salz, Pfeffer, Paprika und Cayennepfeffer abschmecken. Den Schnittlauch in Röllchen schneiden. Den Chicorée waschen, die bitteren Keile aus den Kolben schneiden. Ein paar schöne Blätter zum Anrichten beiseite legen. Den Rest in große Ringe schneiden. Die Hähnchenfilets in schmale Streifen schneiden und mit den Ananasstücken, Chicoréeringen, Schrimps und der Hälfte des Schnittlauchs vermengen. Salat auf den Chicoréeblättern anrichten, mit der Sauce übergießen und mit Schnittlauchröllchen bestreuen.

Fitnesscocktail

Bei Stress und ungünstiger Witterung hält diese Kombination von Vitamin C und Eiweiß garantiert auch Nichtsportler bei der Stange. Wichtig: Unbedingt frisch zubereiten und schnell trinken. Pro Portion brauchen Sie:

- 1 unbehandelte Orange
- ¼ l Vollmilch
- 250 g Buttermilch
- 1 EL frisch gepresster Zitronensaft
- 1 EL Ahornsirup

Die Orange waschen, ein wenig Schale abreiben und den Abrieb beiseite stellen. Die Orange auspressen. Saft mit den restlichen Zutaten verquirlen, in zwei Gläser füllen und mit der Orangenschale bestreuen.

Energie zum Leben: Kohlenhydrate

Kohlenhydrate sind unentbehrliche Nährstoffe. Wie Fett, Eiweiß und Alkohol liefern sie notwendige Energie zum Leben, als Brennstoff quasi, der die Körperfunktionen antreibt. Sie sind vor allem in Getreide und Getreideprodukten wie Brot, Müsli, Reis, Nudeln und Haferflocken enthalten. Auch Kartoffeln und Hülsenfrüchte liefern Kohlenhydrate, ebenso Zucker – als Fruchtzucker in Obst, als Milchzucker in Milch, Jogurt, Buttermilch, Molke, Dickmilch und Kefir. Andere Milchprodukte wie Quark und Käse enthalten weniger Kohlenhydrate. Ein Gramm dieser „Brenn"stoffe entspricht übrigens vier Kilokalorien.

Auf Qualität ...

Über die Hälfte unserer Nahrung sollte aus Kohlenhydraten bestehen. Dabei ist der persönliche Bedarf sehr unterschiedlich und hängt von den jeweiligen Lebensumständen ab. Für eine normale ausgewogene Ernährung wird eine Zufuhr von fünf bis sechs Gramm je Kilogramm Normalgewicht empfohlen.

Indem er sie in verschiedene Bestandteile zerlegt, setzt unser Körper Kohlenhydrate in Energie um. Sie alle bestehen aus Kohlenstoff, Wasserstoff und Sauerstoff. Die unterschiedlichen Anteile dieser Bestandteile bestimmen die Qualität. Denn bei der Aufnahme von Kohlenhydraten entscheidet nicht nur die Menge, sondern sehr wohl auch die Qualität.

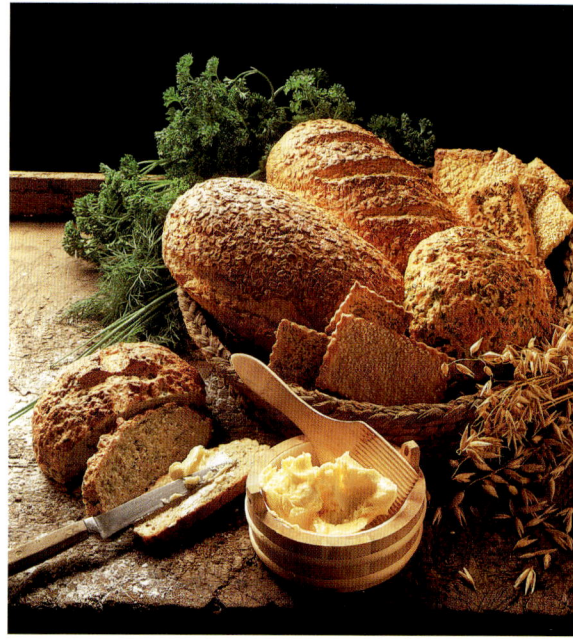

... und Kettenlänge kommt es an

Alle Kohlenhydrate bestehen aus so genannten Saccharidmolekülen, und zwar in unterschiedlich langen Ketten. Entsprechend der Kettenlänge werden sie als Monosaccharide, Disaccharide, Oligosaccharide und Polysaccharide bezeichnet. Kohlenhydrate müssen, bevor sie im Darm resorbiert werden, von Enzymen gespalten werden. Je länger die Ketten sind, desto mehr Zeit wird für die Spaltung in Glukosemoleküle und für die Aufnahme im Darm benötigt.

Schnelle und langsame Energielieferanten

Die folgende Unterteilung zeigt, dass Kohlenhydrat im Grunde nur ein anderes Wort für Zucker ist, denn er ist der eigentliche Energielieferant.

● So genannte Einfachzucker sind die Grundbestandteile aller Kohlenhydrate, manche liegen sogar bereits in dieser Grundform vor. Sie sind aus ringförmigen Einheiten, den Monosacchariden, aufgebaut. Einfachzucker oder Monosaccharide sind z. B. Fruchtzucker (Fruktose), Traubenzucker (Glukose) oder auch Schleimzucker (Galaktose). Sie schmecken meist süß und werden daher für Süßspeisen und Kuchen verwendet. Sie gelangen rasch aus

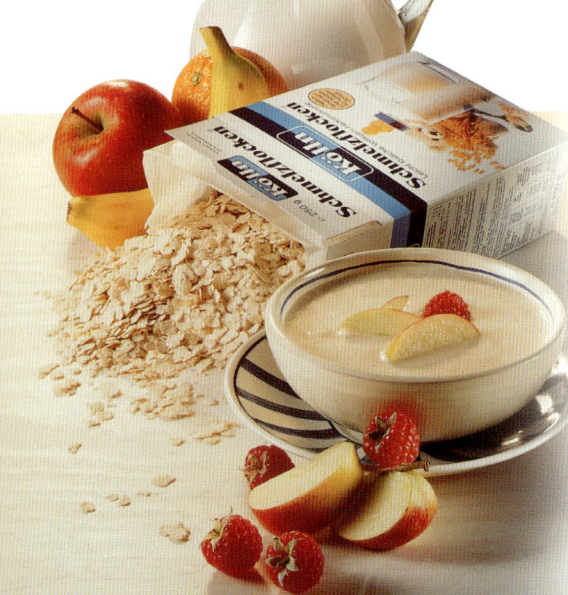

dem Darm ins Blut und stehen sofort als Energie zur Verfügung. Andere Kohlenhydrate bestehen aus zwei, zehn, ja bis zu mehreren hundert Einfachzuckern. Diese Verbindungen müssen erst aufgespalten werden, damit der Körper sie ins Blut transportieren kann.

● Zweifachzucker oder Disaccharide bestehen aus zwei Monosacchariden, die über eine Sauerstoffbrücke verbunden sind. Sie werden schon langsamer aufgenommen als Einfachzucker. Der gewöhnliche Haushaltszucker Saccharose besteht aus Traubenzucker und Fuchtzucker, Malzzucker (Maltose) wird aus zwei Traubenzuckerteilchen gebildet, Milchzucker (Laktose) schließlich setzt sich aus Traubenzucker und Schleimzucker zusammen.

● Mehrfach- und Vielfachzucker, Oligo- und Polysaccharide, sind lange, spiralig gewundene Ketten aus vielen Monosacchariden. Diese komplexen Kohlenhydrate schmecken nicht süß, vielmehr kommen sie als pflanzliche und tierische Stärke vor, besonders in Brot, Getreide, Nudeln, Gemüse und Kartoffeln. Aufgrund ihrer Komplexität werden sie vom Organismus nur sehr langsam aufgespalten und die hunderte bis tausende zusammenhängende Traubenzuckerteile werden dem Körper nur allmählich, dafür aber über längere Zeit als Energie zur Verfügung gestellt.

● Zu den Kohlenhydraten gehören auch die viel zitierten Ballaststoffe: Sie füllen den Magen, machen satt und sorgen dafür, dass der Zucker langsamer vom Darm ins Blut übergeht. Außerdem senken sie den Cholesterinspiegel und beugen Verstopfungen vor.

Depots mit begrenzter Kapazität!

Die meisten Kohlenhydrate sind, wie wir gesehen haben, eine Verkettung von Zuckermolekülen. Der Körper kann sie nicht direkt verwerten, sondern muss sie bei der Verdauung zunächst in Glukose aufspalten, die dem Körper dann die notwendige Energie liefert. Falls die nicht sofort benötigt wird, wandelt der Körper sie in Glykogen um, das er in Muskelzellen und der Leber speichert. Auf diese Depots kann dann bei Bedarf zurückgegriffen werden. Der Speicherplatz für Glykogen ist allerdings begrenzt. Wenn er voll ist, weil zu viele Kohlenhydrate gegessen wurden, wird das überschüssige Glykogen in Fett umgewandelt und wandert in die Fettdepots des Körpers. Um das zu vermeiden, ist es besonders wichtig, seinen Kohlenhydratbedarf mit qualitativ hochwertigen Lebensmitteln zu decken.

Ausgewogen und mehrmals täglich

Einfachzucker gehen sofort in die Blutbahn, während komplexe Kohlenhydrate zunächst aufgespalten werden müssen und folglich langsamer ins Blut gelangen. Um die schnellen Einfachzucker zu verarbeiten, muss der Körper Insulin ausschütten, was beim Gesunden kein Problem ist. Diabetiker hingegen, deren eigenes Insulin fehlt oder nur schwer mobilisiert werden kann, müssen zur Steuerung ihres Blutzuckerspiegels eine Diät einhalten, die besonders reich an komplexen Kohlenhydraten ist. Aber nicht nur beim Diabetiker, auch beim Stoffwechselgesunden können Schwankungen in der Blutzuckerkonzentration zu Müdigkeit oder Schwindelanfällen führen. Unterzuckerungen machen sich durch Schwäche, Zittern, kalten Schweiß oder Herzklopfen bemerkbar. Mehrere Mahlzeiten über den Tag verteilt sowie eine ausgewogene Kost können dem entgegenwirken.

Zuckersüße Dolce Vita

Schon die Muttermilch schmeckt leicht süßlich. Können deshalb so viele Menschen Süßem kaum widerstehen? Ab und zu, so scheint es, muss es einfach etwas Süßes sein. Ständiger Verzicht bewirkt nur schlechte Laune und kann außerdem zu Heißhunger führen. Deshalb sollte man sein Stück Kuchen oder den Schokoriegel ohne schlechtes Gewissen genießen.

Es ist nicht bewiesen, dass Zucker für Krankheiten wie Diabetes oder Hyperaktivität verantwortlich ist, obwohl man diesen Vorwurf häufig hört. Fest steht allerdings, dass er den Zähnen schadet. Für die natürlichen Bakterien

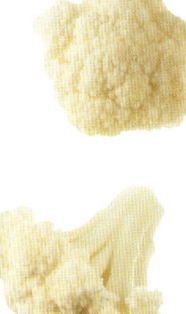

TIPP

Allmählich umstellen

Wer seine Nahrung auf eine ballaststoffreichere Kost umstellen will, sollte die entsprechenden Lebensmittel ganz allmählich in seinen Speiseplan einbauen, damit sich der Körper daran gewöhnen kann. Andernfalls kann es leicht zu Blähungen kommen, besonders durch Bohnen, Erbsen oder Linsen. Am besten beginnt man mit Getreidegerichten. Weil die Ballaststoffe Flüssigkeit binden, ist verstärkte Flüssigkeitszufuhr sehr wichtig.

im Mund ist Zucker das gefundene Fressen, mit dessen Hilfe sie Säure produzieren, die Löcher in den Zahnschmelz frisst und so das Kariesrisiko erhöht. Süßes sollte deshalb nie ohne anschließenden Gebrauch der Zahnbürste getrunken oder gegessen werden.

Zucker hat viele Namen

Ein Problem ist die unglaubliche Vielfalt der Namen, hinter denen sich Zucker versteckt. Fertigprodukte enthalten oft besonders viel Zucker, was auf dem Etikett aber meist durch andere Bezeichnungen verschleiert wird: Dextrose, Maltose, Maltodextrin, Glukosesirup, Maissirup, Invertzucker, Levulose … Hierbei handelt es sich jeweils um verschiedene Formen von Zucker. Zu beachten ist auch, dass bei vielen Getränken nicht Zucker als Inhaltsstoff angegeben ist, sondern der Kohlenhydratgehalt. Dahinter verbirgt sich dann immer ein Zuckerstoff.

Austauschstoffe, Süßstoffe

Die meisten Süßigkeiten enthalten Saccharose, also Haushaltszucker, der sich aus je einem Teil Fruktose und einem Teil Glukose zusammensetzt. 100 Gramm Zucker liefern 400 Kilokalorien, aber keine Vitamine, Mineral- und Ballaststoffe. In manchen Lebensmitteln wird Zucker durch süßende Zusatzstoffe ersetzt. Solche Austauschstoffe wie Sorbit, Mannit, Isomalt, Maltit, Lactit und Xylit sind kalorienhaltig, dagegen sind Süßstoffe kalorienfrei

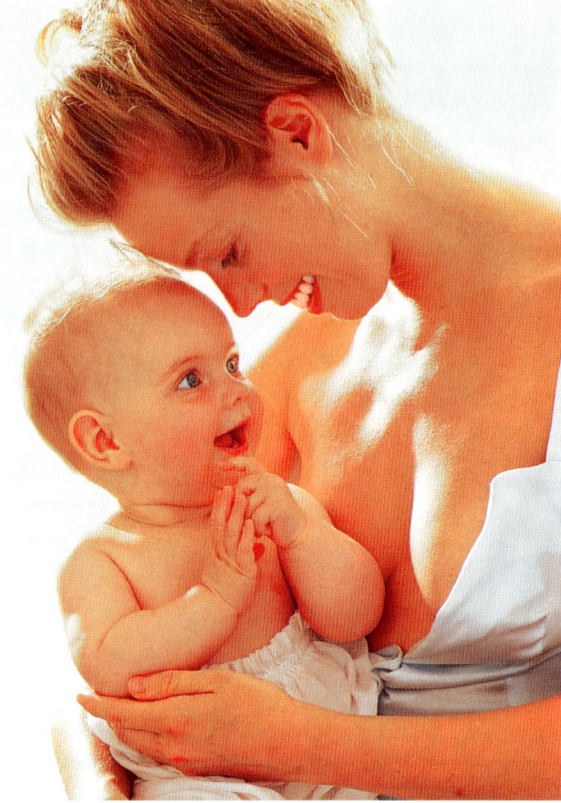

und süßen überdies weitaus stärker als Zucker. Sie werden häufig Getränken zugesetzt. Zum Backen sind sie dagegen weniger geeignet, da sie kein Volumen ergeben. Ein Teil des Haushaltszuckers kann aber auch hier gut durch Süßstoff ersetzt werden.

Raffiniert oder nicht?

Der Zuckerbedarf sollte am besten durch natürliche Kohlenhydrate gedeckt werden, wie sie in Getreide, Obst, Gemüse und Hülsenfrüchten vorkommen. Sie enthalten außer Zucker Ballaststoffe, Stärke, Vitamine, Mineralstoffe und Spurenelemente, die für den Körper ebenfalls wichtig sind. Werden Kohlenhydrate raffiniert, also gereinigt und veredelt, wie das bei weißem Zucker und weißem Mehl der Fall ist, geht ein großer Anteil des Nährwerts verloren. Reiner weißer Zucker oder ausgemahlene Mehle sind „leere" Nahrungsmittel. Sie liefern zwar Kalorien, aber eben „leere" Kalorien und können Vitamin- und Mineralstoffmangel fördern. Kuchen, Kekse und andere Süßigkeiten enthalten zwar viel Koh-

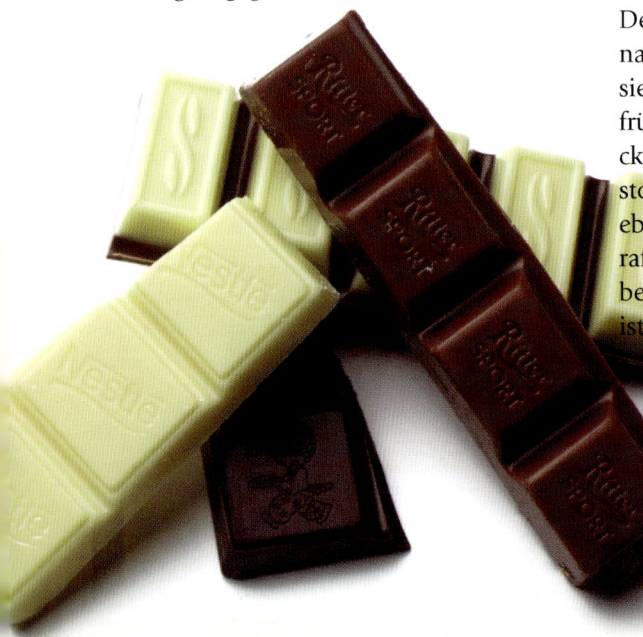

lenhydrate, aber kaum noch Nähr- und Ballaststoffe und damit noch nicht einmal die zu ihrer Verdauung notwendigen Vitamine und Mineralstoffe. Das bedeutet: Der Körper bekommt zwar Energie, aber die lebensnotwendigen Baustoffe müssen aus den Reservespeichern genommen werden. Der Obstbelag auf einem Kuchen gleicht dieses Manko teilweise aus. Auch manches handelsübliche Frühstücksmüsli fügt sich durch reichlich Ballaststoffe und seine Nährstoffe durchaus in einen gesunden Ernährungsplan ein, obwohl es meist mit Zucker angereichert ist.

Die richtigen Kohlenhydrate!

Gemessen an der Gesamtkalorienmenge sollte man täglich rund 55 Prozent komplexe Kohlenhydrate zu sich nehmen. Besonders nahrhaft sind die nicht raffinierten, sondern naturbelassenen, zum Beispiel in Vollkornbrot,

Naturreis oder Vollkornflocken. Sie enthalten auch die wertvollen Ballaststoffe.

Versorgen sie sich deshalb ausreichend mit komplexen Kohlenhydraten:

- Wählen Sie statt Weißbrot Vollkornbrot.
- Dickere Scheiben bedeuten mehr Brot und weniger Belag.
- Vollkornflocken zum Frühstück liefern Energie.
- Müslistangen oder Vollkornbrötchen lindern den Hunger zwischendurch.
- Getrocknete Bohnen anstelle von Fleisch schmecken in Salaten, Suppen und Eintöpfen.
- Desserts mit Obst und Körnern nehmen es mit süßen Mehlspeisen auf: z. B. Obstsalat, fettarmer Jogurt mit Haferflocken oder Milchreis mit Früchten.

Keineswegs Ballast!

Ballaststoffe sind nur in pflanzlichen Lebensmitteln enthalten, besonders Vollkornbrot und Haferflocken kommen in Betracht, aber auch Gemüse und Obst.

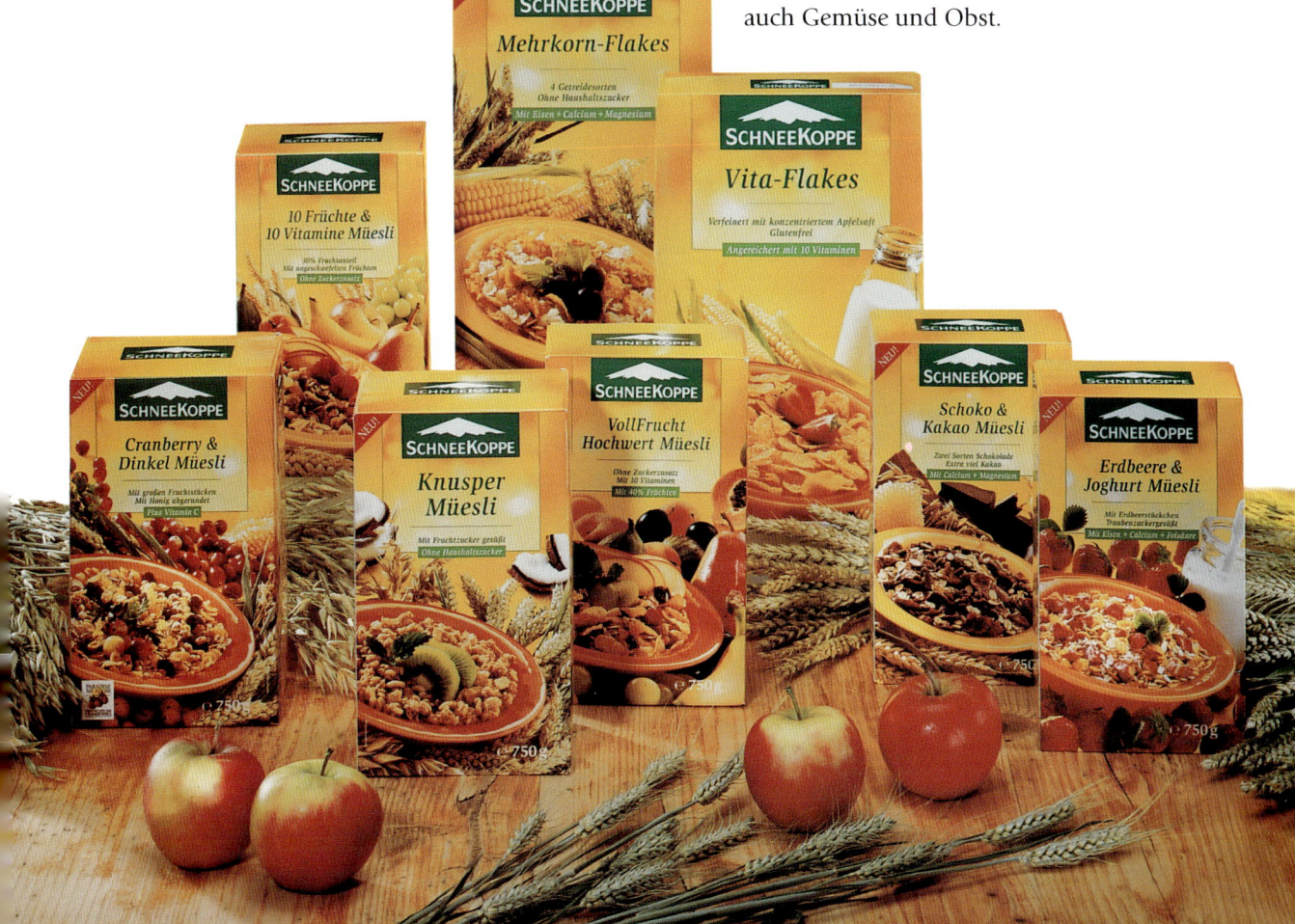

Auch wenn der Name so klingt, Ballaststoffe sind beileibe nicht überflüssig! Der Organismus kann sie zwar nicht verdauen, daher wandern sie unverändert durch den Dickdarm, dennoch sind sie von großer Bedeutung für den Stoffwechsel. Sie regen die Darmtätigkeit an und vermehren die Ausscheidung. Fast alle Magen-Darm-Erkrankungen entstehen auch durch Mangel an Ballaststoffen.

Ballaststoffe hemmen überdies die Aufnahme von Cholesterin aus der Nahrung, sie binden Gallensäuren und halten sie damit im Darm zurück. Um selbst Gallensäure zu produzieren, verwendet der Körper das Cholesterin aus dem Blut.

Müllabfuhr des Körpers

Ballaststoffe kommen in löslicher und unlöslicher Form vor:

● Unlösliche Ballaststoffe liegen besonders in Getreide wie Weizen, Hafer, Reis oder in Getreideprodukten wie Brot, Müsli, Nudeln vor, aber auch in Nüssen. Besonders viele Ballaststoffe enthalten Vollkornprodukte und Naturreis.

● Lösliche Ballaststoffe dagegen finden sich in Haferkleie, Haferflocken, Erbsen, Bohnen, Wurzelgemüse, grünem Blattgemüse und Zitrusfrüchten.

● Sowohl lösliche als auch unlösliche Ballaststoffe sind in Äpfeln, Birnen, Gerste, Bananen, Pflaumen und Kohl enthalten. Besonders roh verzehrtes Obst und Gemüse ist wertvoll. Säfte und passiertes Obst enthalten dagegen fast keine Ballaststoffe mehr.

Ballaststoffe wirken teilweise sehr unterschiedlich. Alle, vor allem jedoch die unlöslichen, binden Wasser und quellen dadurch den Nahrungsbrei im Dickdarm auf, sodass die Ausscheidung vergrößert und die Muskulatur des unteren Darmtrakts angeregt wird, die Abfallprodukte schneller nach draußen zu befördern. Quasi als Ausputzer oder Müllabfuhr.

Manche Faserstoffe werden im Dickdarm aufgespalten, wodurch Fettsäuren entstehen, die die Zellen der Darmwände mit Energie versorgen. Schlacken werden dadurch schneller hinausbefördert und längerer Kontakt der Darmwand mit Giften wird vermieden. Ballaststoffarme Kost kann zu Verstopfung, Hämorrhoiden und Veränderungen der Darmwand, so genannten Divertikeln, führen.

Lösliche Ballaststoffe wie Pektin senken den Cholesterinspiegel und verzögern die Abgabe von Glukose in die Blutbahn, was vor allem für Diabetiker wichtig ist. Pektin kann viel Wasser binden und bildet dadurch eine Art Gel. So werden die Kohlenhydrate aus den Mahlzeiten langsamer aufgenommen.

Unlösliche Ballaststoffe wie Zellulose und Lignin machen etwa zwei Drittel aller Ballaststoffe aus.

Trinken, damit die Fasern quellen!

Im Allgemeinen nehmen wir statt der empfohlenen 30 Gramm Ballaststoffe nur etwa 20 Gramm pro Tag zu uns. Haupt- und Zwischenmahlzeiten sollten deshalb immer Obst oder Gemüse sowie Getreide enthalten, möglichst als Vollkornprodukte. Wichtig ist, dass zusammen mit den Ballaststoffen ausreichend Flüssigkeit aufgenommen wird, damit sie im Darm auch aufquellen können.

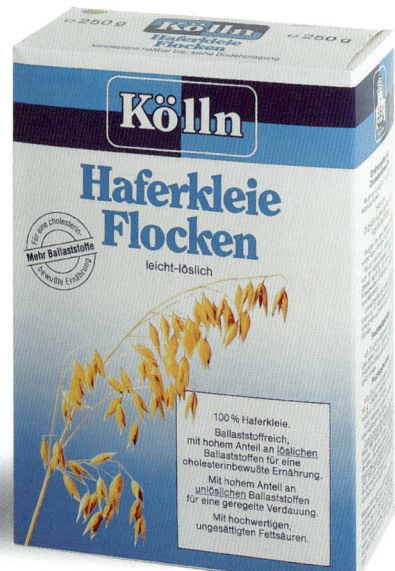

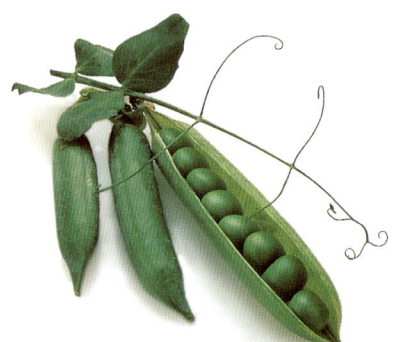

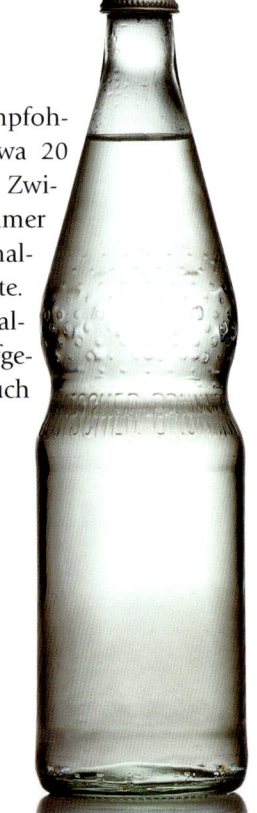

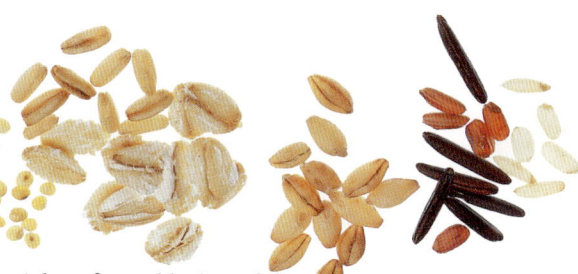

Hin und wieder wird angeführt, dass Ballaststoffe nicht nur schädliche Substanzen binden, sondern auch nützliche wie Mineralstoffe, Spurenelemente und Vitamine. Das stimmt, da aber gerade ballaststoffreiche Lebensmittel besonders viel davon enthalten, kann man dies vernachlässigen.

Ballaststoffreiche und zugleich fettarme Ernährung ist auch ideal zum Abnehmen. Obwohl sie kalorienfrei oder zumindest kalorienarm ist, wird der Magen rasch gefüllt und das Hungergefühl unterdrückt. Gründliches Kauen und langsameres Essen tun ein Übriges.

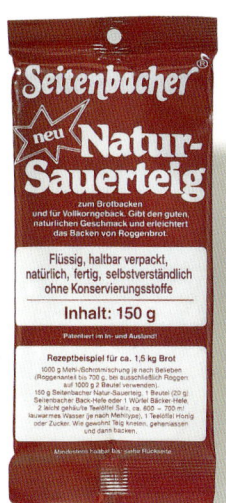

Schrot und Korn

Getreide bildet seit Urzeiten eine Hauptnahrungsquelle des Menschen. Sieben Arten sind es vor allem: Hirse, Hafer, Gerste, Reis, Weizen und seit dem späteren Altertum auch Roggen. Mit der Entdeckung Amerikas kam in Europa schließlich noch der indianische Mais dazu. Bis heute sind diese Getreidesorten ein wesentlicher Bestandteil der menschlichen Ernährung geblieben. Sie sind lange haltbar und eignen sich daher gut zur Vorratshaltung. Zubereitet wurden sie zunächst meist als Brei oder in Form von Fladen, wie das in Entwicklungsländern bis heute noch üblich ist: Hirsebrei in Afrika oder Maisfladen, die so genannten Tortillas in Mittelamerika, sind Beispiele dafür.

Roggen, Weizen, Hafer

Eine Besonderheit des Roggens ist, dass er sich nur mit Sauerteig zu Brot verbacken lässt. Die Teigsäuerung schließt die Nährstoffe gut auf, gibt dem Produkt ein unverkennbar herzhaftes Aroma und sorgt für längere Haltbarkeit. Das den Germanen bereits unentbehrliche Brotgetreide stammt vom anatolischen Wildroggen ab und gelangte vermutlich schon zur Steinzeit zunächst als Unkraut in unsere Breiten. Es gehört zur Gattung der Süßgräser, wie übrigens auch der Weizen, das weltweit am häufigsten angebaute Getreide. Dieses eignet sich aufgrund hoher Kleber- oder Glutenanteile besonders gut zum Backen.

Hochwertige Proteine, ungesättigte Fettsäuren, Vitamine, Mineralstoffe sowie lösliche und unlösliche Ballaststoffe machen den besonderen physiologischen Wert von Hafer aus. Er ist das eiweiß- und fettreichste Getreide mit den höchsten Mengen lebenswichtiger Nährstoffe. Besonders Kalzium, Eisen, Silizium, Zink, Mangan und die Vitamine B_1 und E sind in diesem Getreide reichlich vorhanden. Hafer wirkt entspannend und stimulierend bei Erschöpfung und leichten Depressionen, das ideale Tonikum für ein gestresstes Nervensystem. Er beruhigt auf natürliche Weise und fördert das Einschlafen. Verschiedene Schleim bildende Stoffe wirken schützend und regulierend auf die Verdauungsorgane. Haferkleie ist der ideale Ballaststoff zur Entgiftung und zur Anregung der Darmtätigkeit sowie zur Regulation des Cholesterinspiegels.

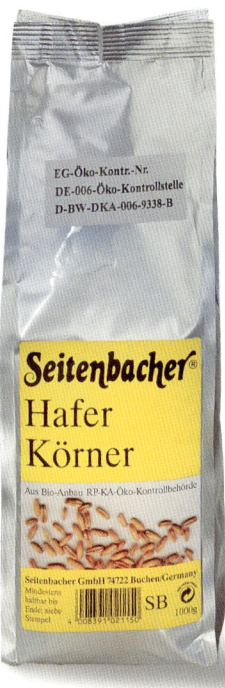

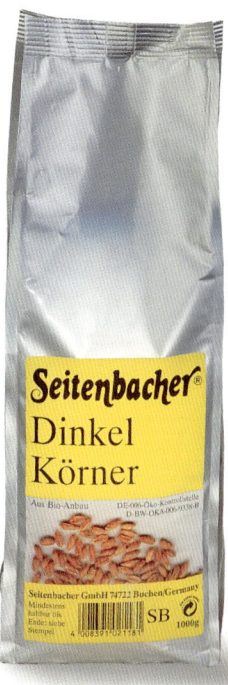

Alt bewährtes neu entdeckt

Dinkel oder Schwabenkorn ist eine Urform des Weizens, schon die alten Ägypter und in Europa die Kelten haben sie kultiviert. Der zweite Name deutet auf die traditionellen Anbaugebiete in Südwestdeutschland hin, außerhalb davon ist dieses Getreide nahezu in Vergessenheit geraten. Eine Ursache dafür ist, dass es an den Ackerboden etwa im Vergleich zu Weizen sehr hohe Ansprüche stellt. Eine Wiederentdeckung erlebt Dinkel allerdings im Zuge der Naturkostbewegung, da er sich ähnlich gut backen lässt wie Weizen, ein feines nussartiges Aroma hat und gut verträglich ist.

Aus der Not geboren

Eine Dinkelspezialität ist Grünkern, unreif geerntete Körner, die anschließend in speziellen Vorrichtungen, so genannten Darren, langsam getrocknet werden. Dieses Verfahren wurde vor rund 200 Jahren aus der Not heraus entwickelt, als es in Süddeutschland mehrere Jahre hintereinander Missernten gab. Als sich erneut ein Regenjahr ankündigte, ernteten die Bauern ihren Dinkel vorsorglich unreif und trockneten ihn über dem Feuer. Da sich dieses

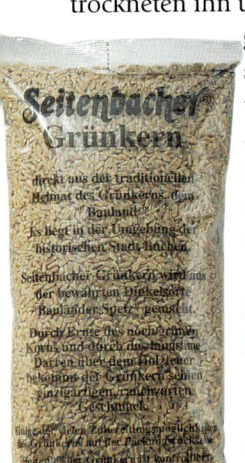

grüne Korn durch Wohlgeschmack auszeichnete, ernteten sie fortan stets einen Teil des Getreides schon vor der Reife. Grünkern schmeckt gut in würzigen Suppen, Aufläufen und Bratlingen.

Kamut: stets kontrolliert-biologisch

Eine Urform des Weizens ist auch der nährstoffreiche und nach dem altägyptischen Wort für Weizen benannte Kamut. Er enthält 20 bis 40 Prozent mehr Eiweiß als Weizen, außerdem mehr Aminosäuren, Vitamine und Mineralstoffe. Auch dieses Getreide wurde von der Naturkostbewegung wiederentdeckt, nachdem der amerikanische Farmer Bob Quinn diese Kornart lange Jahre untersucht und kultiviert hat. Kamut kann überall dort eingesetzt werden, wo man auch Weizen oder Dinkel verwendet. Wegen seines hohen Eiweißgehalts und der guten Klebereigenschaften ist er besonders für Backwaren geeignet. Er stammt bisher grundsätzlich aus kontrolliert-biologischem Anbau.

Ein Knöterichgewächs, als Getreide angesehen

Buchweizen wird gemeinhin den Getreidesorten zugerechnet, obwohl er botanisch zu den Knöterichgewächsen gehört. Lebenswichtige Aminosäuren wie Lysin, Arginin und Tryptophan, Vitamin B und E sowie die Mineralstoffe Kalium, Kalzium, Phosphor, Magnesium, Eisen und Fluor machen ihn ernährungsphysiologisch wertvoll. Man verwendet Buchweizen gerne zur Bereitung von Grütze, Pfannkuchen, Bratlingen, Klößen und Torten oder man röstet die Kerne fürs Müsli.

Buchweizen schleimt beim Aufkochen stark. Deshalb sollte man ihn vorher waschen und nach dem Kochen nochmals durchspülen. Als glutenfreies „Getreide" ist er gut für Sprue- und Zöliakie-Kranke geeignet.

Weltweit wichtiges Lebensmittel

Die fett- und eiweißreiche Hirse ist neben Hafer das Getreide mit dem höchsten ernährungsphysiologischen Wert: Sie enthält die Vitamine B_1, B_2, A und C, ferner Kalzium, Kalium, Magnesium, Kieselsäure, Natrium, Fluor und Eisen; dabei sind diese Nährstoffe im ganzen Korn enthalten, nicht nur in der äußeren Schicht wie bei den meisten anderen Getreidesorten.

Hirse stammt aus Asien und gehört zu den ältesten Getreidearten. Früher war sie auch hierzulande verbreitet, aber andere Getreidesorten und Kartoffeln haben sie verdrängt, während sie in Afrika und Asien nach wie vor eine bedeutende Rolle für die Ernährung der Men-

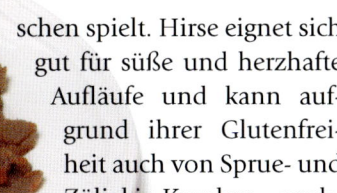

schen spielt. Hirse eignet sich gut für süße und herzhafte Aufläufe und kann aufgrund ihrer Glutenfreiheit auch von Sprue- und Zöliakie-Kranken problemlos gegessen werden.

Gelbe Körner aus Amerika

Mais, ursprünglich aus Mittelamerika stammend, gibt es in acht verschiedenen Kornformen, darunter vor allem Hartmais, Zahnmais, Mehlmais und Zuckermais. Dieses Getreide enthält so gut wie kein Eiweiß, ist aber reich an ungesättigten Fettsäuren und führt dem Körper außerdem Fett, Vitamine und Mineralstoffe zu. Im Naturkostladen erhält man frischen Mais, ganz oder gemahlen als Polenta oder Maismehl. Auch spezieller Popcorn-Mais wird angeboten, aus dem sich die bei Jugendlichen so beliebte Knabberei zu Hause frisch zubereiten lässt.

Den Inkas heilig

Eine südamerikanische Körnerfrucht ist Quinoa, auch Quinua, Kiwicha, Perureis, Inkakorn oder Incan Arrow genannt. Samenkörner und Blätter dieses Gänsefußgewächses sind essbar. Das Korn enthält besonders viel hochwertiges Eiweiß und essenzielle Aminosäuren sowie überdurchschnittlich viel Kalzium, Phosphor und Eisen. In vielen Ländern Südamerikas war Quinoa das Grundnahrungsmittel und galt gleichzeitig als Kraft und Gesundheit stiftende Speise. Den Inkas war sie heilig, aber im Lauf der Jahrhunderte ist Quinoa etwas in Vergessenheit geraten. Die spanischen Eroberer, heißt es, hätten seinen Anbau verboten, weil sie glaubten, die Ureinwohner schöpften ihre ganze Kraft daraus. Inzwischen wird die traditionsreiche Spezialität in den hoch gelegenen Andentälern vermehrt wieder angebaut und ist bei uns in Naturkostläden erhältlich. Gekocht wird Quinoa genau wie Reis, aber mit wesentlich kürzerer

Garzeit. Quinoa schmeckt als Beilage oder in Suppen und Eintöpfen, gemahlen wird es herzhaften oder süßen Aufläufen und Teigen beigegeben. Geschrotet, geflockt und gekeimt passt es außerdem gut ins Müsli.

Die in der Schale enthaltenen natürlichen Bitterstoffe (Saponine) wirken blutverdünnend. In den Handel kommen überwiegend Sorten, denen die meisten Bitterstoffe schon entzogen wurden. Für Säuglinge ist Quinoa dennoch wegen dieser Bitterstoffe weniger geeignet, aufgrund der Glutenfreiheit dafür aber umso mehr für Sprue- und Zöliakie-Kranke. Vor dem Verzehr sollte man die Körner gut waschen.

Empfehlenswert für Kinder

Empfehlenswert für Kindernahrung ist dagegen aufgrund ihres hohen Kalzium- und Eisengehalts die glutenfreie Körnerfrucht Amaranth, die auch für Sprue- und Zöliakie-Kranke in Betracht kommt. Dieses Gartenfuchsschwanzgewächs stammt aus Asien sowie aus Nord- und Südamerika. Essbar sind die Blätter und die Samen. Das gut verdauliche Amaranth enthält reichlich hochwertiges Eiweiß und ungesättigte Fettsäuren, außerdem wichtige Mineralstoffe und Spurenelemente, besonders Kalzium und Eisen. Man kann Amaranth als Grütze kochen, dem Müsli beimischen oder auch zu Brot oder Kuchen backen.

Jahrtausende Anbautradition

Das glutenfreie und deshalb für die Ernährung Sprue- und Zöliakie-Kranker geeignete Spelzgetreide Reis gedeiht am besten in tropischem Klima und kommt in rund 8000 verschiedenen Sorten vor. Ganz grob unterscheidet man Langkornreis wie Basmati und Patna, Rundkornreis (Milchreis), Mittelkornreis und braunen Naturreis. Die Körner bestehen zu 70 Prozent aus Stärke, etwa einem Prozent Fett und rund acht Prozent Eiweiß. Reis ist reich an essenziellen Aminosäuren sowie Phosphor, Kalzium, Magnesium und Eisen. Besonders viele Vitamine enthält Vollkornreis, während es den weißen geschälten Körnern an diesen wichtigen Nährstoffen mangelt.

Reis gehört weltweit zu den wichtigsten Getreidearten und ist das Grundnahrungsmittel so bevölkerungsreicher Länder wie China, Indien, Indonesien oder Pakistan. Im Reich der Mitte setzte der Anbau schon um 3500 vor Christus ein. Mit den Mauren kam das weiße Korn von dort um 1000 nach Christus zu uns nach Europa.

Schwer wiegende Verluste

Das Spelzgetreide muss zunächst von der ungenießbaren Schale befreit werden. Rund 98 Prozent Naturreis werden danach zu weißem Reis weiterverarbeitet. Dabei werden Bestandteile wie das Silberhäutchen, die Aleuronschicht und der Keimling entfernt, wichtige Mineralstoffe, Vitamine und Eiweiße gehen dadurch verloren. Bei Dauerernährung mit weißem Reis kann dies Mangelerkrankungen zur Folge haben.

Auch Parboiled Reis hat bereits eine Verarbeitungsstufe hinter sich: Nach dem Entspelzen wird das Korn eingeweicht, unter Dampf erhitzt und wieder getrocknet. Bei diesem Vorgang verziehen sich viele Nährstoffe ins Korninnere. So gehen beim anschließenden Poliervorgang nicht alle Vitamine und Mineralstoffe verloren. Daher ist diese Produktform ernährungsphysiologisch wertvoller als der rein weiße polierte Reis, aber immer noch von deutlich geringerem Wert als brauner Naturreis. Im Handel wird überwiegend weißer Reis angeboten, aber man bekommt auch den wertvolleren braunen Naturreis.

Besonders wertvoll ist Reis als Diätetikum bei Bluthochdruck und Übergewicht, denn er ist besonders natriumarm und entwickelt deshalb im Organismus entwässernde Eigenschaften.

Wildreis heißt nur so

Eine ursprünglich wild wachsende Wasserpflanze mit langen, dünnen schwarzen Körnern und nussartigem Aroma wird als Wildreis bezeichnet. Sie wächst im niedrigen Wasser nordamerikanischer und kanadischer Seen und wird seit alters von den Indianern als Nahrungsmittel geschätzt. Weil sie die Körner mühsam per Hand vom Boot aus ernten, gilt Wilder Reis als teure Delikatesse. In Kalifornien wird diese Spezialität mittlerweile auch in riesigen Bassins gezüchtet. Mit Langkornreis vermischt, schmeckt sie besonders apart. Aufgrund ihres beachtlichen Gehalts an Ballaststoffen ist sie ernährungsphysiologisch genauso wertvoll wie Weizen, Mais oder Hafer, die sie an Fett sogar unterbietet und an Eiweiß übertrifft.

Das tägliche Brot

Die ersten Backwaren entstanden vermutlich zufällig, als unsere Vorfahren entdeckten, dass ihr gestampfer Körnerbrei im Feuer fest und zu einfachen Mehlfladen wurde, wie sie auch heute noch in vielen Ländern der Erde gegessen werden. Bei der Sauerteiggärung sorgen Bakterien für die Säurebildung. Sie war schon um 1800 v. Chr. im alten Ägypten bekannt, und seit dem 4. Jahrhundert v. Chr. wurden dort auch Bierhefen eingesetzt, die den Brotteig durch die Bildung von Kohlendioxid auftrieben. In unseren Breiten wurden bis ins Mittelalter hinein fast ausschließlich Sauerteigbrote gegessen, erst im 15. und 16. Jahrhundert fand die Bierhefe ihren Weg in die Backstuben, indem aus ihr als Pressprodukt die Bäckerhefe entwickelt wurde.

DIE BROTESSER

Mit Sauerteig gebackenes Brot kannten schon die Kulturvölker des Alten Orient. Die Ägypter – so lässt sich bei Hekataios von Milet (um 500 v. Chr.) nachlesen – wurden gar die „Brotesser" genannt – vielleicht weil sie Brot als Nahrungsmittel verwendeten? Vom Nil fand die Kunst des Brotbackens ihren Weg nach Griechenland, wo die Rezepturen verfeinert und die Backtechniken wesentlich verbessert wurden. Seit 170 v. Chr. setzte sich Brot als Nahrungsmittel auch in Rom durch, wo sich in den Jahrhunderten nach der Zeitenwende erste Großbäckereien entwickelten. Ab dem 8. Jahrhundert n. Chr. trat auch in Mitteleuropa Brot an die Stelle des bis dahin üblichen Getreidebreis, aber zum Volksnahrungsmittel von heute ist es erst im 19. Jahrhundert geworden.

Der Schein trügt, Handwerk trägt

Konventionelle Backwaren werden heutzutage fast nur noch aus industriell vorgefertigten Backmischungen gefertigt, wobei gleiche Beschaffenheit gleicher Geschmack, großes Volumen, einfache Herstellung und schönes Aussehen wichtiger sind als handwerkliches Können. Biologische Produkte dagegen sind keine Fertigware. Bio-Bäcker entwickeln eigene Rezepturen und verzichten auf vorgefertigte Backmischungen. Bio-Bäckerei erfordert ein Gefühl für Rohstoffe aus kontrolliert-biologischem Anbau und wesentliche Faktoren wie Teigruhezeiten, Teigführung und Backverhalten.

Aus Müllers Mühle

Für Mehl gibt es Bezeichnungen wie Typ 450 oder Typ 1700, die den Mineralstoffgehalt angeben. Je mehr Mehl aus dem Korn gemahlen wird, umso mehr Rand- und Schalenteile sind enthalten, umso dunkler ist es. Die unverbrennbaren Mineralstoffe des Getreides befinden sich vorwiegend in der Schale. Je dunkler das Mehl, umso höher die Mehltypenzahl. Ein kleines Rechenbeispiel: Wenn 100 Gramm Weizenmehl bei der Verbrennung 1,7 Gramm Asche ergeben, bekommt das Mehl die Typenbezeichnung 1700.

Niedrige Type bedeutet helles, hohe Type dagegen dunkles Mehl, das reicher an Mineralstoffen und Vitaminen ist. Ein hoher Ausmahlungsgrad bewirkt, dass das Korn fast vollständig vermahlen wird und alle ursprünglichen Substanzen wie Ballaststoffe, Vitamine und Mineralstoffe enthält. Mehle mit hoher Typenbezeichnung sind daher besonders gesund. Ein Vergleich mag zeigen, wie groß die Spannbreite ist: Weißes Mehl enthält 3,2 g, Roggenvollkornmehl 13,5 g Ballaststoffe pro 100 Gramm.

Damit das Brot gelingt

Zum erfolgreichen Backen muss der Teig mit dem richtigen Triebmittel aufgelockert werden. Seit Jahrtausenden verwendet man dafür schon Sauerteig – einen Roggenmehlteig, der

TIPP

Essig statt Ei!
Beim Backen kann das Ei auch durch Essig ersetzt werden. Ein Esslöffel Essig entspricht dabei einem Ei. Der Kuchen wird genauso locker und schmeckt nicht nach Essig. Probieren Sie es einfach!

Essig- und Milchsäure bildende Bakterien sowie Sauerteighefen enthält. Er wird bevorzugt für Roggenbrot und Roggenmischbrot verwendet. In den Weizenteig kommt dagegen eher Hefe, die durch Vergärung von Zucker Kohlensäure bildet und dadurch den Teig aufgehen lässt.

Alle Zutaten, auch Kochsalz, Gewürze und dergleichen, werden entsprechend der Rezeptur gut vermischt, um einwandfreie Beschaffenheit des Teigs zu erzielen. Das erfolgt bei maschineller Produktion mit schnell drehenden Maschinen für Weizen-, mit langsam drehenden Maschinen für Roggenteig, ansonsten kraftvoll mit beiden Händen.

Durch Hitzeeinwirkung gerinnen die Eiweißstoffe im Teig, und die Stärke „verkleistert". Dabei geben die Eiweißstoffe Wasser ab, das von der aufquellenden Stärke aufgenommen wird. Gleichzeitig hebt und lockert das Triebmittel den Teig. So entstehen die Poren in der Krume, die gleichmäßig verteilt und ausgebildet sein sollen.

Bei höherer Temperatur gebackene und daher krustenreiche Brote sind besonders schmackhaft, denn die Kruste enthält viel Dextrine, Röstprodukte und Karamellstoffe.

Die meisten Brote sind schon kurz nach dem Backen verzehrfertig und wandern ins Verkaufsregal. Brote für Supermärkte müssen verpackt werden. Die Einhaltung aller gesetzlichen Bestimmungen und Vorschriften bei der Broterstellung wird streng überwacht. Schon seit Anfang des 20. Jahrhunderts werden Qualitätsprüfungen für Brot durchgeführt.

Aus Roggen und Weizen gemischt

Es gibt zahlreiche Sorten, ganz grob unterscheidet man zunächst Roggen-, Weizen- und Mischbrot. Dazu kommen Toastbrot und Knäckebrot. Gesund und nahrhaft sind alle Sorten, jedoch in unterschiedlichen Graden. Den Ausschlag gibt die Hauptzutat Mehl oder Schrot. Meist wird Mehl verschiedener Typen verwendet. Roggenbrot mit seinem kräftigen, ausgeprägten Geschmack besteht aus mindestens 90 Prozent

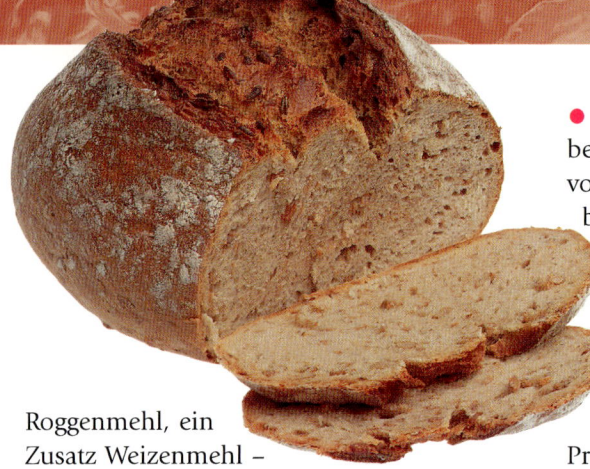

Roggenmehl, ein
Zusatz Weizenmehl –
bis zu zehn Prozent des Gesamtmehlgewichtes – ist üblich. Umgekehrt wird auch dem Teig für Weizenbrot aus technischen oder geschmacklichen Gründen bis zu 10 Prozent Roggenmehl beigemischt.

Mischbrot wird aus Roggen- und Weizenmehl hergestellt. Die meist gekaufte Brotsorte ist Roggenmischbrot, das in unterschiedlichen Mischungsverhältnissen angeboten wird, doch muss es mindestens 51 Prozent Roggenmehl enthalten. Genau umgekehrt verhält es sich bei Weizenmischbrot, hier muss der Weizenmehlanteil wenigstens 51 Prozent betragen. Je heller das Brot, desto milder sein Geschmack. „Weißbrot" wird aus Weizenkoch- und -backmehl oder Weizenauszugsmehl hergestellt, dem aus geschmacklichen Gründen ein Zusatz von Roggenvorschussmehl – ein feines Staubmehl – beigegeben werden kann. Toastbrot wird wie Weißbrot, jedoch ohne Zusatz von Roggenvorschussmehl hergestellt.

Würzig und leicht säuerlich

Wer kräftiges, ballaststoffreiches Brot liebt, greift am besten zu Vollkornbroten. Sie enthalten sämtliche Bestandteile des Getreidekorns, sodass sie die meisten der wertvollen Vitamine, Mineralstoffe und Eiweiße liefern. Diese Sorten haben einen würzigen, leicht säuerlichen Geschmack.

Spezielle Zutaten und Verfahren

Die Vielfalt der weiteren Brotsorten ist kaum überschaubar. Sie unterscheiden sich vor allem durch Zugabe besonderer Rohstoffe, die ihnen ihre jeweils besondere Note verleihen:

● Mindestens 60 Prozent Grahamschrot mit besonders vielen Füllstoffen sowie Weizenvollschrot und Weizenmehl sind in Grahambrot enthalten.

● Keimlingsbroten werden mindestens fünf Prozent Weizenkeime beigegeben.

● Leinsamenbrot ergibt sich, indem Vollkorn- oder Roggenmischteig vorgequollener Leinsamen zugesetzt wird, der in lufttrockenem Zustand mindestens zehn Prozent des Gesamtgewichts ausmacht.

● Charakteristisch für Molkenbrot ist, dass als Zugussflüssigkeit nur Molke verwendet wird (die eventuell aus Pulver aufbereitet wurde). Im Allgemeinen handelt es sich um ein Mischbrot, dem auch Weizenkoch- und -backmehl sowie gekochte Kartoffeln in Breiform oder Kartoffeltrockenprodukte zugesetzt werden können.

● Durch Verwendung von speziellem Schrot oder Mehl entsteht Steinmetzbrot.

● Für Vollkornbrot wird Vollkornschrot oder -mehl verwendet. Um die Krumenbeschaffenheit zu verbessern, dürfen bis zu zehn Prozent andere Mehle geeigneter Typen beigemengt werden.

● Schrotbrot wird mit Backschrot gebacken. Bis zu zehn Prozent Roggen- oder Weizenbrotmehl dürfen beigemengt werden, um eine bessere Krume zu erzielen.

● Knäckebrot wird in dünnen Fladen aus Vollkornschrot, Vollkornmehl oder anderen Rogen- oder Weizenmehlen hergestellt. Gelockert wird dieses Dauerbrot mit Hefe, Sauerteig oder Lufteinschlag. Der Wassergehalt beträgt höchstens zehn Prozent.

● Pumpernickel ist ein Kastenbrot, das aus Roggengrobschrot in einem speziellen Verfahren meist mit Sauerteig hergestellt wird. Durch die lange Backzeit von 16 bis 36 Stunden bei verhältnismäßig niedriger Temperatur (ca. 130 °C) erhält es eine besonders saftige Krume von malz- bis karamellartigem Geschmack. Pumpernickel hat keine typische Brotrinde und kommt meist in Form dünner Scheiben abgepackt in den Handel.

● Das Besondere an Kletzen- oder Früchtebrot sind die mitgebackenen Dörrbirnen (Kletzen) oder andere Beigaben wie Dörrpflaumen, Feigen, Nusskerne oder Rosinen.
Bei dieser Art überwiegt der Fruchtanteil gegenüber dem Mehl.

Für vielerlei Brotsorten sorgen auch Zutaten wie Sonnenblumen- oder Kürbiskerne, Honig, Sesam, Haferflocken, Leinsamen und vieles mehr.

Graham-Landbrot ist eine geschmacklich interessante Spezialität, für die man folgende Zutaten benötigt:
● 50 g Sauerteig ● 250 g Grahammehl ● ½ l lauwarmes Wasser ● 450 g Weizenmehl Type 550 ● 30 g Hefe ● 1 TL Zucker ● 100g Weizenschrot Type 1700 ● 3 TL Salz ● 3 TL Sirup

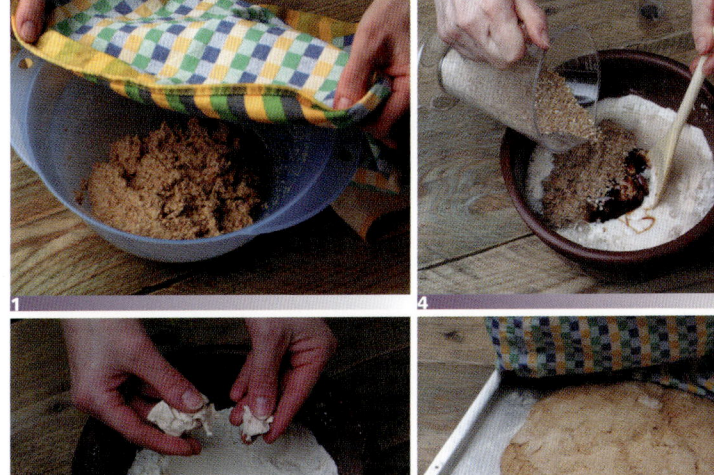

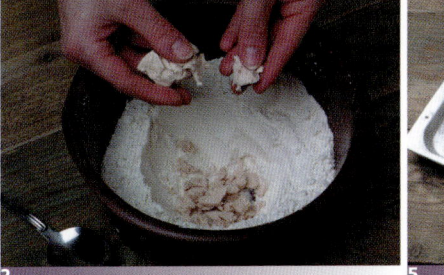

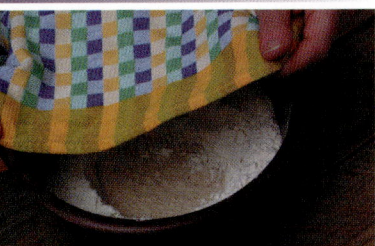

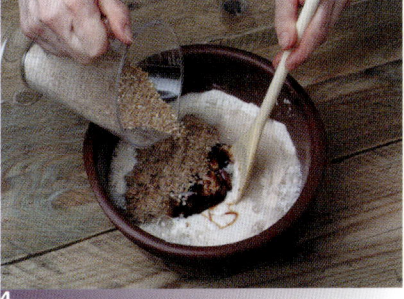

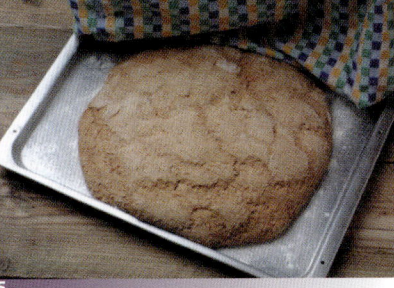

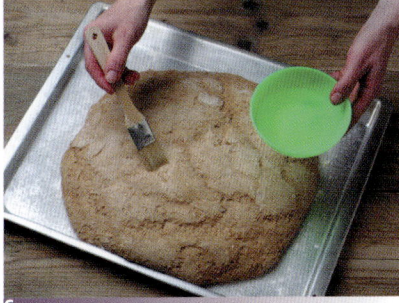

So wird's gemacht:

Den Sauerteig mit ¼ l lauwarmem Wasser und dem Grahammehl verrühren. Die Schüssel mit einem Tuch bedecken und über Nacht bei 26 bis 30 °C stehen lassen (1).

Weizenmehl in eine Schüssel geben. Eine Mulde eindrücken, Hefe einbröckeln und mit 5 EL lauwarmem Wasser, 1 TL Zucker und etwas Mehl vom Rand zum Vorteig verrühren (2).

Mit einem Tuch bedecken und den Vorteig 20 bis 30 Minuten gehen lassen (3).

Sauerteigmischung, restliches Wasser, Weizenschrot, Salz und Sirup zum Vorteig geben, alles zu einem glatten Teig verarbeiten und 10 bis 15 Minuten lang gut durchkneten (4).

Die Schüssel wieder abdecken, den Teig bei 26 bis 30° zwei Stunden ruhen lassen, dann nochmals zehn Minuten kneten und ein rundes Brot daraus formen. Dieses auf ein gefettetes, leicht bemehltes Backblech geben, mit einem Tuch abdecken und zwei Stunden bei 26 bis 30 °C gehen lassen (5).

Das Brot mit lauwarmem Wasser bepinseln und im vorgeheizten Ofen bei 225 °C auf der mittleren Schiene 60 bis 70 Minuten backen. Eine Tasse kochendes Wasser mit in den Backofen stellen. Das Brot zehn Minuten vor Ende der Backzeit nochmals mit lauwarmem Wasser bepinseln (6).

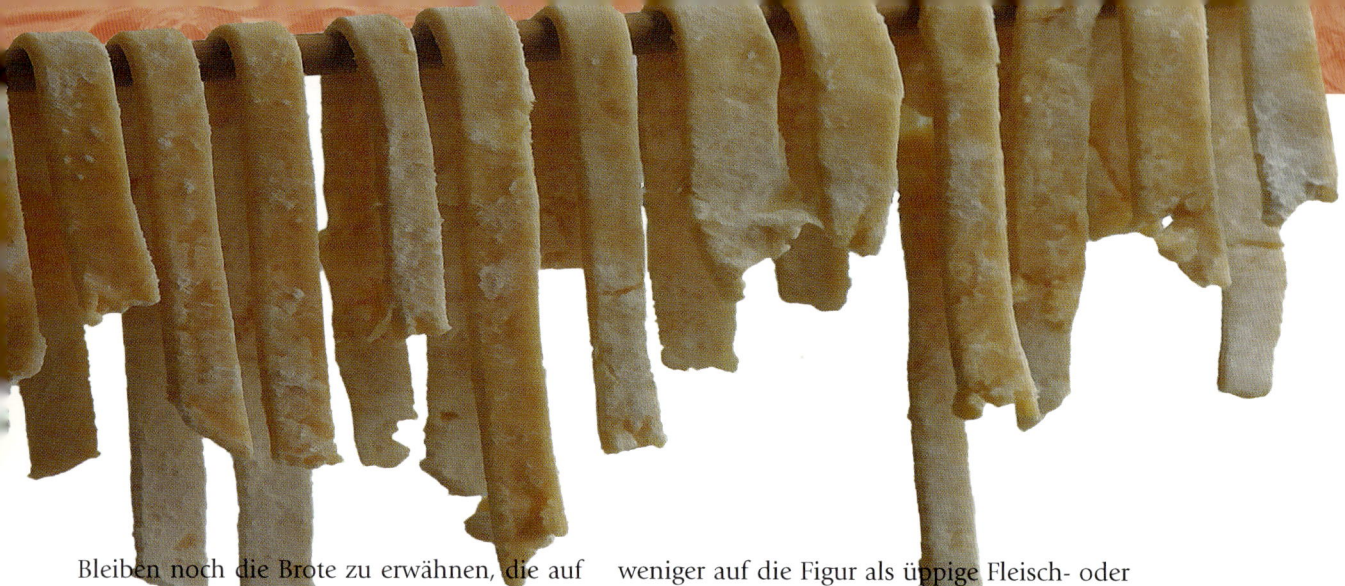

Bleiben noch die Brote zu erwähnen, die auf spezielle Kostformen abgestimmt sind, etwa Diabetikerbrot, kleberfreies für Zöliakie- und Spruepatienten oder natriumarmes Brot für Patienten mit Bluthochdruck.

Brötchen, Stangen, Brezeln

Außer Brot wird vielerlei Kleingebäck angeboten, das in Form von Brötchen, Stangen oder Brezeln vor allem auf dem Frühstückstisch als Unterlage für Butter, Käse, Wurst oder süße Brotaufstriche sehr beliebt ist. Es wird meist aus Teigen hergestellt, für die nur Weizenauszugsmehl, Weizenkoch- und -backmehl und als Lockerungsmittel Backhefe verwendet werden. Es gibt aber auch kräftigeres Gebäck aus Roggenmehlen verschiedener Typen. Grahamgebäck wird aus dem gleichen Teig wie Grahambrot hergestellt.

Warum denn immer nur Spaghetti?

Zu den kohlenhydratreichen Getreideprodukten gehören auch Nudeln. Es gibt sie in ungeahnter Vielfalt, was die Formen betrifft: Namen wie Spaghetti, Spaghettini, Makkaroni, Farfalle oder Fagottini deuten auf die besonders reiche italienische Pastatradition, die in die Küchen hierzulande Einzug gehalten hat. Pasta bedeutet übrigens nichts anderes als Teig. Deutschen Köchinnen und Köchen altbekannte Teigprodukte sind Bandnudeln, Suppennudeln oder Hörnchen. Sie alle gelten gemeinhin als Dickmacher, aber das stimmt nur bedingt, eher ist es die Art der Zubereitung, die den Kaloriengehalt in die Höhe treibt. Es gibt jedoch genügend leichte Varianten, um Nudeln unbeschwert zu genießen. Fettarme Gemüsesoßen schlagen zum Beispiel weniger auf die Figur als üppige Fleisch- oder Sahnesoßen. Zu beachten ist außerdem, dass viele Nudeln reichlich Ei enthalten. Deshalb sollte, wer zu hohe Cholesterinwerte hat, lieber zu eifreien Teigwaren oder Sojanudeln greifen. Was nun die Inhaltsstoffe angeht, wird man selbstverständlich Vollkornnudeln den Vorzug geben.

Wichtig ist, dass man seine Pasta perfekt gart. Auf 100 Gramm werden ein Liter Wasser und zehn Gramm Salz benötigt. Es bedarf eines großen, hohen Topfes, damit die Nudeln während des Kochens frei im Wasser schwimmen können. Man gibt besser kein Öl ins Wasser, weil die Nudeln sonst den Geschmack der Soße nicht optimal annehmen können. Das Wasser wird übrigens erst gesalzen, wenn es bereits kocht, da es ungesalzen schneller kocht. Nun schüttet man die Nudeln ins Wasser, rührt um, lässt aufkochen und dann ohne Deckel weiterkochen. Die auf der Packung angegebene Garzeit gilt erst ab dem Zeitpunkt, zu dem das Wasser wieder kocht. Die fertigen Nudeln gießt man auf einen Durchschlag und lässt sie abtropfen. Abzuschrecken braucht man sie nur, wenn sie als Salat verwendet werden sollen, ansonsten kann man sofort die Soße dazugeben. Die Oberfläche der „Pasta" ist jetzt noch porös und nimmt so den Geschmack der Soße bestens an.

So kommt Farbe auf den Teller

Dieses Rezept ergibt schöne goldgelbe Nudeln. Legen Sie Wert auf die Farben Ihrer Küchenkreationen? Nichts leichter als das:
● Grüne Nudeln erhalten Sie, indem Sie statt des warmen Wassers 50 Gramm pürierten Spinat für den Teig verwenden.

● 50 Gramm pürierte Dosentomaten anstelle des warmen Wassers färben Ihre Nudeln rot.

● Schwarze Nudeln erhält, wer einen Esslöffel Wasser durch Sepiaflüssigkeit ersetzt. Die von Tintenfischen gewonnene Flüssigkeit bekommt man fertig zu kaufen.

Der Aufwand hält sich in Grenzen, aber man darf sicher sein, dass die Gäste aufmerken und nach dem Woher fragen, wenn man ihnen selbst gemachte Nudeln vorsetzt. Hier die Zutaten: ● 200 g Weizenmehl ● 25 g Hartweizengrieß ● 1 Ei ● ½ EL Olivenöl ● Salz ● etwas warmes Wasser

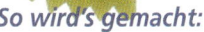

So wird's gemacht:

Das Mehl in eine Schüssel sieben, den Hartweizengrieß und eine Prise Salz (nicht zu viel, Sie können die Nudeln ja im Kochwasser noch nachsalzen) darunter mischen und eine Vertiefung in die Mitte drücken (1).

Das Ei mit Olivenöl, Salz und 3 EL warmem Wasser verquirlen und in die Vertiefung gießen (2). Nun wird das Mehl von außen über die Eiermischung geschoben und alles langsam zu einem festen Teig geknetet.

Sollte der Teig zu fest werden, gibt man 1 bis 2 EL warmes Wasser zu. Ist der Teig nicht fest genug, so war das Ei vermutlich zu groß und es wird noch etwas Mehl untergeknetet. Nun wird aus dem Teig eine Kugel geformt, die man in ein feuchtes Tuch wickelt und gut zwei Stunden an einem kühlen Ort ruhen lässt (3).

Man nimmt dann Teile des Teiges und rollt sie so dünn als möglich zu Fladen aus. Auf die Arbeitsfläche und auch auf den Teig gestreutes Mehl verhindert, dass dieser festklebt (4).

Die Teigplatten werden dann in schmale Streifen geschnitten. Das geht am besten, indem man jede Platte mehrfach übereinander schlägt (5). Noch leichter geht es mit einer Nudelmaschine.

Hängen Sie Ihre frischen Nudeln zum Trocknen über eine Stange (6). Sie können sie aber auch frisch kochen, die Garzeit beträgt dann ca. drei Minuten, während getrocknete Nudeln rund sechs Minuten benötigen.

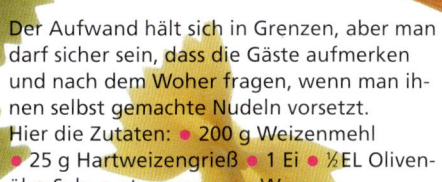

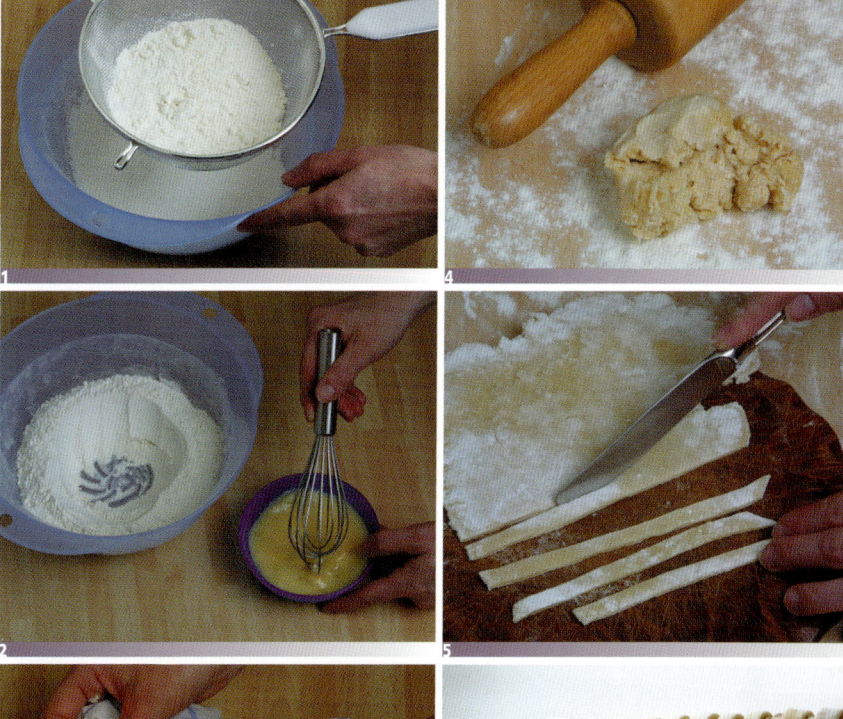

Haferbratlinge auf Blattspinat

Ersetzen Sie die üblichen Hamburger, Frikadellen, Fleischküchle, Fleischpflanzerl oder wie immer sie heißen mögen durch Bratlinge aus Haferflocken. Sie werden bei dieser Mahlzeit kein Fleisch vermissen. Dafür versorgen Sie Ihren Körper mit wertvollen Kohlenhydraten und Ballaststoffen.

- 1 Zwiebel
- 10 g Butter
- je 1 TL Curry und Paprika, scharf
- 100 g Köllns Kernige
- 100 g Blütenzarte Köllnflocken
- ⅜ l Gemüsebrühe
- 1 Ei
- 25 g Parmesan, gerieben
- 125 g Emmentaler, gerieben
- Petersilie
- 1 kg Blattspinat
- 1 kleine Zwiebel
- 1 EL Olivenöl
- 200 g Frischkäse mit Kräutern
- 4 EL Sahne
- 50 g Butter
- Salz, weißer Pfeffer, Muskat

Zwiebel schälen, fein würfeln und in Butter andünsten. Curry, Paprika, Köllns Kernige und Blütenzarte unterrühren. Die heiße Gemüsebrühe angießen, gut verrühren und zehn Minuten abgedeckt quellen lassen, dann diesen Teig mit Ei, Parmesan, Emmentaler, Salz und Petersilie vermengen. – Den Spinat putzen, waschen und trockenschleudern. Zwiebel schälen, würfeln und im Olivenöl andünsten, den Blattspinat dazugeben und kurz mitdünsten, bis er zusammenfällt, dann auf einer Platte anrichten und heißstellen. Frischkäse mit Sahne verrühren und beiseite stellen. Butter in einer Pfanne erhitzen, aus dem Teig 12 bis 14 Haferbratlinge formen und auf jeder Seite drei bis fünf Minuten goldbraun und knusprig braten. Zuletzt die Bratlinge auf den Spinat schichten und mit der Frischkäsesoße servieren.

(pro Portion 666 kcal; 45 g Fett; 29 g Eiweiß; 33 g Kohlenhydrate)

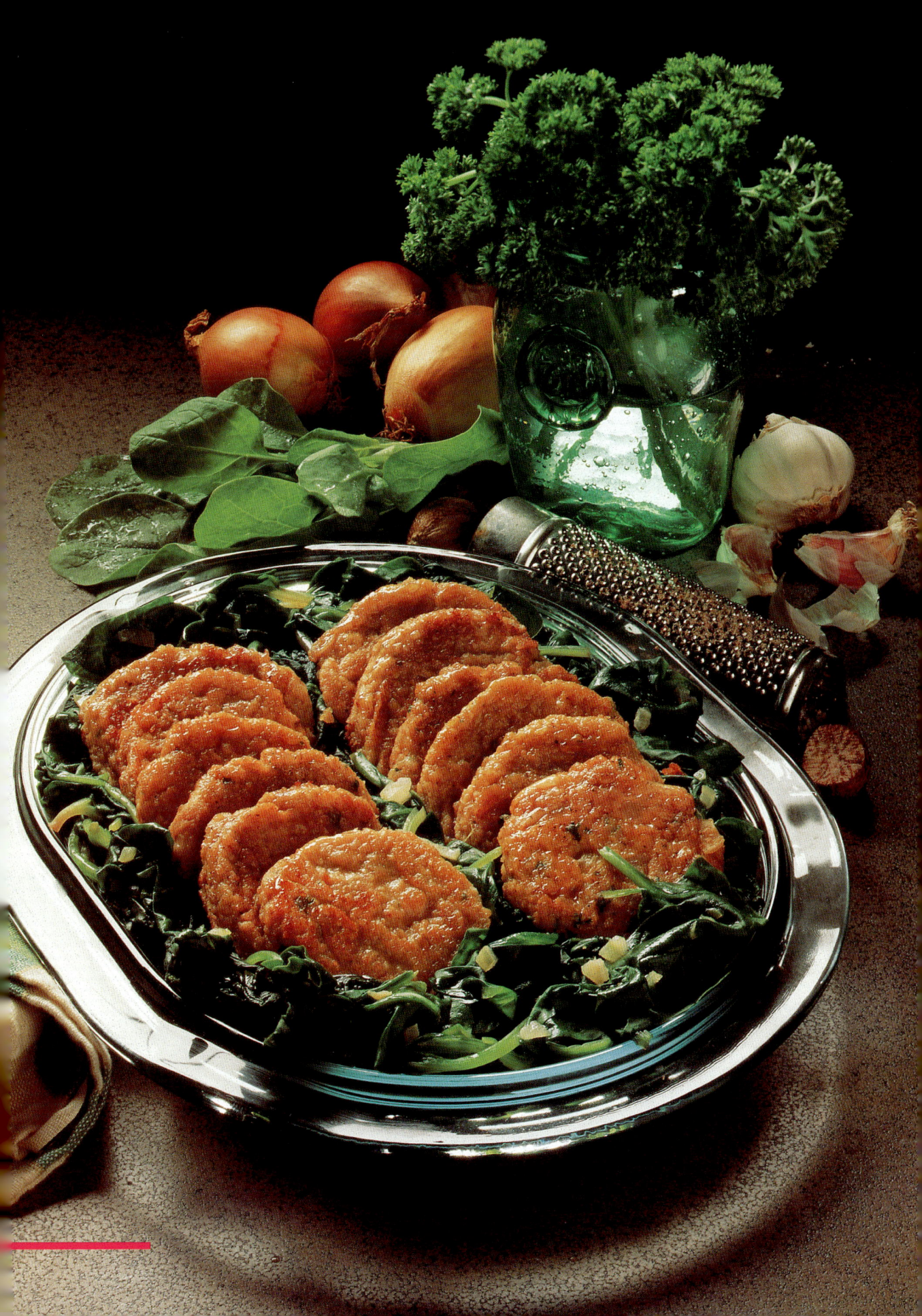

Ofenkartoffeln mit Apfel-Käse-Creme

Ofenkartoffeln lassen sich auch in größeren Mengen gut vorbereiten, sie sehen appetitlich aus und sind daher auch für Partys gut geeignet. Mit der etwas ungewöhnlichen Apfel-Käse-Creme dazu servieren Sie Ihren Gästen einen durch und durch gesunden Snack, der reichlich Kohlenhydrate und Ballaststoffe liefert.

- 1 kg Kartoffeln
- 4 EL Öl
- 300 g säuerliche Äpfel
- 1 EL Zitronensaft
- 1 Bund Schnittlauch
- 50 g Mandeln
- 250 g körniger Frischkäse
- 50 g saure Sahne
- Salz, frisch gemahlener weißer Pfeffer

Die Kartoffeln gründlich waschen, halbieren und mit der Schnittfläche nach oben auf ein Backblech legen, dann salzen, zwei Esslöffel Öl darüber träufeln und mit Folie abdecken. Auf der mittleren Schiene des Backofens etwa 20 Minuten bei 200°C backen, dann die Folie entfernen und weitere 30 Minuten backen, bis die Kartoffeln weich sind.

Inzwischen die Äpfel waschen, vierteln, fein raspeln und mit Zitronensaft vermischen. Schnittlauch waschen, trockentupfen und in feine Röllchen schneiden. Die Mandeln fein hacken. Frischkäse und saure Sahne verrühren, Äpfel, Schnittlauch und Mandeln darunter mischen, mit wenig Salz und einer Prise Pfeffer würzen.

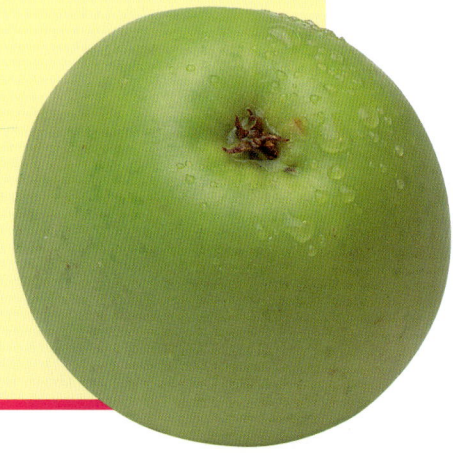

WEITERE REZEPTE

Ungarische Bohnensuppe

Ein deftiges Gericht, das besonders an kalten Tagen und nach körperlicher Anstrengung mundet. Die Weißen Bohnen liefern wertvolles pflanzliches Eiweiß und ballaststoffreiche Kohlenhydrate, aber nur wenig Fett.

- 250 g getrocknete weiße Bohnen
- 1,5 l Wasser
- 4 Zwiebeln
- 4 TL Öl
- 250 g Rindergulasch
- 80 g Tomatenmark
- 4 TL Paprikapulver
- 150 g Kartoffeln (geschält)
- 1 rote Paprikaschote
- Salz und Pfeffer

Bohnen über Nacht in Wasser einweichen. Zwiebeln schälen, fein würfeln und im erhitzten Öl andünsten. Fleisch mit Salz und Pfeffer würzen, zu den Zwiebeln geben und mitbraten. Tomatenmark und Paprikapulver zufügen und unter ständigem Rühren bräunen. Die Bohnen mit dem Einweichwasser zugeben. Alles zum Kochen bringen.
Die Kartoffeln würfeln. Paprikaschoten waschen, entkernen und ebenfalls würfeln. Beides in der Suppe mitgaren. Zugedeckt bei mittlerer Hitze etwa 1½ Stunden köcheln lassen. Nochmals abschmecken und heiß servieren.

Zucchini-Kartoffelpüree-Auflauf

Im Nu ist diese Mahlzeit vorbereitet, sie ist ballaststoffreich, sehr bekömmlich und leicht verdaulich.

- 1 Zwiebel
- 1 Knoblauchzehe
- 1 Tomate
- 1 Zucchino
- 30 g gekochter Schinken
- 5 g Halbfettmargarine
- ½ TL klare Gemüsebrühe
- Thymian, Oregano
- 2 EL Wasser, 1 Tasse heißes Wasser
- ½ Tasse Kartoffelpüree mit Milch
- 1 EL (20 g) geriebener Parmesan
- Salz, Pfeffer aus der Mühle

Zwiebel und Knoblauchzehe schälen und fein würfeln. Tomate waschen und zerkleinern. Zucchino waschen, halbieren und in Scheiben schneiden. Schinken würfeln. Eine Auflaufform mit Halbfettmargarine einfetten. Die durchmischten Zutaten hineingeben. Mit Gemüsebrühe, Oregano, Thymian und Pfeffer würzen. 2 EL Wasser darüber geben. Kartoffelpüree nach Packungsanweisung zubereiten. Parmesan unterrühren. Kartoffelpüree auf das Gemüse geben. Im vorgeheizten Backofen bei 200 °C 15 Minuten zugedeckt und weitere 20 Minuten offen backen.

Sauerkraut-Gratin

Sauerkraut enthält neben Vitamin C und Milchsäure viele Ballaststoffe, die den Darm aktivieren und gesund erhalten. Eine außergewöhnliche Variante, Sauerkraut zu genießen, ist dieser Gratin, dem Kartoffeln wichtige komplexe Kohlenhydrate hinzufügen.

- 1 kg mildes Sauerkraut
- 1 Zwiebel
- 2 Äpfel (200 g)
- 2 TL Öl
- 1 Wacholderbeere
- 1 Lorbeerblatt
- 800 g geschälte Kartoffeln
- flüssiger Süßstoff
- 360 ml saure Sahne 10 % Fett
- 4 kleine Eier
- Salz
- 2 TL süßes Paprikapulver
- Salz und Pfeffer

Das Sauerkraut mit der Gabel lockern. Zwiebel schälen, würfeln und im heißen Öl goldbraun anrösten. Äpfel schälen, grob reiben und mit Sauerkraut, Wacholderbeere und Lorbeerblatt zu den Zwiebeln geben. Alles etwa 15 Minuten andünsten.
Inzwischen die rohen Kartoffeln reiben und sofort unter das Sauerkraut mischen. Mit Salz, Pfeffer und Süßstoff abschmecken. Saure Sahne, Ei, Salz und Paprikapulver verquirlen. Mit der Sauerkraut-Kartoffel-Masse vermengen. Alles in eine leicht gefettete Auflaufform füllen und glatt streichen. Im vorgeheizten Backofen bei 200 °C (Umluft 160 °C) 40 bis 50 Minuten goldbraun gratinieren.

Gemischter Salat

Bunte Rohkost mit Ballaststoffen und viel Vitaminen, dazu die komplexe Kohlenhydrate und das Eiweiß der Kartoffeln ergeben eine einfache und ausgewogene Mahlzeit.

- 200 g Römersalat
- 4 Karotten
- 200 g Salatgurke
- 4 Tomaten
- 2 EL Essig
- 1 Knoblauchzehe
- 2 TL Senf
- 200 ml fertige Gemüsebrühe
- 2 TL Kürbiskernöl
- 20 schwarze Oliven
- 80 g Parmesan
- 800 g Kartoffeln
- Salz, Zucker, Pfeffer

Salat in mundgerechte Stücke, Karotten und Gurke in dünne Scheiben zerlegen, die Tomaten achteln. Essig, Salz, Zucker, Pfeffer, Knoblauch, Senf und Gemüsebrühe verrühren, dann das Öl unterschlagen. Salat mit dem Dressing mischen. Oliven und gehobelten Parmesan über den Salat geben. Dazu schmecken Pellkartoffeln.

WEITERE REZEPTE

Haferbrot

Brotbacken macht Spaß, besonders mit diesem Rezept, bei dem kaum etwas schiefgehen kann

- 250 g Köllns Kernige
- 750 g Mehl
- 40 g Hefe
- 1 TL Zucker
- 1½ l lauwarme Milch
- 1 gehäufter EL Salz

Die Hefe in eine Schüssel bröckeln, Zucker und Milch zugeben, umrühren, ⅔ des Mehls dazusieben und unterrühren. Das restliche Mehl auf diesen Vorteig sieben und die Haferflocken sowie das Salz am Schüsselrand verteilen. Den Teig an einem warmen Ort 20 bis 30 Minuten gehen lassen. Dann mit den Knethaken des Handrührgeräts alles gut durcharbeiten. Der Teig muss sich gut aus der Schüssel lösen lassen, sonst etwas Milch oder Mehl nach Bedarf hinzufügen. Die Arbeitsplatte mit Mehl bestäuben, den Teig mit den Händen nachkneten und einen Brotlaib formen. Dieser wird nun in den Haferflocken gewälzt, auf ein gefettetes Backblech gelegt und mit Milch bepinselt. Das Brot muss im Warmen Ort nochmals 20 bis 30 Minuten gehen, dann wird es erneut mit Milch bestrichen und bei 240 bis 250 °C im vorgeheizten Backofen ca. 30 Minuten gebacken. Eine Tasse Wasser in den Backofen stellen!

Nudelnester mit Lachs-Zucchini

Diese Nudelnester machen sich besonders apart auf dem Teller aus. Die Kombination von Lachs und Zucchini fügt eine überraschende Geschmacksnote hinzu.

- 2 Zwiebeln
- 2 Zucchini (ca. 600 g)
- 4 EL Öl
- 300 g Bandnudeln
- 40 g Mehl
- 400 g Gemüsebrühe
- 200 ml Milch
- 200 ml Weißwein
- 8 Scheiben geräucherter Lachs (à ca. 30 g)
- 8 Stiele Dill
- Salz und Pfeffer

Die gewürfelten Zwiebeln in Öl andünsten, die gestiftelten Zucchini hinzufügen und zusammen ca. fünf Minuten dünsten. Inzwischen die Nudeln garen. Die Zucchini mit dem Mehl bestäuben und anschwitzen. Mit Brühe, Milch und Wein unter Rühren ablöschen. Aufkochen, salzen, pfeffern. Lachs in feine Streifen schneiden und unter die Soße heben. Mit gehacktem Dill bestreuen. Die Nudeln abgießen, mit zwei Gabeln Nester formen und zusammen mit der Soße auf vier Tellern anrichten. Nach Belieben mit Dill garniert servieren.

Gemüseküchlein mit Feldsalat

Gegenüber Frikadellen aus Fleisch sind diese Gemüseküchlein reich an wertvollen Ballaststoffen. Zudem liefert der Feldsalat Vitamine, Eisen und Magnesium.

- 400 g Karotten
- 400 g Zucchini
- 2 kleine Zwiebeln
- 1 Knoblauchzehe
- 1 TL Öl
- 2 Eier
- 80 g geriebener Edamer 30 % Fett i.Tr.
- 40 g Semmelbrösel
- 2 EL gehackte Petersilie
- 40 g Sesamsamen
- 2 EL Öl zum Braten
- Salz und Pfeffer

für den Salat:
- 400 g Feldsalat
- 200 g Kirschtomaten
- 2 TL fein gehackte Zwiebel
- 2 EL Olivenöl
- 2 EL Weißweinessig
- Salz und Pfeffer

Karotten und Zucchini putzen und waschen. Karotten schälen, von den Zucchini die Enden abschneiden. Beides auf der Rohkostreibe grob raspeln. Zwiebel und Knoblauch schälen, fein hacken und in Öl glasig dünsten. Das geraspelte Gemüse, Ei und Käse zugeben und gut verrühren. Nun die Semmelbrösel zufügen, bis eine formbare Masse entsteht. Mit Petersilie, Salz und Pfeffer würzen. Zwölf kleine Frikadellen daraus formen und in den Sesamsamen wenden. Öl in einer beschichteten Pfanne erhitzen und die Küchlein darin von jeder Seite etwa fünf Minuten braten.

Feldsalat gründlich waschen und putzen. Tomaten waschen und halbieren. Aus Essig, Öl, Salz, Pfeffer und gehackter Zwiebel eine Vinaigrette rühren, mit Feldsalat und Tomaten mischen. Den Salat auf 4 Teller verteilen und die Gemüseküchlein daneben anrichten.

Dazu passen Pellkartoffeln.

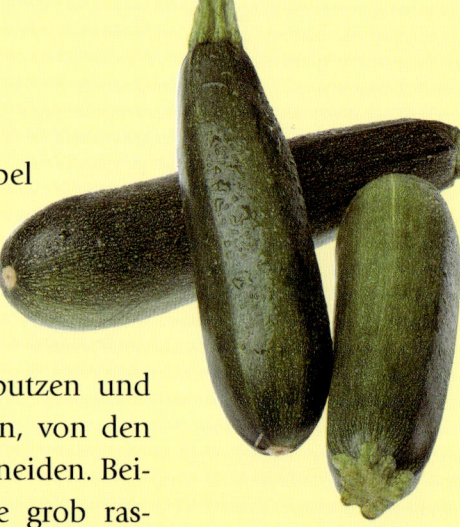

Curryreis mit marinierten Putenspießchen

Knusprig gebratene Putenbrust mundet nicht nur, sondern wirkt auch attraktiv. Mu-Err-Pilze, ihrer Form wegen auch Baum- oder Wolkenohrpilze genannt, haben kaum Eigengeschmack, sondern nehmen den Geschmack des jeweiligen Gerichts an.

- 400 g Putenbrust
- 4 TL Sonnenblumenöl
- 4 EL Sojasoße
- Maggi Würzmischung 1
- 8 Mu-Err-Pilze
- 4 rote Paprikaschoten
- 4 TL Sonnenblumenöl
- 200 g Reis
- ⅜ l Wasser
- 4 TL klare Gemüsebrühe
- 4 TL Curry

Putenbrust der Länge nach in zentimeterdicke Streifen schneiden, die man wellenförmig auf Holz- oder Schaschlikspieße steckt. Aus Öl, Sojasoße und Maggi Würzmischung 1 eine Marinade bereiten, über die Spieße geben und im Kühlschrank ca. 1 Stunde ziehen lassen. Die Spieße in einer beschichteten Pfanne knusprig braten. Mu-Err-Pilze nach Anweisung auf der Packung vorbereiten und klein schneiden. Paprikaschote waschen, putzen und fein würfeln. Öl in einem kleinen Topf heiß werden lassen und Paprikawürfel darin andünsten. Reis zufügen und kurz mitdünsten. Wasser, Gemüsebrühe und Curry zufügen, zum Ko-

chen bringen und bei geringer Wärmezufuhr zugedeckt etwa 20 Minuten ausquellen lassen. Mu-Err-Pilze zufügen und zu den marinierten Putenspießchen reichen.

Grüne Nudeln mit Walnüssen

Das Interessante an diesem Rezept ist die Nuss-Soße, die allerdings durch den Käse auch sehr fettreich ist.

- 400 g grüne Bandnudeln
- Salz
- 100 g Walnusskerne
- 1 Knoblauchzehe
- 20 g Butter oder Margarine
- 60 g Parmesan
- 200 g Mascarpone oder Doppelrahm-Frischkäse

Nudeln garen. Gehackten Knoblauch in Fett dünsten. Gehackte Nüsse hinzufügen und unter Rühren ca. drei Minuten dünsten. Vom Parmesan mit einem Sparschäler dünne Locken abschälen. Restlichen Parmesan fein reiben. Mascarpone zu den Nüssen geben. Vorsichtig erhitzen. Nudeln abgießen, mit dem geriebenen Käse vermischen und die Nuss-Soße unterrühren. Mit den Käselocken bestreut servieren.

überbackene Nudeln mit Spinat

Nudeln liefern immer Ballaststoffe und machen keineswegs dick, es sei denn man badet sie in einer fetten Soße. Hier werden sie überbacken. Fett enthält das Rezept nur durch das Öl und den sparsam verwendeten Mozzarella.

- 250 g (Vollkorn-)Muschelnudeln
- 400 g frischer oder tiefgekühlter Blattspinat
- 600 g reife Tomaten
- 2 Zwiebeln
- 2 Knoblauchzehen
- 4 EL Öl
- 120 g Mozzarella
- 6 bis 8 Basilikumblättchen
- Salz, schwarzer Pfeffer

Die Nudeln bissfest kochen und abtropfen lassen. Inzwischen den geputzten oder aufgetauten Spinat kurz in einem heißen Topf mit wenig Wasser zusammenfallen lassen, dann in einem Sieb abtropfen lassen. Die Tomaten kreuzweise einritzen, überbrühen, häuten und in Würfel schneiden. Zwiebel und Knoblauch abziehen und fein hacken. Beides in heißem Öl glasig dünsten. Tomaten unterrühren. Mit Pfeffer, Salz und gehacktem Basilikum abschmecken. Etwas einköcheln lassen. Den Spinat unter die Tomatensoße heben.

Backofen auf 180 °C vorheizen. Nudeln in eine Auflaufform geben und mit der Spinat-Tomaten-Soße mischen. Mozzarella in dünne Scheiben schneiden und darüber legen. Alles etwa 15 Minuten überbacken, bis der Käse leicht gebräunt ist.

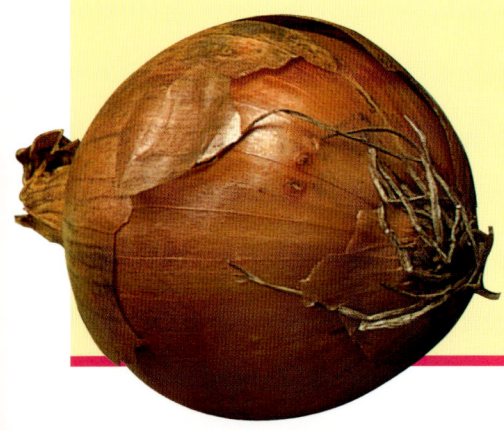

WEITERE REZEPTE

Grünkernbratlinge mit Paprikasoße

Eine Variante „fleischloser Frikadellen", die sich mit grünen oder bunten Salaten aller Art vortrefflich kombinieren lässt.

- 150 g Grünkernschrot
- 1 Bund Suppengrün
- ½ TL gekörnte Gemüsebrühe
- 30 g Zwiebel
- 1 EL Vollkornbrösel
- 2 Eier
- 1 EL Magerquark
- Petersilie, Majoran, Basilikum, Salz, Pfeffer
- Öl zum Anbraten

für die Soße:
- 100 g Paprikaschote
- 30 g Zwiebel
- 1 EL Weizenvollkornmehl
- ½ TL Gemüsebrühe
- Paprikapulver

Das Suppengrün waschen und in kleine Würfel schneiden. In etwas Öl andünsten, das Schrot hinzugeben und alles mit ca. 100 Milliliter Wasser auffüllen. Gemüsebrühe zugeben und alles unter ständigem Rühren zehn Minuten kochen lassen. Zwiebel fein schneiden und zusammen mit den Vollkornbröseln, den Eiern und dem Quark zum Getreidebrei geben. Alles gut vermengen. Aus der Masse kleine Bratlinge formen und bei nicht zu starker Hitze in der Pfanne braten.

Die Soße bereitet man aus den gewaschenen und in feine Würfel geschnittenen Paprika zu. Zunächst wird eine Zwiebel fein gewürfelt und in der Pfanne glasig ausgeschwenkt. Die Paprikawürfel zugeben und alles zusammen etwa fünf Minuten garen lassen. Das Mehl auf das Gemüse streuen und kurz mit anbraten. Dann unter gutem Rühren langsam 150 Milliliter kaltes Wasser zugießen. Mit Gemüsebrühe und Paprika abschmecken und zu den Bratlingen servieren.

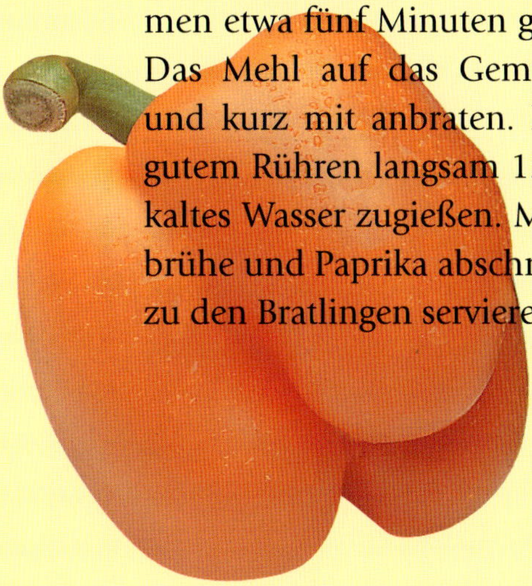

Fett, besser als sein Ruf

Als wichtiger Energiespender und unentbehrlicher Nährstoff ist Fett für den Körper absolut unverzichtbar! Fettgewebe schützen und stützen die Organe, und die Fettschicht unter der Haut isoliert gegen Kälte. Fette tragen auch zur Hormonbildung bei. Außerdem können sie zur späteren Verwendung gespeichert werden, was in Zivilisationen, die naturnäher leben als wir, bis heute lebensnotwendig ist. Auch unsere steinzeitlichen Vorfahren aßen, wenn es zu essen gab, und legten dabei in Form von Fettpölsterchen Reserven für schlechte Zeiten an.

Fett wie Feiertag

Noch für unsere Großeltern war fettes, deftiges Essen ein wahrer Luxus, kannten sie es doch fast nur an Feiertagen. Dagegen werden wir in unserem modernen Schlaraffenland – wo jederzeit jede nur denkbare Speise auf den Tisch gezaubert werden kann – täglich zum Genuss deftiger oder kalorienreich verfeinerter Leckerbissen verführt.

Angesichts dessen, dass unser Körper nicht mehr für Notzeiten vorsorgen muss, hat der alte Werbespruch „Butter sparen grundverkehrt! Butter essen – Butter nährt!" seine Berechtigung verloren. Als der Fettgenuss noch ein sonntäglicher Luxus war, war es dagegen durchaus angebracht, die nährenden Vorzüge von Butter und Fett in Erinnerung zu rufen.

Je jünger desto mehr

Inzwischen kommt Fett in so reicher Auswahl und vielfältigen Nahrungsmitteln auf den Tisch, dass eher ein Wort der Warnung angebracht ist, zumal die für eine gesunde Ernährung empfohlene Menge von 60 bis 80 Gramm pro Tag in der Regel deutlich überschritten wird. Viele Esser konsumieren sogar das Doppelte!

Dennoch sollte niemand ganz auf Fett in der Nahrung verzichten, auch wenn er meint, abnehmen zu müssen. Ein Minimum von 30 Gramm täglich ist empfehlenswert. Erwachsene sollten ihren Energiebedarf zu 25 bis 30 Prozent mit Fett decken, Kinder brauchen 30 bis 40 Prozent, Säuglinge sogar 40 bis 50 Prozent. Für die Kleinen sind fettarme Produkte daher weniger geeignet, bis zum Alter von zwei Jahren sollten sie auf jeden Fall täglich Vollmilch trinken.

Jedes Gramm Fett liefert 9 Kilokalorien, der Mindestmenge von 30 Gramm entsprechen also 270 Kilokalorien, was etwa 13 Prozent des täglichen Energiebedarfs von rund 2200 Kilokalorien ausmacht.

Lebensnotwendig ist vor allem die Aufnahme von ungesättigten Fettsäuren, zum Beispiel

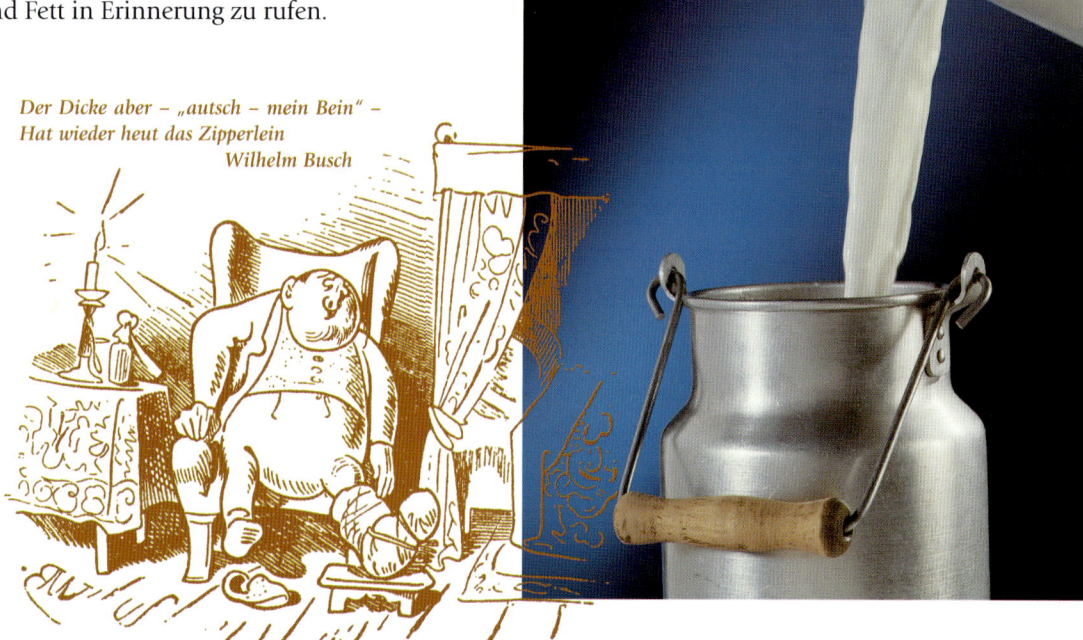

Der Dicke aber – „autsch – mein Bein" –
Hat wieder heut das Zipperlein
Wilhelm Busch

Linolsäure, die der Körper nicht selbst bilden kann. Fette in der Nahrung erleichtern im Übrigen die Aufnahme bestimmter Vitamine, denn nur in Verbindung mit einer bestimmten Fettmenge können die so genannten fettlöslichen Vitamine A, D, E und K sowie Betakarotine durch die Darmwand in den Blutkreislauf gelangen.

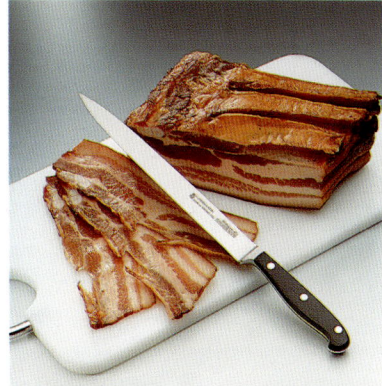

Kleine Übersicht über die Fettgehalte einiger Lebensmittel	
150 g Frikadelle:	15 g Fett
1 Paar Wiener, 70 g :	20 g Fett
30 g Kalbsleberwurst:	11 g Fett
1 gekochtes Ei:	7 g Fett
1 Rollmops, 125 g:	20 g Fett
1 Becher Fruchtjogurt, 3,5 %:	5 g Fett
70 g Marmorkuchen:	12 g Fett
1 Rocher-Kugel:	5 g Fett

Säulen unserer Esskultur

Enthalten ist Fett vor allem in Fleisch- und Wurstwaren sowie in Milchprodukten, neben Butter und Milch also auch in Käse und Jogurt. Fleisch, Wurst, Milch und Milchprodukte sind für die meisten Menschen Bestandteil der täglichen Ernährung – sogar ein Teil unseres Wirtschaftssystems basiert auf der Produktion dieser Nahrungsmittel. Unsere gesamte Esskultur baut darauf auf.

Fleisch ist zwar eine wichtige Quelle für gut verwertbares Eisen, Vitamin B_1, das vor allem in Schweinefleisch reichlich enthalten ist, und Vitamin B_{12}, da diese Nährstoffe aber auch in anderen Lebensmitteln vorkommen, ist täglicher Fleischkonsum keineswegs notwendig. Im Gegenteil, ein Zuviel fördert die Entstehung von Übergewicht, Fettstoffwechselstörungen, Bluthochdruck, Herz-Kreislauferkrankungen und Gicht oder Zipperlein, wie dieses schmerzhafte Leiden früher hieß.

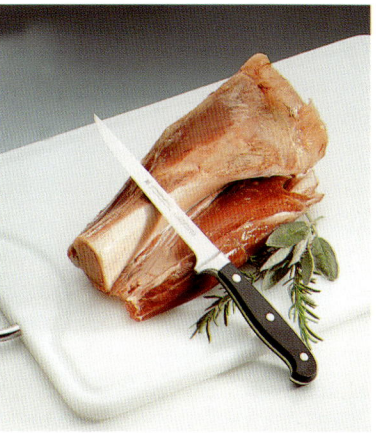

Wo Überfluss herrscht, ist Vernunft gefragt

Deshalb kommt heute aus gesundheitlichen, aber auch aus ökonomischen und ökologischen Gründen etwas weniger Fleisch auf den Teller als noch vor einigen Jahren. Während in den Nachkriegsjahren, als Fleisch sehr teuer war, notgedrungen gesünder gegessen wurde und mehr Kartoffeln, Brot, Gemüse und Obst auf den Tisch kamen, ist es durch den zunehmenden Wohlstand zu einem erheblich gesteigerten Fleischkonsum gekommen.

Wöchentlich zwei bis drei Portionen Fleisch reichen aber durchaus, und zwar in Mengen von maximal jeweils etwa 150 Gramm, möglichst abwechselnd Geflügel-, Schweine-, Rind-, Lamm-, Kalb-, Kaninchen- oder Wildfleisch. Auch andere Fleischerzeugnisse sollte man nur zwei- bis dreimal pro Woche essen, empfohlen sind dann maximal 50 Gramm pro Tag in Form von magerem Kochschinken, Cornedbeef, Bratenaufschnitt, Sülz- oder Geflügelwurst.

Sichtbar oder unsichtbar

Die besonders fetten Teile am Fleisch sind deutlich sichtbar und können vor dem Verzehr leicht entfernt werden. Bei einem knusprigen Hähnchen sitzt das meiste Fett direkt unter der Haut – wer sich bewusst ernährt, wird also auf deren Genuss lieber verzichten. Genauso wird der kritische Verbraucher schon beim Einkauf von Milchprodukten darauf achten, statt Vollmilch lieber fettarme Milch zu wählen, statt Sahnejogurt Magerjogurt – wobei hier der größere oder geringere Fettgehalt für das Auge schon nicht mehr ohne weiteres erkennbar ist.

Auf Anhieb und ohne nähere Informationen wird man so manch verlockend anmutender Speise keinen hohen Fettgehalt zutrauen. Käse sieht man z. B. nicht an, was in ihm steckt. Für den Fetthaushalt macht es aber durchaus einen Unterschied, ob Sie einen Käse mit 60 oder 30 Prozent Fett essen. Auf „Verstecktes" gilt es daher ganz besonders zu achten. So erweisen sich Süßigkeiten, Kuchen und Kartoffelchips fast immer als wahre Kalorienbomben. Bei Butter- und Sahnetorten, die Namen sprechen für sich, ist das Fett meist noch sichtbar, in Keksen und anderem Gebäck ist es dagegen eher versteckt. Da sie vor dem Backen oft in Öl gewendet werden, sollte man hier unbedingt genauestens das Etikett studieren. Auch bei industriell hergestellten Fertigprodukten wie Suppen, Soßen oder Fertigmahlzeiten ist der Fettanteil keinesfalls zu unterschätzen. Der kritische Blick aufs Etikett informiert über die Zusammensetzung!

Genaues Hinsehen lohnt sich!

Rindfleisch ist in Verruf gekommen, seitdem 1985 in Großbritannien erstmals BSE-verseuchte Bestände ermittelt wurden. Sie stammten von Rindern, die mit Tierfutter aus den gemahlenen Kadavern von an Scrapie erkrankten Schafen gefüttert worden waren. In Deutschland darf Tierkörpermehl schon seit 1994 nicht mehr an Rinder verfüttert werden, außerdem muss es unter so hohen Temperaturen hergestellt werden, dass alle Krankheitserreger abgetötet sind. Dennoch wurde im Herbst 2000 auch in Deutschland das erste BSE-Rind entdeckt. BSE und Scrapie lösen bei den Tieren schwere Gehirnschädigungen aus, eine Übertragung auf den Menschen durch die Nahrung kann leider nicht ausgeschlossen werden, es besteht möglicherweise ein Zusammenhang mit einer neuen Variante der Creutzfeldt-Jakob-Krankheit.

Um sich vor BSE zu schützen, sollte man Rindfleisch nur dort kaufen, wo zuverlässig Auskunft über Herkunft und Erzeugung gegeben

werden kann. Man sollte sich nicht scheuen, nach der Herkunft der Rinder zu fragen. Kleine private Fleischereien kennen ihre Lieferanten meist seit Jahren und weit gehend sicher ist auch das Fleisch aus Ökobetrieben.

Wichtig ist auch, ob Wurst- und Fleischerzeugnisse ohne Innereien vom Rind hergestellt wurden. Bei abgepacktem Fleisch ergibt sich das aus der Zutatenliste auf der Verpackung. Rindfleisch aus Südamerika, Neuseeland und Australien gilt derzeit noch als BSE-frei.

Wer auf Rind ganz verzichten möchte, weicht am besten auf Fleisch von Schweinen, Geflügel, Kaninchen oder Wild aus. Lamm ist ähnlich stark gefährdet wie Rindfleisch. Bei Wild ist unklar, wie stark die radioaktive Verseuchung nach dem Reaktorunfall 1986 von Tschernobyl immer noch ist.

Alternative Fisch

Eine wohlschmeckende Alternative zu Fleischgerichten bietet Fisch, der besonders leicht verdaulich ist, weil er fast kein Bindegewebe enthält. Besonders fett sind Aal, Thunfisch, Lachs, Makrele und Hering. Leng, Tintenfisch, Seelachs, Scholle, Kabeljau, Schellfisch, Hecht, Zander, Barsch und Flunder sind dagegen ausgesprochen mager.

Die Mitte nehmen Seezunge, Forelle, Brasse, Heilbutt, Rotbarsch, Sardine und Steinbutt mit mittlerem Fettgehalt ein. Jegliches Fischfleisch ist aber reich an mehrfach ungesättigten Fettsäuren. Sie verbessern die Fließeigenschaften des Blutes und beugen Ablagerungen in den Blutgefäßen vor.

Nuancenreich mit Gewürzen

Fett ist Geschmacksträger, heißt es. Ist es also ein Widerspruch in sich, wenn wir sagen, dass es auch viel Geschmack mit wenig Fett gibt? Muss eine Soße unbedingt mit einem Schuss Sahne verfeinert werden? Und schmeckt die Erdbeertorte nicht auch ohne das hübsche Schlagrahmhäubchen obenauf?

Wenn Gemüse in Fett gedünstet wird, intensiviert das tatsächlich den Geschmack, da viele Aromastoffe eine Bindung an Fett bevorzugen. Aber auch fettarmes Essen kann sehr wohl schmecken und von Beilagen wie gedämpftem Gemüse und Salat mit fettfreiem Dressing dürfen Sie essen, so viel Sie wollen.

Wer Fett einsparen will, sollte im Gegenzug reichlich würzen. Mit Gewürzen und frischen Kräutern erreichen Sie bessere und vielfältigere Geschmacksnuancen als unter der Verwendung von Fett. Auch Essig, Sojasoße, Senf oder Chutney sind in diesem Zusammenhang empfehlenswerte Geschmacksgeber.

DIE SACHE MIT DEM KÄSE

Der Fettgehalt von Käse wird mit der Abkürzung „Fett i.Tr." angegeben, was so viel wie „Fett in der Trockenmasse" heißt. 40 Prozent Fett i.Tr. heißt deshalb nicht, dass der Käse zu 40 Prozent aus Fett besteht, die Angabe bezieht sich lediglich auf den Fettgehalt in der Substanz, die zurückbleibt, wenn man dem Käse den Wasseranteil entzieht. 40 Prozent dieser Trockenmasse bestehen aus Fett. Der Trockenmassegehalt eines Käses bleibt stets gleich, während sich der Wasseranteil verändert. Wie viel Fett der Käse tatsächlich enthält, lässt sich einfach errechnen. Zum Beispiel enthält ein Emmentaler pro 100 Gramm etwa 65 Gramm Trockenmasse und 35 Gramm Wasser. Das Fett in der Trockenmasse beträgt 45 Prozent – das sind somit etwa 30 Gramm. Absolut gesehen enthält der Käse also rund ein Drittel weniger Fett.

Testen Sie sich

Wer auf den Geschmacksträger Fett dennoch nicht ganz verzichten will, sollte wissen, dass schon geringe Mengen zu guten Ergebnissen führen. Mehr Fett bedeutet nicht unbedingt mehr Geschmack. Studien beweisen, dass die meisten Menschen erhebliche Schwierigkeiten haben, den tatsächlichen Fettgehalt einer Speise einzuschätzen. Nehmen Sie zum Beispiel Käse mit unterschiedlichem Gehalt und lassen sie sich blind kleine Würfel davon zum Verkosten geben. Sie werden staunen, wie leicht Sie sich vertippen, denn was wir als Fettgeschmack empfinden, kann auch durch andere Einflüsse hervorgerufen werden. So kann ein Camembert mit 60 % Fett i.Tr. ausgesprochen trocken und bröselig schmecken, wenn er noch nicht reif ist, während ein reifer Camembert mit nur 20 % Fett i.Tr. wesentlich fettiger schmeckt. Oder rühren Sie einmal Magerquark mit Mineralwasser an und Sie spüren einen ähnlich fettigen Schmelz auf der Zunge wie bei Sahnequark.

Am besten mehrfach ungesättigt!

Fettbewusst essen ist nicht nur eine Frage der Menge, sondern auch der Qualität. Die meisten Nahrungsfette bestehen aus Triglyzeriden. Das bedeutet: Ein Molekül Glyzerin ist mit drei Fettsäuren verbunden.

Nach der chemischen Struktur unterscheidet man zwischen gesättigten, einfach ungesättigten und mehrfach ungesättigten Fettsäuren. Der Unterschied besteht in der Zusammensetzung von Kohlen- und Wasserstoffatomen. So sind bei gesättigten Fettsäuren alle Kohlenstoffatome mit je zwei Wasserstoffatomen verbunden, was der Verdauung mehr Mühe macht, sie aufzubrechen. Bei einfach ungesättigten Fettsäuren fehlen zwei, bei mehrfach ungesättigten Fettsäuren vier oder noch mehr Wasserstoffatome.

Gesättigte Fettsäuren kommen überwiegend in tierischen Lebensmitteln vor, also in Fleisch, Wurst, Käse, Butter, Sahne, aber auch in Kokosnuss-, in Palmkernfett und in Kakaobutter. Sie erhöhen die Blutfette (Cholesterin und Triglyzeride) und können so direkt die Gefäßverkalkung begünstigen.

Einfach ungesättigte Fettsäuren, wie sie in Oliven-, Erdnuss-, Sesam- und Rapsöl enthalten sind, wirken neutral auf die Blutfette oder sogar cholesterinsenkend.

Mehrfach ungesättigte Fettsäuren finden sich in Soja-, Weizen-

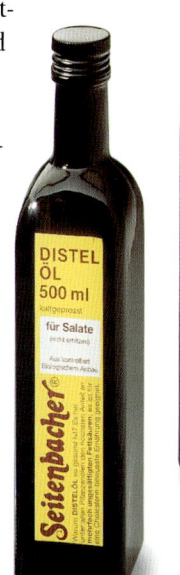
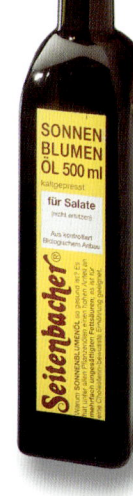

keim-, Distel- und Sonnenblumenöl, in Diätmargarine und auch in Fischöl. Sie können den Cholesterinspiegel senken und somit der Arteriosklerose vorbeugen.

Allgemein gilt: Je flüssiger ein Fett, desto mehr ungesättigte Fettsäuren sind enthalten. Wer zu Zubereitungen oder Produkten mit den richtigen Fettsäuren greift, kann sein Infarktrisiko beachtlich senken.

Lebenswichtig: essenzielle Fettsäuren

Viele Fettsäuren, vor allem gesättigte und einfach ungesättigte, kann der Körper selbst herstellen, sodass man sie nicht unbedingt mit der Nahrung aufnehmen muss. Lebenswichtig für den Organismus sind aber vor allem die mehrfach ungesättigten Fettsäuren, die er nicht selbst bilden kann. Sie werden als essenziell bezeichnet, zumal sie als Bausteine sämtlicher Körperzellen lebensnotwendig sind. Zu unterscheiden sind dabei die Omega-3-Gruppe aus Linolensäure, wie sie in Walnüssen, fettem Fisch, Soja- und Rapsöl vorkommt, und die Omega-6-Gruppe aus Linolsäure, die in Oliven- und Sonnenblumenöl enthalten ist.

In der Mindestmenge von 30 Gramm Fett pro Tag sollten mindestens vier Gramm essenzielle Fettsäuren enthalten sein. Das Schlüsselwort bei der Auswahl richtiger Fette heißt also ungesättigte Fettsäuren. Trotzdem braucht man ihre gesättigten Schwestern nicht ganz zu meiden, aber sie sollten in einem ausgewogenen Verhältnis zur Gesamtaufnahme stehen. Experten empfehlen, dass die sich zu je einem Drittel aus gesättigten, einfach ungesättigten und mehrfach ungesättigten Fettsäuren zusammensetzen sollte.

Warm oder kalt gepresste Öle

Weniger wichtig als der Unterschied zwischen gesättigten und ungesättigten Fettsäuren ist die Frage, ob Öl kalt oder warm gepresst, also raffiniert ist. Allerdings verdirbt raffiniertes Öl nicht so schnell

und etwa in der Ölsaat enthaltene Schadstoffe werden bei der Warmpressung entfernt, während sie im kalt, also bei maximal 40 °C gepressten Öl nach wie vor enthalten sind. Dafür gehen bei der Warmpressung geringe Mengen Vitamin E verloren. Feinschmecker bevorzugen kalt gepresste Öle, besonders aus der ersten Pressung, die in Italien die Bezeichnung „Olio extra vergine" tragen.

Butter oder Margarine?

Ihr Fett- und Energiegehalt ist fast identisch, aber Butter als tierisches Fett ist sehr cholesterinreich, während Margarine kein Cholesterin enthält. Das gilt allerdings nur für „Pflanzenmargarine", so genannte „Standardware" besteht dagegen aus einem Gemisch von pflanzlichen und tierischen Fetten.

Butter ist reich an gesättigten Fettsäuren und Cholesterin. Ein Teelöffel davon auf dem Frühstücksbrötchen bringt den Fettstoffwechsel zwar noch nicht aus dem Lot – wer jedoch bereits zu hohe Blutfette hat, sollte auf Margarine ausweichen. Dabei lohnt es sich, auf Qualität zu achten, da die Fettsäuremuster einzelner Sorten höchst unterschiedlich sind.

So genannte Diätmargarine muss mindestens 50 Prozent mehrfach ungesättigte Fettsäuren enthalten, sie ist außerdem natriumarm und praktisch frei von Cholesterin. Sie eignet sich als Brotaufstrich und zum Verfeinern von gedünstetem Gemüse. Zum Backen dagegen ist hitzebeständige Diät-Backmargarine besser geeignet, zum Braten Diät-Pflanzenfett oder Diät-Pflanzencreme. Auch Reformmargarine und Pflanzenmargarine haben günstige Fettsäuremuster. Hochwertige Margarinesorten tragen die Aufschrift „reich an ungesättigten Fettsäuren" und enthalten zudem Beta-Carotin (Provitami A) sowie die Vitamine A, D und E.

Fritten, Chips und Kekse

Es lohnt sich, die Zutatenlisten genau zu lesen. Vorsicht mit billigen gehärteten Fettmischungen! Bei der künstlichen Fetthärtung entstehen nämlich nicht nur gesättigte, sondern

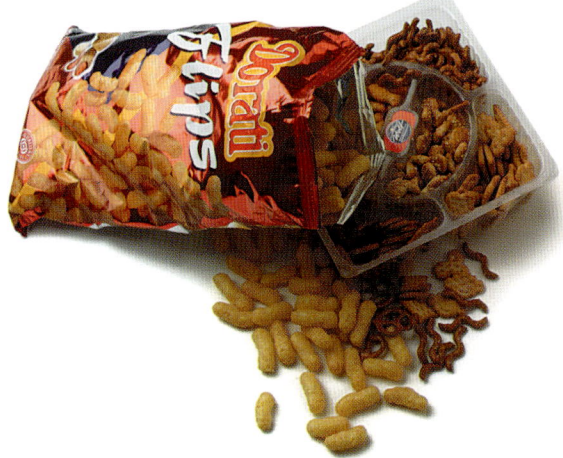

auch Trans-Fettsäuren, die den Cholesterinspiegel zusätzlich erhöhen. Glücklicherweise enthält deutsche Margarine mittlerweile kaum noch Trans-Fettsäuren, aber in Kartoffelchips, Pommesfrites und billigen Gebäckmischungen kommen sie reichlich vor, also in Produkten, die ohnehin viel verstecktes Fett enthalten. Wer sich hier zurückhält oder ganz verzichtet, profitiert also doppelt.

Zu viel Fett macht krank

In den letzten 50 Jahren ist die Zahl der Herzerkrankungen dramatisch angestiegen. Zu den Hauptursachen zählt neben Stress, Nikotingenuss und Bewegungsmangel auch zu hohe Fettaufnahme. Dabei fallen vor allem die gesättigten Fettsäuren und zu viel Cholesterin ins Gewicht. Hoher Fettverzehr begünstigt Übergewicht, erhöhte Blutfettwerte und Bluthochdruck – die typischen Risikofaktoren für Arteriosklerose oder Gefäßverkalkung. Durch zu viel Fett und Cholesterin entstehen Geschwüre und Ablagerungen in den Arterien. Die Gefäße verengen sich und das Infarktrisiko steigt.

Hauptursache des Fehlverhaltens sind nicht die Butter auf dem Brot oder der Löffel Öl im Salat, sondern vor allem die versteckten Fette in Wurst, Käse, Fertiggerichten, Desserts, Gebäck, Soßen, Dressings und Knabbereien. Sie machen zwei Drittel der durchschnittlichen Tagesaufnahme aus. Hier vor allem muss gesundheitsbewusste Ernährung ansetzen.

Cholesterin – was ist das?

Cholesterin ist ein Fettbegleitstoff. Unser Körper produziert diese wachsartige, lebensnotwendige Substanz in der Leber, aber auch in allen anderen Körperzellen. Sie ist ein wichtiger Bestandteil aller menschlichen und tierischen Körperzellen, den wir zusätzlich mit der Nahrung aufnehmen. So genannte Lipoproteine (Lipo bedeutet Fett, Proteine sind Eiweißkörper) transportieren Cholesterin und Eiweißkörper durch das Blut, um die Zellen mit Baustoffen für die Zellwände und deren Elastizität zu versorgen. Cholesterin ist außerdem Ausgangsstoff für lebenswichtige Hormone der Nebenniere, der Keimdrüsen und für Vitamine der D-Gruppe. Ferner dient es als Grundstoff für die Bildung von Gallensäuren, ohne die keine geregelte Fettverdauung im Dünndarm funktioniert.

Mit dem Cholesterinspiegel wird die Konzentration im Blutserum bezeichnet. Als wünschenswert gelten 150 bis 200 mg/dl Blut. Bei Werten von 200 bis 250 mg/dl sollte man je nach Gesundheitszustand eine Behandlung beginnen, auf jeden Fall aber bei mehr als 250 mg/dl. Dabei sind fettmodifizierte Ernährungsempfehlungen zu beherzigen.

Hilfreiche Ballaststoffe

Durch das Cholesterin in der Nahrung – vor allem in Eiern und Innereien – wird die körpereigene Cholesterinbildung gebremst, um für einen gleich bleibenden Cholesterinspiegel zu sorgen. Dieser steigt jedoch, sobald dieser Regelmechanismus gestört ist, und die Qualität des Cholesterins verschlechtert sich

Ersetzen Sie herkömmliche Lebensmittel durch fettarme Alternativen

Herkömmliches Lebensmittel	g Fett/100 g*	Fettarmes Lebensmittel	g Fett/100 g*
Bratkartoffeln	7,5	Salzkartoffeln	0,1
Pommes aus der Friteuse	16,8	Pommes vom Backblech	4,5
Fischstäbchen (150g)	15	Schollenfilet gedünstet	1,2
Schweinefleisch (150g)	11,4	Geflügel, Brust, ohne Haut	1,5
Hackfleisch halb und halb	20	Geflügel- oder Rinderhack	5
Leberwurst/Teewurst (25g)	7,3	Wurst mager	1,2
Leberwurst/Teewurst (20g)	5,8	Vegetarischer Aufstrich	3
Butterkäse 55 % F.i.Tr.(30g)	10,4	Schnittkäse 30 & F.i.Tr.	4,6
Frischkäse 60 % F.i.Tr. (25g)	5,8	Harzer <10 % F.i.Tr.	0,2
Camembert 55 % F.i.Tr. (30g)	8,3	Camembert 30 % F.i.Tr.	3,8
Butter (10g)	8,3	Halbfettmargarine	4,1
Milch 3,5 % (200ml)	7	Milch 1,5 %	3
Jogurt 3,5 % (150g)	5,3	Jogurt 1,5 %	2,3
Sahnequark 40 % (30g)	3,4	Magerquark	0,1
Majonäse 80 % (12g)	9,6	Salatcreme 25 g Fett	3
Crème fraîche (30g)	3	Saure Sahne	1
Müsli, gezuckert (30g) mit Vollmilch (125ml)	7,4	Frischkornbrei (Apfel, Banane, Weizen, Magerquark, Jogurt 1,5 %)	3
Kartoffelchips	39	Salzstangen	5
Erdnussflips	28	Popcorn süß (ohne Butter)	5
Butterkekse	11	Russisch Brot	1
Magnum Classic Eis (1 Stück)	19	Calippo-Eis	0
Kinderschokolade (1 Riegel)	8,5	Lakritz	fast 0
Pralinen (5g/ 1Stück)	5	Gummibärchen	0
Sahnetorte (1 Stück)	25	Obstkuchen (Hefeteig)	3,5
Croissant (1 Stück)	12	Vollkornbrötchen	1

* falls keine andere Menge angegeben

dabei. Da sich dies weder durch Schmerzen noch sonstwie bemerkbar macht, wird die Abweichung oft nur zufällig bei einer Blutuntersuchung erkannt. Erste Anzeichen für einen schon gefährlich hohen Cholesterinspiegel sind weiße Stellen in den Augen, verdickte Handrücken- und Achillessehnen.

Zur Senkung des Cholesterinspiegels wird eine fettmodifizierte Ernährung mit einem hohen Anteil an mehrfach ungesättigten Fettsäuren und komplexen Kohlenhydraten empfohlen. Besonders wichtig sind dabei lösliche Ballaststoffe.

Gesund essen, länger leben

Das Cholesterin fördert die Entstehung von Geschwüren in den Arterien, die Folgen sind Arterienverkalkung und Verengungen der Herzkranzgefäße. Wer zusätzlich noch raucht, unter Bluthochdruck oder Diabetes leidet, ist extrem gefährdet, einen Herzinfarkt zu erleiden. Folgen von zu hohen Cholesterinwerten sind Herzinfarkt, Schlaganfall, Durchblutungsstörungen der Beine, Ablagerungen in den Sehnen, auch Hörsturz, Bauchspeicheldrüsenentzündung, Thrombosen und Embolien. Andererseits ist Cholesterin auch lebenswichtig, doch unbedenklich viel davon essen dürfen wir auf keinen Fall. Die erhöhten Cholesterinwerte sind gefährlich und müssen behandelt werden – und das natürlich längst bevor eine koronare Herzerkrankung festzustellen ist. Oft kann auf diese Weise ein Herzinfarkt vermieden werden.

Die Überlebenschance für Menschen mit Herzinfarkt oder Angina Pectoris lässt sich um etwa ein Drittel steigern, wenn deren lebensgefährlich überhöhte Cholesterinwerte mittels fettmodifizierter Ernährung drastisch gesenkt werden. Durch Aufnahme von weniger Cholesterin verbessert sich außerdem die allgemeine Fitness, auch die Merkfähigkeit wird besser. Medikamente sollten erst dann genommen werden, wenn alle Möglichkeiten der gesunden Ernährung ausgeschöpft sind. Als letzte Behandlungsmöglichkeit bleibt oft nur noch eine lebenslange Therapie an der Maschine mit einer Blutwäsche, die zwei bis drei Stunden dauert.

Den Ausschlag gibt die Qualität

Es gibt gutes und schlechtes Cholesterin. LDL-Cholesterin, das in die Gefäßwand eintritt, ist negativ. HDL-Cholesterin dagegen, welches das Cholesterin wieder aus der Gefäßwand heraustransportiert, ist positiv. Deshalb sollten die LDL-Werte niedrig und die HDL-Werte hoch gehalten werden, das Gesamtcholesterin aber wieder niedrig. Wer über 40 ist, sollte einmal jährlich seinen Cholesterinspiegel überprüfen lassen.

Frauen haben in der Regel höheres HDL und erleiden durch diesen natürlichen Schutzfaktor seltener Herzinfarkte.

Bei erhöhtem Cholesterinspiegel sollte die tägliche Cholesterinzufuhr auf 300 Milligramm beschränkt werden – eine Menge, die bereits in einem Hühnerei mittlerer Größe enthalten ist. In der täglichen Küche sollte man pflanzliche Fette gegenüber den tierischen bevorzugen. Lebensmittel tierischen Ursprungs enthalten wenig Kohlenhydrate und kaum Ballaststoffe, aber viel Fett und Eiweiß. Mit tierischen Fetten sollte man daher sehr sparsam umgehen! Besonders mit Fleischwaren! Bevorzugen Sie lieber Fette und Öle, die reich an ungesättigten Fettsäuren sind. Nicht nur die absolute Fettmenge ist ausschlaggebend, sondern auch die Qualität: Hochwertige Pflanzenöle sind cholesterinfrei.

„Versteckte" Eier zählen auch!

Ein mittelgroßes Eigelb enthält schon 300 Milligramm Cholesterin. Mehr sollte man täglich keinesfalls zu sich nehmen, und in der Woche nicht mehr als drei Eigelb! Eiklar ist frei von Cholesterin und reich an Eiweiß.

Heute sagt man, ein bis zwei Eier pro Woche schaden nicht. Dabei muss man aber auch an die „versteckten" Eier denken. Traditionelles Gebäck wird meist mit Butter und Eiern hergestellt. Deshalb liefert es oft zu viel Cholesterin und relativ viel gesättigte Fettsäuren, die man bekanntlich ebenfalls einschränken sollte.

Günstig für den Cholesterinspiegel ist reicher Verzehr von Obst und Gemüse, da einige Sorten ihn sogar senken können. Obst, Gemüse und Getreide sind cholesterinfrei und fettarm, aber reich an Ballaststoffen und Vitaminen. Oliven und Avocados enthalten viel Fett, aber reichlich ungesättigte Fettsäuren, trotzdem wird man sie wegen der hohen Kalorienmenge bewusst sparsam konsumieren. Artischocken-Präparate senken den Cholesterinspiegel.

Ballaststoffe greifen im Darm die Gallensäuren an, die zur Fettverdauung gebraucht werden und eigenes Cholesterin enthalten. Sie binden die Gallensäure, sodass der Körper neue herstellen muss, die dann wieder Cholesterin verbraucht.

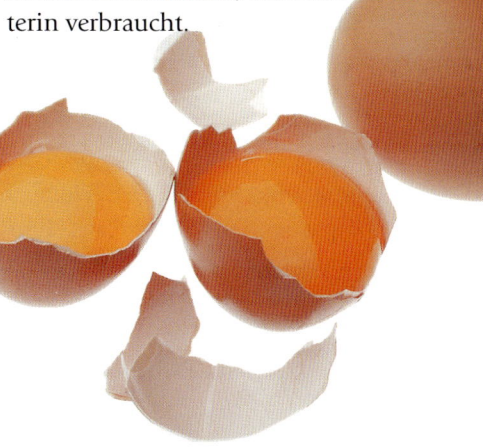

Auch sekundäre Pflanzenstoffe senken das Cholesterin. Saponine sind Bitterstoffe, die vor allem in Hülsenfrüchten vorkommen und im Darm mit dem Cholesterin reagieren. Dabei entstehen unlösliche Stoffe, die mit dem Cholesterin ausgeschieden werden.

In Ölpflanzen kommen Phytosterine vor, die dem Cholesterin ähnlich sind und dadurch mit ihm in Konkurrenz treten, sodass das Cholesterin leichter ausgeschieden wird.

Die Mischung und die Zubereitung

In den Ländern rund ums Mittelmeer werden vorwiegend Pflanzenöle verwendet, die reich an ungesättigten Fettsäuren sind, besonders Olivenöl. Dadurch wird die Kost viel gesünder als bei uns in nördlicheren Breiten. Sie vermindert das Risiko von Herzkrankheiten, da sie Wirkstoffe enthält, die den Cholesterinspiegel senken. Studien haben die Wirkung auch anderer Pflanzenöle bewiesen; zurzeit wird deshalb auch Öl aus neuen Rapssorten untersucht.

Die Mischung gibt den Ausschlag: Wer sich fett- und cholesterinbewusst ernähren möchte, muss nicht hungern, sondern anders essen. Statt der hierzulande üblichen Fettaufnahme von über 40 Prozent sollte man nur noch 30 Prozent der täglichen Nahrung in Form von Fett zuführen, dadurch könnte der Cholesterinspiegel bereits um 15 Prozent gesenkt werden.

Bewusster kochen und essen

Fettmodifiziertes Essen ist keine Kranken- oder Mangelernährung, sondern einfach bewusstes Essen, wobei dem Fett und dem Cholesterin besondere Beachtung geschenkt wird.

Die Deutsche Gesellschaft für Ernährung empfiehlt Gesunden

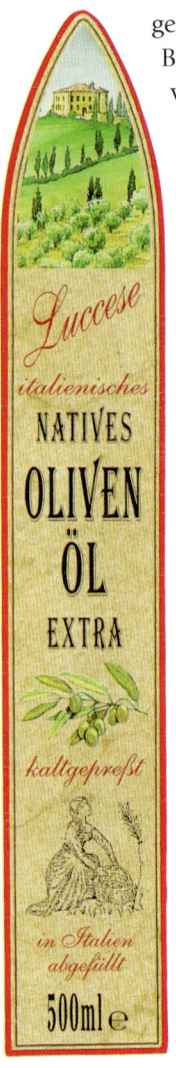

eine tägliche Fettmenge von 70 bis 80 Gramm, was etwa 14 bis 16 Teelöffeln Fett entspricht. Der tatsächliche Konsum liegt etwa doppelt so hoch, wobei das meiste in Form „versteckter" Fette in Fleisch, Wurstwaren, Vollmilchprodukten, Süßwaren, Chips oder Kartoffelsnacks eingenommen wird.

TIPP FÜR RÜHREI ODER OMELETT
Wenn Sie den Cholesterin- und Fettgehalt niedrig halten und daher bei Eiern sparen wollen, können Sie, um mehr Masse zu erhalten, mehrere Eiklar, aber nur ein Eigelb verwenden.

Die Vorteile fettarmer Ernährung liegen auf der Hand: Das Risiko von Herzerkrankungen wird verringert, außerdem kann das Körpergewicht so besser kontrolliert werden, Sie fühlen sich wohler und gesünder!

Dämpfen, Dünsten, Rösten, Rühren

Auch durch richtiges Zubereiten kann Fett eingespart werden. Dämpfen, Dünsten, Rösten, Grillen und Pfannerühren sind geeignete Garmethoden für Geflügel und Fleisch. Man be-

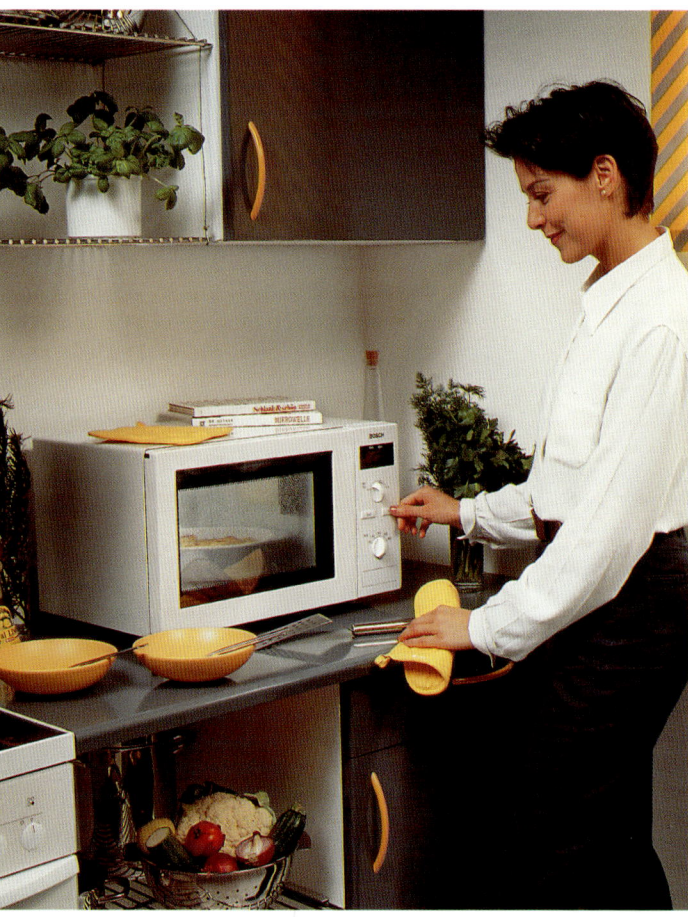

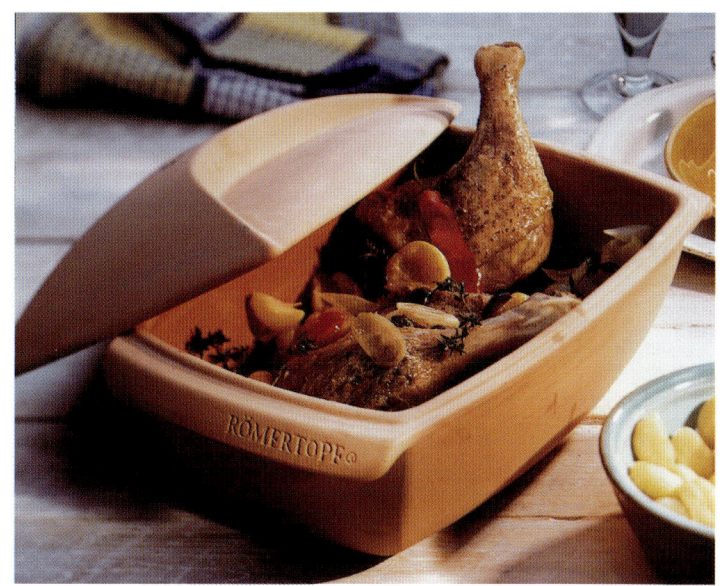

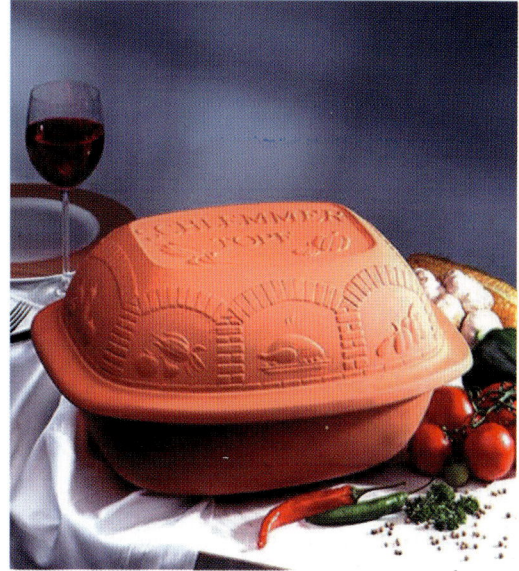

nötigt nur wenig Öl, wenn man bei starker Hitze die Zutaten im Wok oder in der Pfanne ständig umrührt. Auch Garen in der Mikrowelle funktioniert fettarm. Durch Braten dagegen erhöht sich der Fettgehalt beträchtlich. Vor allem sollte man Paniertes vermeiden, da sich das Fett in der Panade so richtig festsetzt.

Für fettarme Zubereitung gibt es speziell beschichtete Teflon- oder Titan-Pfannen, die nur mit wenig Fett ausgestrichen werden müssen. Gut eignen sich auch gusseiserne Pfannen, ein Römertopf, ein Wok oder Edelstahltöpfe, wie sie aufgrund immer weiter verbesserter Techniken angeboten werden. Sie können Ihre Speisen aber auch in Alufolie oder Pergamentpapier einwickeln und so im Ofen garen.

Grillen, aber richtig

Ideal ist Grillen. Dabei werden die Speisen mit wenig oder gar keinem Fett zubereitet und führen so dem Körper keine überflüssigen Kalorien zu. Viele Nahrungsmittel sind geeignet: Fleisch, Fisch, Geflügel, aber auch Gemüse, Obst und verschiedene Brotzubereitungen. Wenn es Fleisch sein soll, dann wählen Sie möglichst fettarme Sorten, nicht die traditionellen Würstchen oder gar Bauchfleisch.

Achten Sie auch auf das richtige Brennmaterial. Grillkissen halten die Gluthitze besonders lange. Für Eilige eignet sich dagegen zerstückelte Holzkohle besser. Zum Anzünden sind spezielle Würfel oder Brennpasten geeignet. Verwenden Sie jedoch keinesfalls Spiritus oder Benzin, die können in einer explosiven Gaswolke verdunsten und zu schweren Brandverletzungen führen. Wichtig ist, dass Sie nie über offenem Feuer grillen! Die ideale Tempe-

TIPP

Wer seinen Cholesterinspiegel senken will, sollte auch viel Sport treiben. Ausdauersportarten wie Radfahren, Schwimmen, Joggen, Walking, aber auch einfaches Spazierengehen senken den Cholesterinspiegel um 10 Prozent und erhöhen vor allem das HDL. Der Blutdruck wird gesenkt und die Durchblutung gefördert. Es ergibt sich eine größere Dichte an Blutgefäßen im Herzmuskel und das Herz ist in besserer Verfassung. Zwei bis drei Mal eine halbe Stunde Sport pro Woche reicht bereits, um Herz, Kreislauf und Muskeln zu stärken und positiv auf den Cholesterinspiegel einzuwirken.

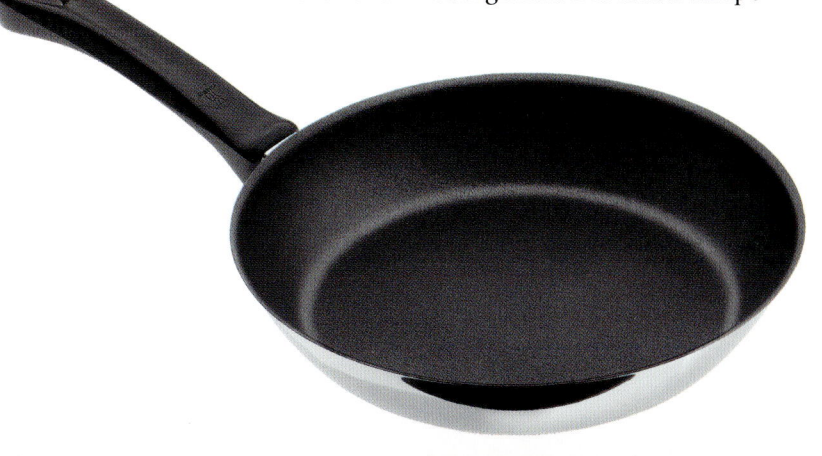

Verwenden Sie zum Grillen vorwiegend mageres Fleisch und salzen sie erst, wenn es zubereitet ist. Salz würde dem Fleisch nur Saft entziehen.

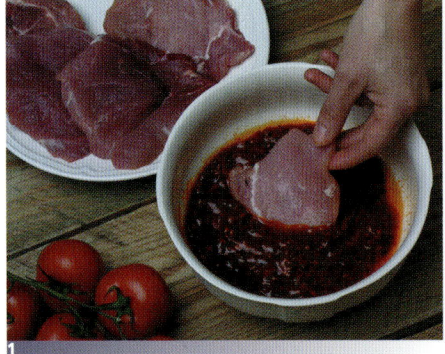

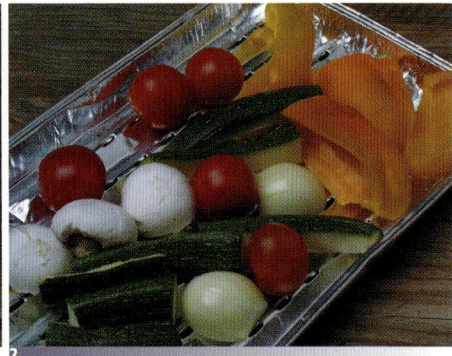

So wird's gemacht: Reiben Sie das Fleisch mit Kräutern und Gewürzen ein oder marinieren es ein bis zwei Tage (1).

Nehmen Sie das Grillgut rechtzeitig aus dem Kühlschrank, damit es nicht eiskalt auf den Grill kommt. Tupfen Sie es sorgfältig mit Küchenkrepp ab. Gemüse wie Zucchini, Maiskolben, Zwiebeln, Tomaten oder Auberginen kommen am besten in Grillschalen oder Alufolie auf den Grill (2).

ratur ist erst erreicht, wenn die Kohle mit einer weißen Aschenschicht überzogen ist.
Fett, das in die Glut tropft, entzündet sich in der glühenden Holzkohle sofort. Dabei entstehen gesundheitsschädliche Stoffe. Bei eingelegtem Fleisch wird deshalb die Marinade mit einem Tuch abgetupft.

Tipps für Fettsparer
Garen Sie Ihre Speisen in wenig Fett.
● Dünsten Sie Gemüse in wenig Wasser, geben Sie erst am Ende der Garzeit eine Messerspitze Margarine zu.
● Braten Sie Fleisch in beschichteten Pfannen.

Empfohlener Anteil der Nährstoffe an der Gesamtenergiezufuhr	
Fett gesamt	30 %
Gesättigte Fettsäuren	< 10 %
Mehrfach ungesättigte Fettsäuren	Bis 10 %
Einfach gesättigte Fettsäuren	10 %
Kohlenhydrate	50 %
Eiweiß	10–20 %

● Verzichten Sie auf Fett zum Abschmecken (Crème fraîche, Butter oder Sahne) und als Brotaufstrich.
● Vermeiden Sie Kokosfett, Palmkernfett und billige Frittierfette.

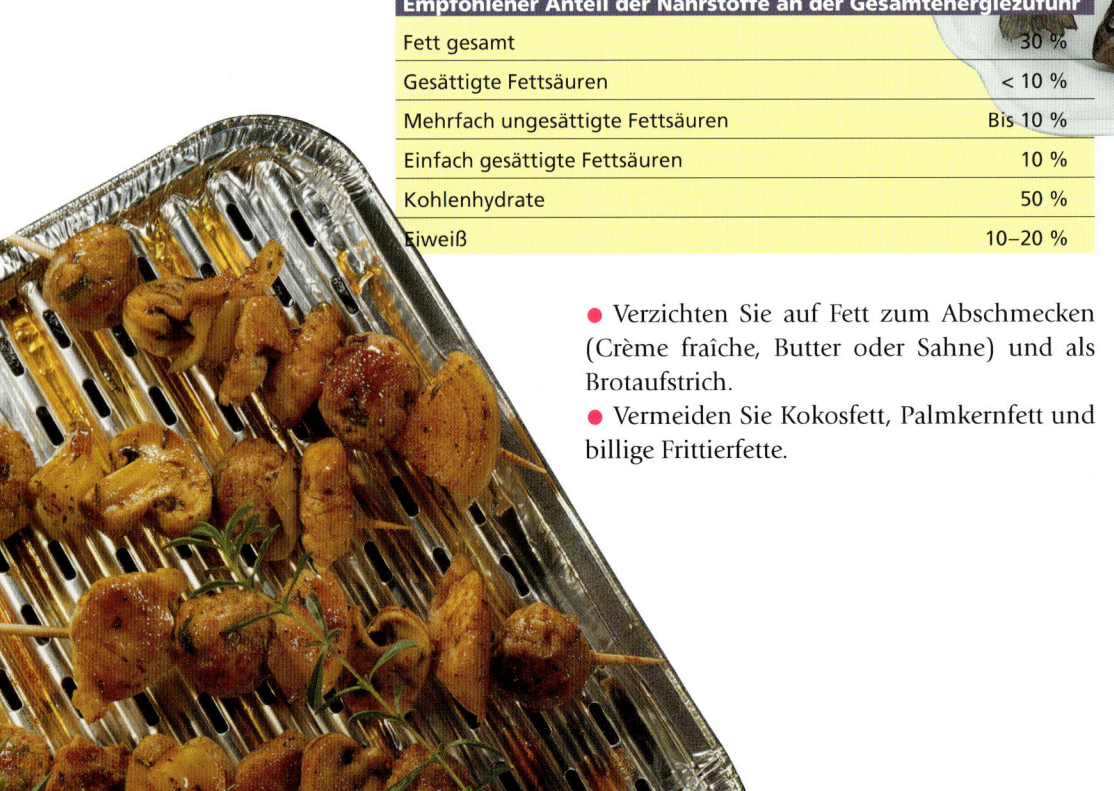

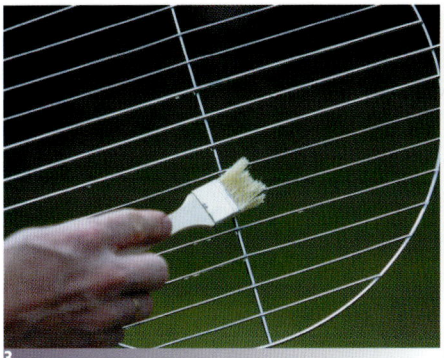

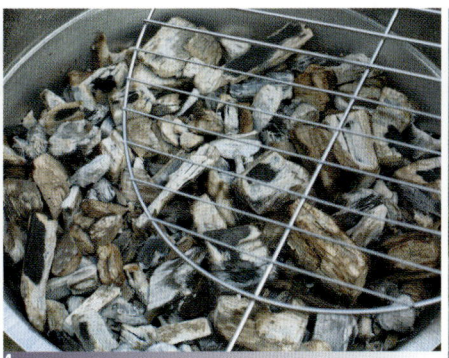

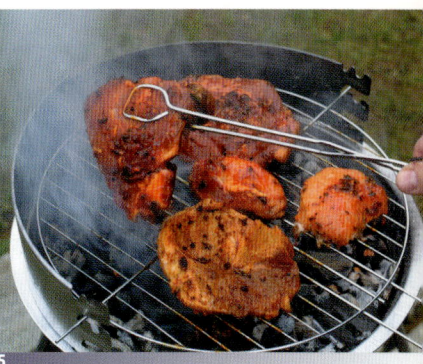

Den Grillrost sorgfältig reinigen (eingebrannte Reste können einen bitteren Geschmack verursachen), dann leicht mit Öl bepinseln (3).

Das Grillgut erst auflegen, wenn nach ungefähr einer halben Stunde die Holzkohle mit einer weißen Aschenschicht überzogen ist (4).

Verwenden Sie zum Wenden und zum Herunternehmen des Grillguts stets eine Zange. Eine Gabel verletzt das Grillgut, dann tritt Saft aus und das Fleisch wird trocken (5).

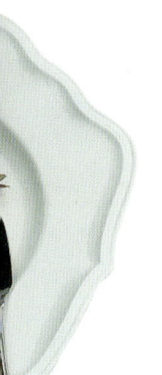

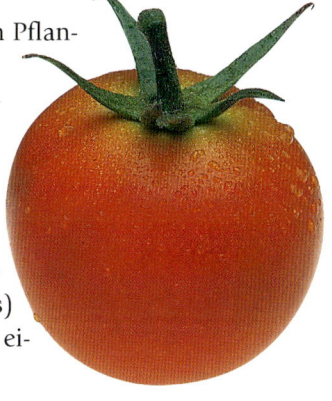

● Verwenden Sie zum Braten von Fleisch und Gemüse hitzestabiles, raffiniertes Olivenöl oder ein spezielles Diät-Pflanzenfett.

● Bereiten Sie Salate mit hochwertigen Pflanzenölen zu.

● Messen Sie das Salatöl ab: Pro Person reicht ein Teelöffel.

● Verwenden Sie zum Backen Margarine und wenig Eier. Wer auf Eier ganz verzichten möchte, kann sie auch gegen streng cholesterinarmes Ei-Ersatzpulver aus der Apotheke (Reformhaus) austauschen, das mit Wasser angerührt eine eiähnliche Konsistenz ergibt.

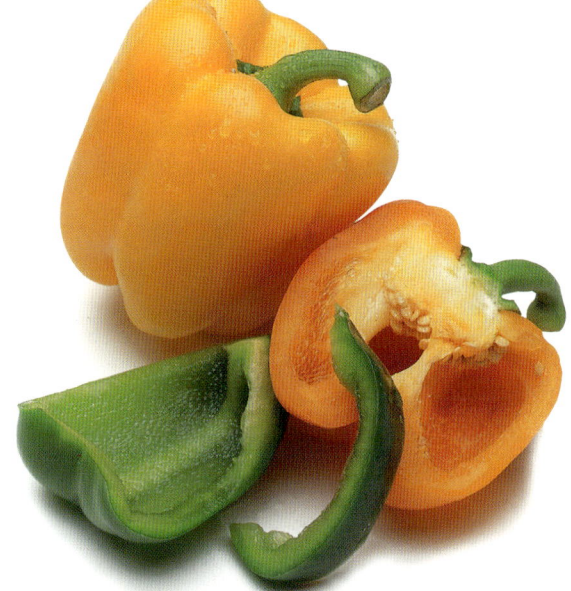

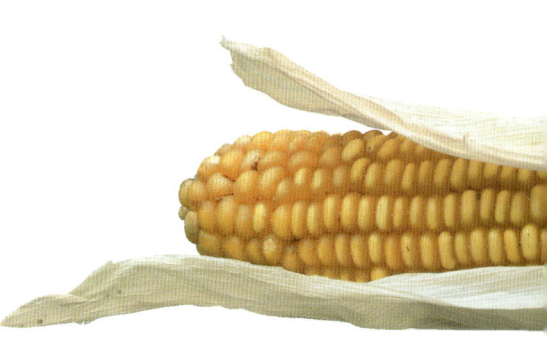

Lachsfilets mit Zitronensoße

Die aparte Farbe und der feine Geschmack von Lachs rühren von Krebstieren her, mit denen der Fisch sich im Meer ernährt. Die früher einmal reichen Bestände an den Küsten Nordeuropas sind durch Gewässerverschmutzung stark zurückgegangen, aber erfolgreiche Züchter sorgen längst für Ausgleich.

- 4 Lachsfilets à ca. 180 g
- 1 Zitrone, unbehandelt
- 100 ml trockener Weißwein
- 2 TL Speisestärke
- 150 ml fettarme Milch
- 100 g Magermilchjogurt
- ½ TL Zucker, Salz, Pfeffer, etwas Petersilie

Die Fischfilets salzen und mit Zitronensaft beträufeln. In eine große Pfanne geben, Wein zugießen und zum Kochen bringen – je nach Dicke der Filets fünf bis zehn Minuten ziehen lassen, bis das Fleisch weiß ist. Vorsichtig aus dem Sud heben und zugedeckt warmstellen. Die Speisestärke mit etwas Milch verrühren, die übrige Milch zusammen mit dem Fischsud aufkochen, dann mit der Stärke binden, dabei hin und wieder umrühren. Vorsichtig Jogurt, einen Esslöffel Zitronensaft, die abgeriebene Zitronenschale und den Zucker einrühren, dazu die Soße vom Herd nehmen, anschließend noch einmal erhitzen, aber nicht mehr aufkochen. Mit Salz und Pfeffer abschmecken und die Soße über den Fisch geben. Mit Petersiliezweigen garnieren. Reis, Kartoffelpüree oder einfach Pellkartoffeln kommen als Beilage in Betracht.
(pro Portion 414 kcal; 38 g Eiweiß; 25 g Fett; 5 g Kohlenhydrate)

Gemüsesuppe mit Hafer

Kein anderes Getreide enthält mehr lebenswichtige Nährstoffe als Hafer. Besonders Kalzium, Eisen, Silizium, Zink, Mangan und die Vitamine B_1 und E enthält er reichlich. Dazu kommen lösliche und unlösliche Ballastsoffe und Schleim bildende Stoffe, die regulierend auf die Verdauungsorgane wirken.

- 120 g Hafer
- 1,5 l Gemüsebrühe
- 3 große Zwiebeln
- 2 Stangen Lauch
- 500 g Möhren
- 1 EL Öl
- 50 g Kanne Enzym-Ferment Getreide
- Selleriesalz, Pfeffer

Hafer mit Gemüsebrühe aufsetzen, zum Kochen bringen und eine halbe Stunde köcheln lassen. Inzwischen die Zwiebeln schälen und fein würfeln. Den Lauch in Scheiben schneiden, die Möhren fein würfeln. Das Öl erhitzen und zunächst die Zwiebeln glasig dünsten, dann das Gemüse zugeben und kurz mitdünsten. Zuletzt die Gemüsebrühe mit dem Hafer zugießen und alles weitere zehn Minuten kochen lassen. Würzen und mit Enzym-Ferment-Getreide abschmecken.
(pro Portion 263 kcal; 11,7 g Eiweiß; 6,1 g Fett; 39,7 g Kohlenhydrate)

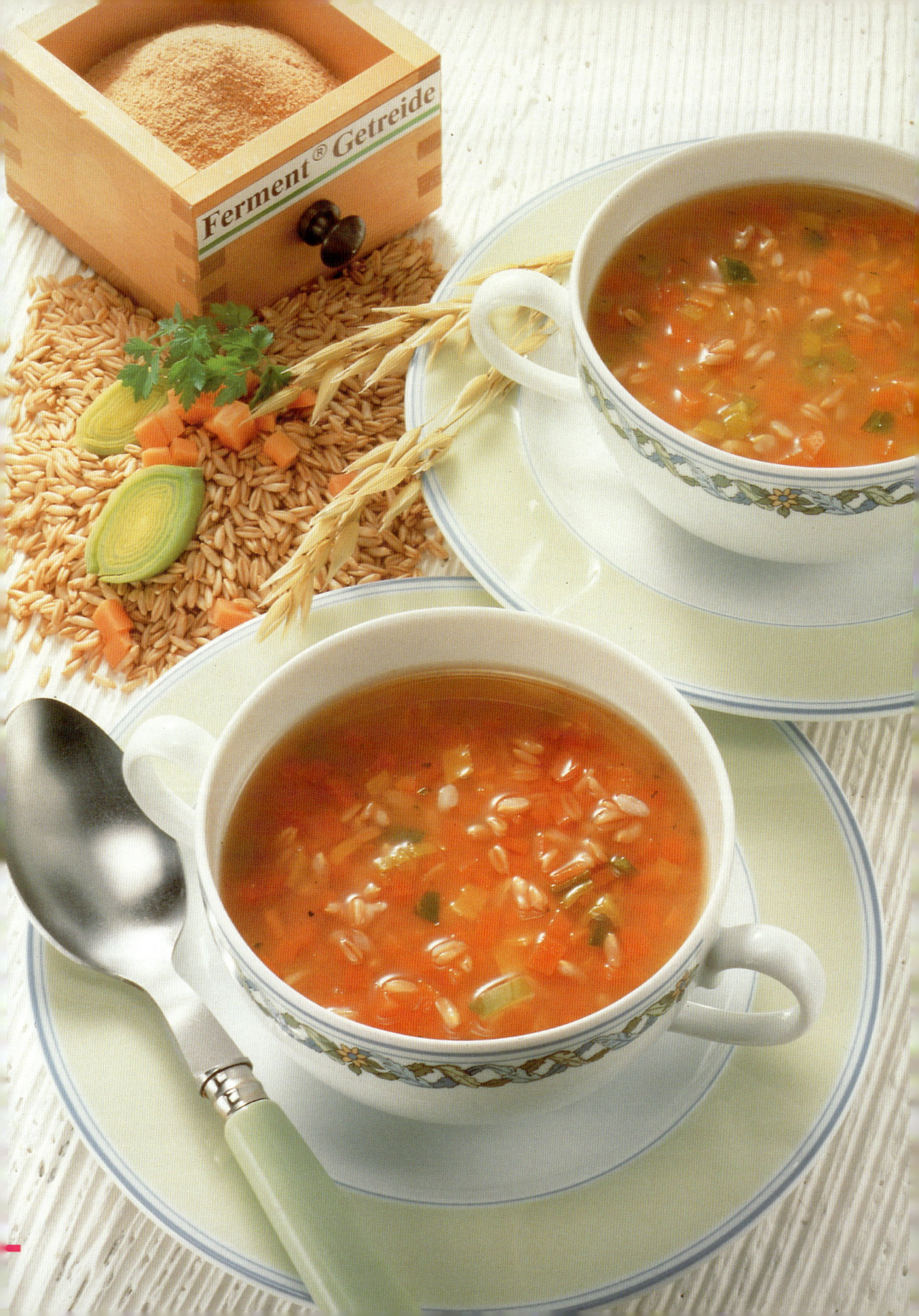

Gefüllte Paprika

Wie jeder weiß, isst das Auge immer mit. Mit den kontrastreichen Farben von Paprikaschoten macht sich unser Rezept diese Erkenntnis zunutze. Zur optischen Attraktion kommt hinzu, dass dies Gericht insgesamt nur 20 Gramm Fett enthält und das Gemüse äußerst vitaminreich ist.

- 4 grüne oder rote Paprikaschoten
- 175 g Naturreis
- 300 ml Wasser
- 4 Tomaten
- 1 Zwiebel
- 25 g Korinthen
- 30 g Pinienkerne
- 75 g geriebener Gouda (30 % Fett i. Tr.)
- 5 EL Hühnerbrühe
- 2 EL gehackte Petersilie
- Salz, 1 Prise Zimt, Pfeffer

Reis in kochendem Salzwasser garkochen. Sodann die gehäuteten und gehackten Tomaten, die klein geschnittene Zwiebel, die Korinthen und die Pinienkerne darunter mischen. Etwa zwei Drittel des Käses und die Petersilie unterheben, mit Zimt und Pfeffer abschmecken. Die Hühnerbrühe in eine ofenfeste Form gießen, die halbierten Paprikaschoten hineinlegen und die Reismischung darauf verteilen. Mit dem restlichen Käse bestreuen, alles mit Alufolie abdecken und im vorgeheizten Ofen bei 200 °C 35 bis 40 Minuten backen.

Hähnchenbrust in Zitronensoße

Geflügelfleisch ist mager und in der schnellen Küche sehr beliebt. Zu dieser süß-sauren Variante reichen sie am besten frisches Baguette und einen knackigen Blattsalat.

- 4 Hähnchenbrustfilets à ca. 150 g
- 1 EL Olivenöl
- 1 kleine Zwiebel
- 2 EL gehackte Petersilie
- 300 ml Hühnerbrühe
- 2 EL flüssiger Honig
- 1 unbehandelte Zitrone
- 2 TL Speisestärke
- Salz, Pfeffer

Die Zwiebel klein schneiden, das Öl in einer großen Pfanne erhitzen, die Zwiebel darin glasig dünsten, das Fleisch hinzufügen und rundherum anbraten. Dann Hühnerbrühe und Honig hinzufügen und mit Salz, Pfeffer und dem Saft der Zitrone würzen. Das Fleisch ca. 20 Minuten bei schwacher Hitze in der geschlossenen Pfanne garen, anschließend herausnehmen und warmstellen. Mit etwas Wasser die Speisestärke anrühren und die Soße damit binden, abgeriebene Zitronenschale und die fein gehackte Petersilie einrühren. Zuletzt die Soße gleichmäßig über das Hähnchenfleisch verteilen.

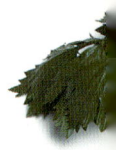

WEITERE REZEPTE

Rindsrouladen mit Gemüsefüllung

Saftige Rindsrouladen sind sehr beliebt, vor allem mit Speckfüllung. Verzichten Sie aber auf den Speck, reduzieren Sie den Fettgehalt ungefähr auf ein Drittel und erzielen ein aromatisch-gemüsiges Resultat. Die Zutaten:

- 4 Rindsrouladen à 150 g
- ¼ Knollensellerie
- 2 Karotten
- 4 Frühlingszwiebeln
- 1 Bund Petersilie
- 3 Zwiebeln
- 10 g Pflanzenfett
- 2 EL Tomatenmark
- ½ l Fleischbrühe, 0,1 l Gemüsebrühe
- 20 g Mehl
- 0,1 l Rotwein
- 4 TL Senf, 1 Lorbeerblatt, Salz, Pfeffer, Paprika, Zucker nach Belieben
- Zahnstocher oder Küchengarn

Die Rouladen mit Salz, Pfeffer und Paprika würzen, mit Senf bestreichen. Das Gemüse waschen, putzen und klein schneiden. Die Petersilie fein hacken und zusammen mit dem Gemüse in der Gemüsebrühe etwa zwei Minuten andünsten. Abkühlen lassen. Das Fett in einem Schnellkochtopf erhitzen und die klein geschnittenen Zwiebeln kräftig darin anbraten. Tomatenmark zugeben und weiterrösten, zwei- bis dreimal mit wenig Wasser ablöschen, bis eine dunkle Masse entsteht. Mit Fleischbrühe auffüllen, Lorbeerblatt zugeben und das Ganze leicht kochen lassen.

Die Rouladen mit dem Gemüse belegen, seitlich etwas einschlagen, zusammenrollen und mit einem Zahnstocher fixieren. Sie können dafür auch Küchengarn nehmen. Ungebraten in den Topf mit der kochenden Soße geben. Topf verschließen und ca. 20 Minuten garen. Ohne Schnellkochtopf dauert das Garen etwa 50 Minuten.

Nun die Rouladen aus dem Topf nehmen und im vorgeheizten Backofen (80 °C) warmhalten. Das Lorbeerblatt entfernen und die Soße mit dem Stabmixer cremig aufschäumen. Mehl mit Wein verrühren und die kochende Soße damit binden. Noch fünf Minuten weiter köcheln lassen, mit Salz, Pfeffer und Paprika abschmecken, nach Belieben mit einer Prise Zucker abrunden. Die Soße über die Rouladen gießen.

Die unsichtbaren

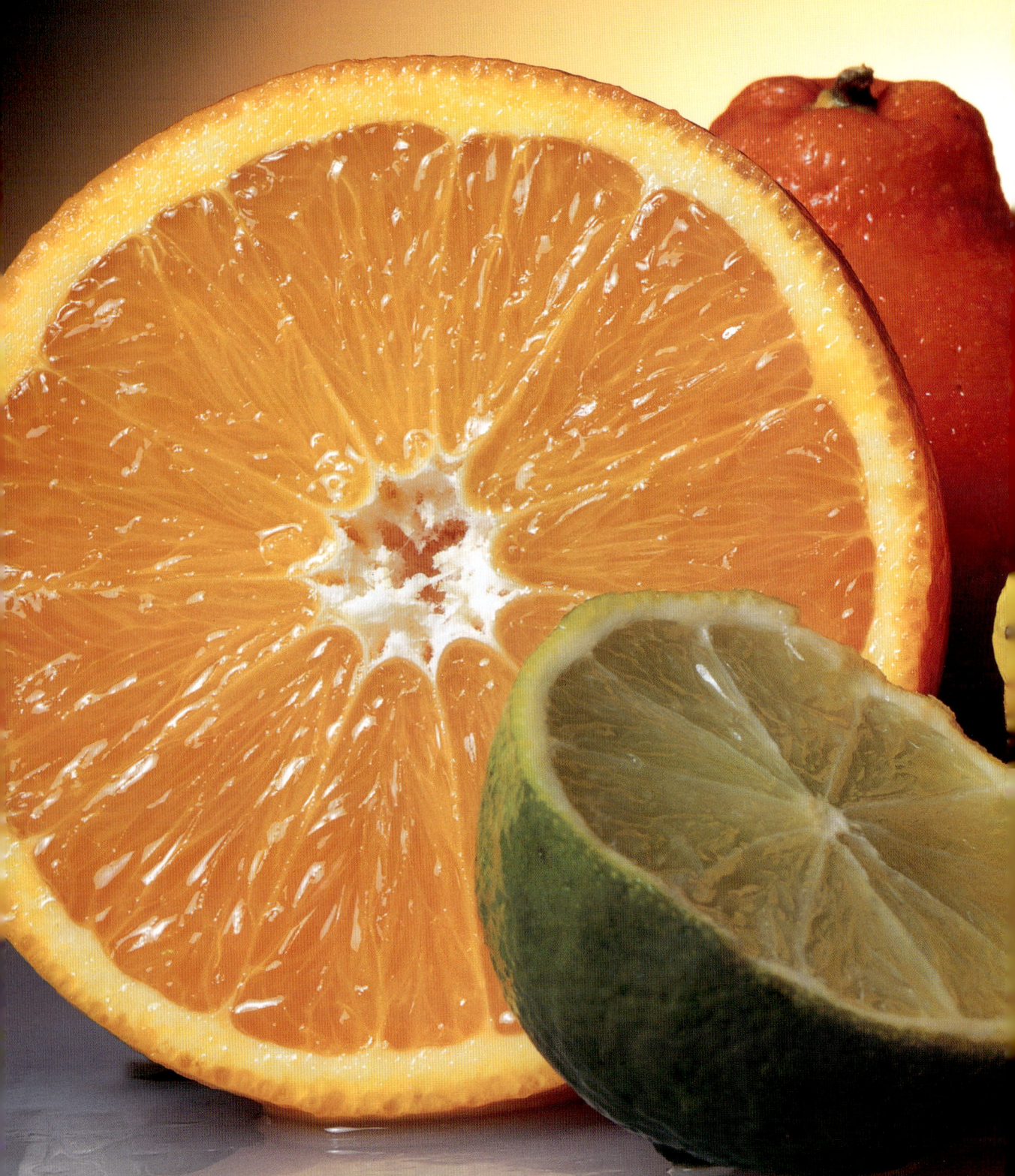

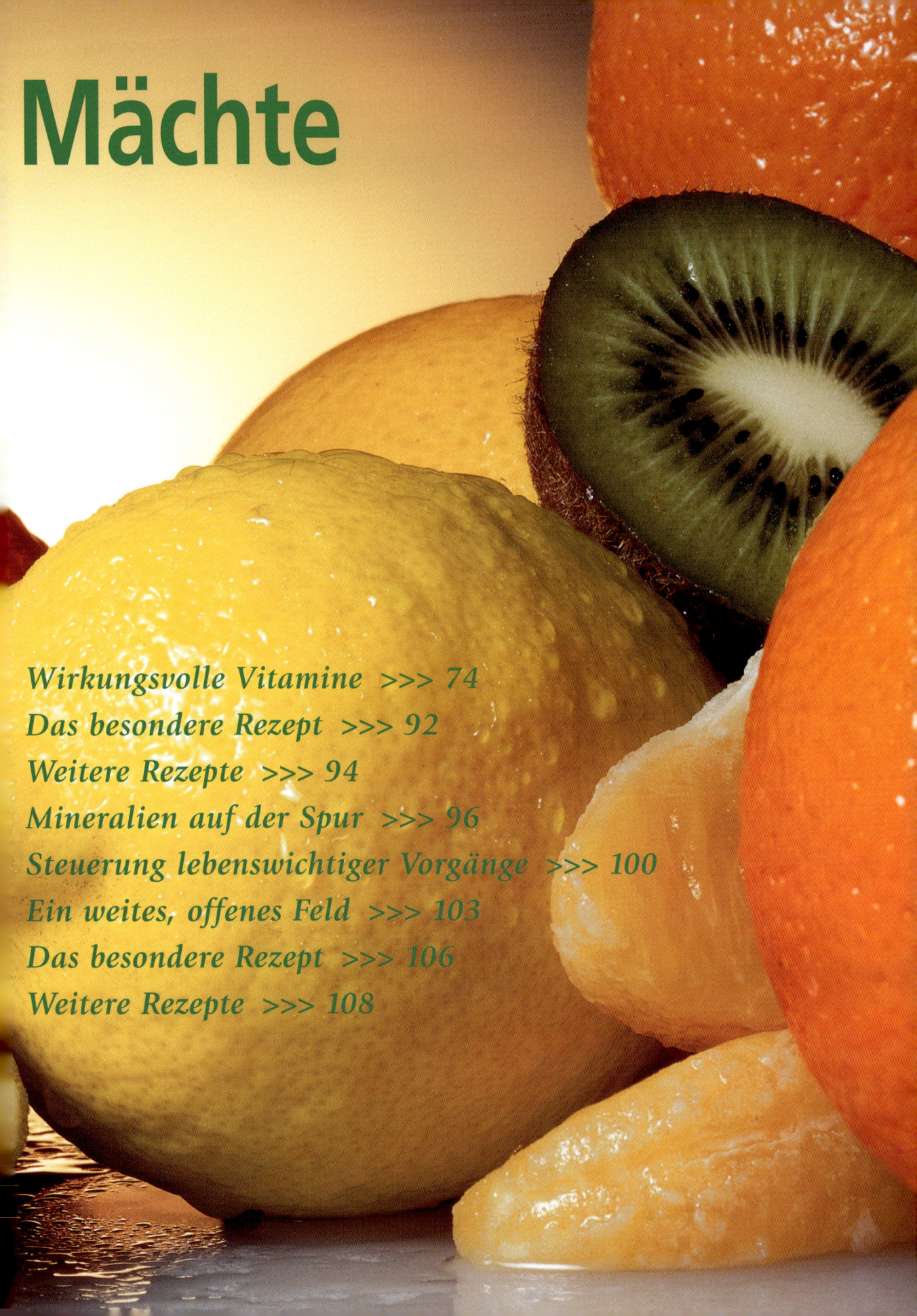

Mächte

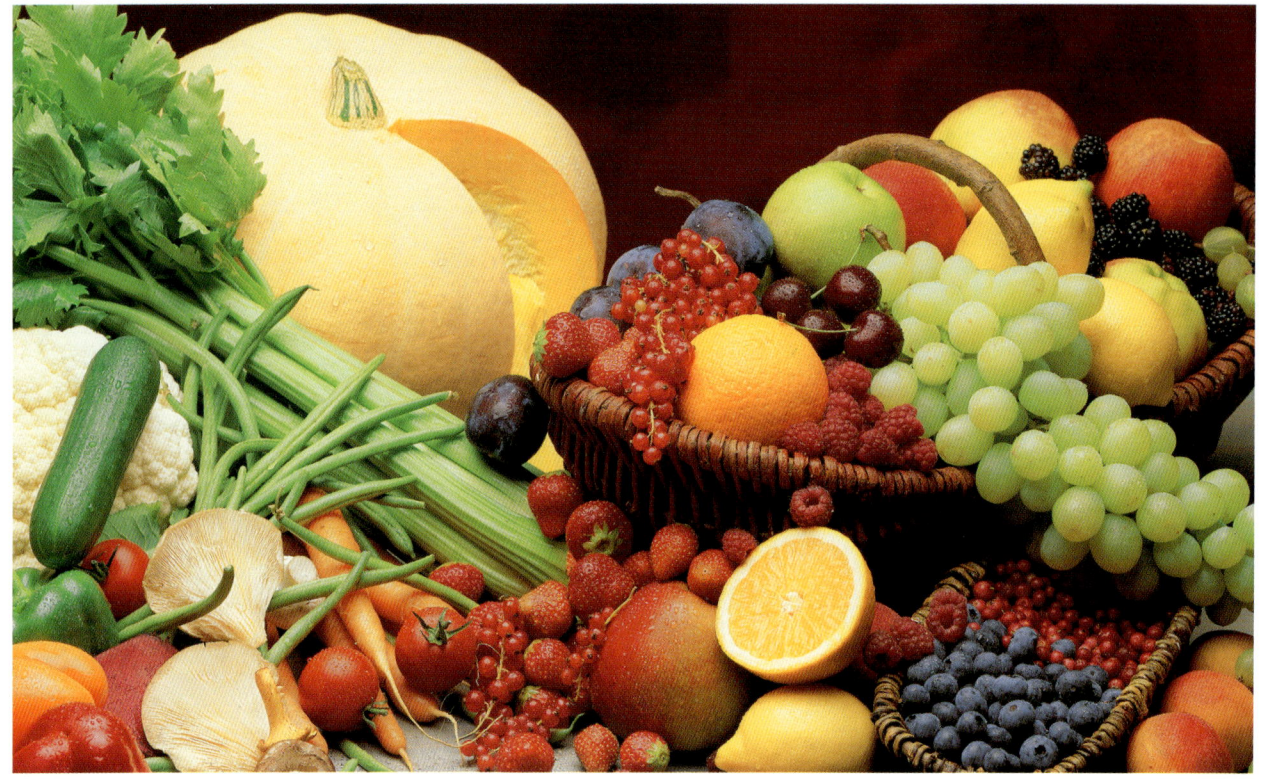

Wirkungsvolle Vitamine

Bioaktive Substanzen, Vitalstoffe, Wunder der Natur – wenn es um Vitamine, Spurenelemente oder Mineralien geht, kennen die Superlative keine Grenzen. Und das zu Recht!

Ohne diese Stoffe könnte unser Organismus nicht überleben. Wenngleich es sich manchmal um minimale Dosen handelt – Vitamin B_{12} brauchen wir zum Beispiel lebenslang nur so viel, wie ein Hirsekorn wiegt – halten sie uns fit, gesund, belastbar und ausgeglichen! Mit ein wenig Disziplin ist der Vitamin-Input auch kein Problem.

Geißel der Seefahrer

Wichtige Erkenntnisse über Vitamine, Mineralstoffe oder sekundäre Pflanzenstoffe hat die Forschung erst in den letzten Jahrzehnten gewonnen. Schon die Antike wusste, dass Skorbut sich durch die Gabe von Obst heilen ließ – aber welcher Stoff dies bewirkte war bis zum Beginn des 20. Jahrhunderts unbekannt. So ist die Obst-Therapie bereits im Eber-Papyrus von 1150 v. Chr. sowie in den Schriften des griechischen Arztes Hippokrates (5. Jh. v. Chr.) belegt.

James Cook führte auf seinen Entdeckungsreisen unter anderem Sauerkraut mit, um dem Skorbut unter seinen Leuten vorzubeugen. Dennoch fanden auf den oft monatelangen Fahrten im Zeitalter der Entdeckungen mehr Seeleute den Tod durch Skorbut, der sich als Zahnfleischbluten, starke Gelenkschmerzen, innere Blutungen und erhöhte Infektanfälligkeit bemerkbar macht, als im Kampf mit den Elementen oder feindlichen Eingeborenen.

Erst 1928 gelang es Albert Szent-Györgyi, aus Zitronensaft Askorbinsäure, das Vitamin C, zu isolieren, vier Jahre später gelang ihm dasselbe mit Paprika. Der Biochemiker ermittelte die chemische Struktur des Vitamins und erhielt 1937 den Nobelpreis für seine Entdeckung. Inzwischen kann man zwar davon ausgehen, dass alle Vitamine bekannt sind, aber die Suche nach gesundheitsfördernden Substanzen in der Nahrung geht weiter.

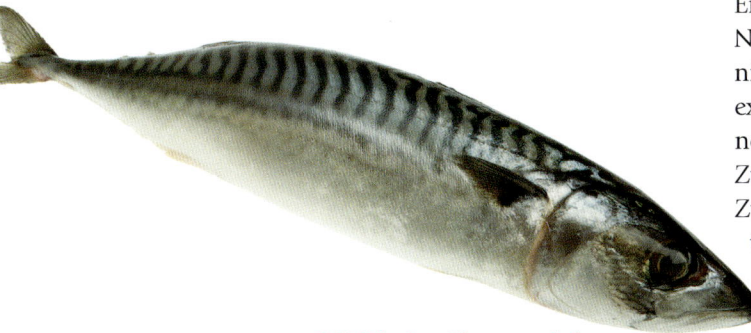

Der Unsterblichkeit näher gerückt

Viele Mangelerscheinungen, die immer noch als Befindlichkeitsstörung oder gar Krankheit behandelt werden, ließen sich durch gezielte Vitamingabe beseitigen. Die Herausforderung unserer Zeit heißt: Alles in der richtigen Menge und in ausgewogener Balance zu sich nehmen. Dann ist man auf dem besten Wege ein „Kreter" zu werden. Was nämlich die Unsterblichkeit betraf, stand das Inselvolk schon in der Antike den Göttern kaum nach. Und ein Blick in die Statistik beweist, dass sie bis heute die höchste Lebenserwartung aller Europäer haben.

Für die Bewohner der gebirgigen Insel in der Ägäis sind Herzinfarkt oder Krebs keine signifikanten Risikofaktoren! Was machen sie anders? Des Rätsels Lösung liegt zum Teil in ihren Kochtöpfen, denn dort finden sich Vitalstoffe satt. Ein Vorteil, von dem auch die Anhänger der gesamten Mittelmeerküche profitieren. Das südliche Savoir-vivre hält wenig Fleisch bereit, dafür reichlich Fisch, frische Salate und bunte Rohkost, gedünstetes Gemüse – man denke an die griechischen oder italienischen Vorspeisenteller! – und Kohlenhydrate in Form von Pasta, Reis, Polenta und Ähnlichem. Und zum Nachtisch bekommt man frische Früchte der Saison gereicht. Begleitet von viel Wasser und einem Glas Wein ist mediterranes Essen ein Fest für die Geschmackssinne und den ganzen Organismus!

Gute Figur dank Nährstoffdichte

Um ausreichend mit Vitaminen versorgt zu werden, gilt es auf eine gesunde und ausgewogene Mischkost mit hoher Nährstoffdichte zu achten. Obst und Gemüse sind die Lebensmittelgruppen mit der höchsten Nährstoffdichte, was bedeutet, dass sie im Verhältnis zu ihrem Energiegehalt die meisten lebensnotwendigen Nährstoffe liefern. Darüber hinaus sind sie – nimmt man die Hülsenfrüchte einmal aus – extrem kalorienarm. Selbst großzügige Portionen sind figurfreundlich – wenn man bei der Zubereitung mit dem Fett sparsam umgeht. Zu hohem Vitamingehalt in der Ernährung tragen auch die Gütesiegel Frische und schonende Zubereitung erheblich bei. Dagegen haben schnelle Fertigkost, weite Transportwege und lange Lagerzeiten zur Folge, dass die Vitaminmenge sich bis auf 60 Prozent reduziert. Daraus ergeben sich ein paar einfache Regeln:

- Salate, Gemüse und Obst frisch einkaufen, wo möglich direkt vom Erzeuger.
- Lange Lagerzeiten vermeiden.
- Obstsäfte kurz vor dem Verzehr selber pressen. So liefern sie mehr Vitamine und mehr Geschmack!
- Kalt gepresste Pflanzenöle (Olivenöl, Keimöl u. a.) sind vitaminreich, besonders mit Vitamin E versorgen sie den Körper.
- Bewegung, Sonne und frische Luft garantieren, ab einer halben Stunde aufwärts, die Bildung von Vitamin D in der Haut.

Volle Kraft voraus

Nur mit Vitaminen kommt unser Stoffwechsel auf Touren, nur bei ausreichender Zufuhr fühlen wir uns frisch und leistungsfähig. Diese Vitalstoffe sind beispielsweise dafür verantwortlich, dass Metalle wie Zink, Kupfer oder Eisen vom Körper verwertet werden können.

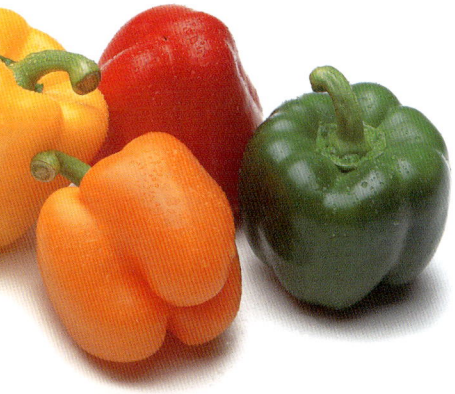

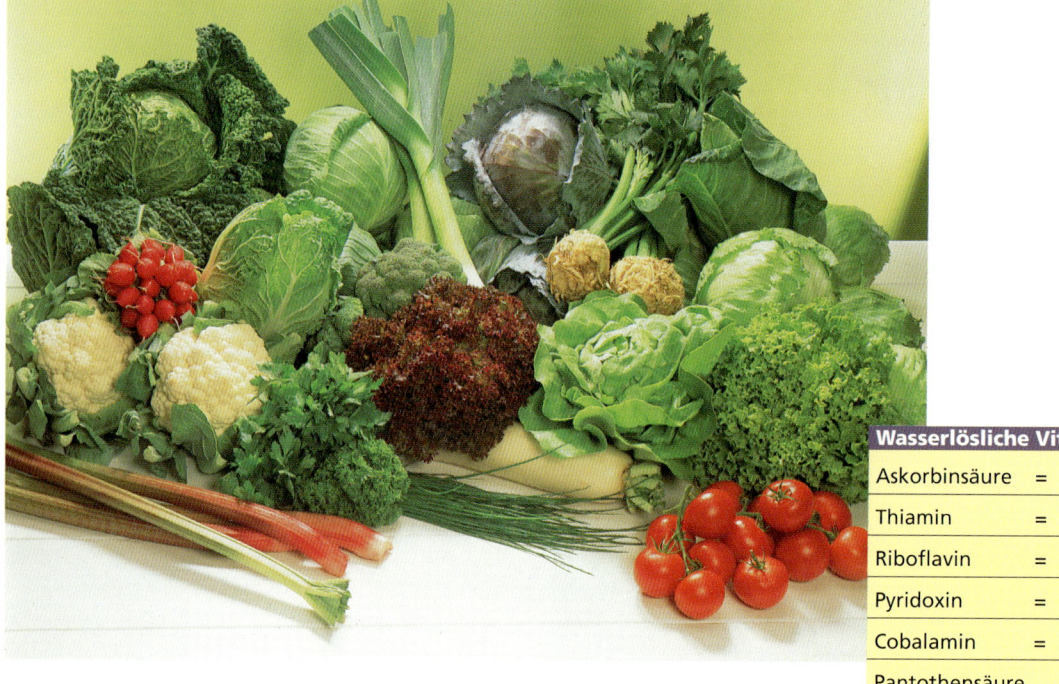

Wasserlösliche Vitamine		
Askorbinsäure	=	Vitamin C
Thiamin	=	Vitamin B$_1$
Riboflavin	=	Vitamin B$_2$
Pyridoxin	=	Vitamin B$_6$
Cobalamin	=	Vitamin B$_{12}$
Pantothensäure		
Niazin		
Biotin		
Folsäure		

Fettlösliche Vitamine		
Retinol	=	Vitamin A
(Beta-Carotin	=	Provitamin A)
Calciferol	=	Vitamin D
Tocopherol	=	Vitamin E
Phyllochinon	=	Vitamin K

Sie sind jedoch keine Energielieferanten, ihre Wirkung ist streng strukturspezifisch: Jedes einzelne Vitamin übt eine ganz bestimmte Wirkung aus, bereits geringste Veränderungen an seiner Struktur machen es wirkungslos.

Fett- oder wasserlöslich

Die Biostoffe Vitamine, sekundäre Pflanzenstoffe, Spurenelemente und Mineralien sind perfekt aufeinander abgestimmt und unterstützen sich gegenseitig. So bringen sie unser ganzes Immunsystem auf Vordermann. Es verwundert deshalb nicht, dass die Forschung mit diesem äußerst komplexen System große Mühe hatte. Erst 1948 waren sämtliche Vitamine identifiziert. Man unterteilt sie in zwei Hauptgruppen, je nachdem, ob sie in Fett oder Wasser löslich sind.

Wasserlöslich sind die B-Vitamine und das Vitamin C, sie können nicht gespeichert werden und müssen folglich Tag für Tag mit der Nahrung zugeführt werden. Als Coenzyme wirken sie bei der Energieerzeugung und am Eiweißstoffwechsel mit.

Die Vitamine A, D, E und K sind fettlöslich und reichern sich in den Zellen an. Hormonähnliche Eigenschaften weisen A und D auf, während das Vitamin E vor allem im Kampf gegen die Freien Radikale aktiv ist.

Der menschliche Organismus kann wie der tierische nur wenige Vitamine wie vor allem B$_{12}$ und D selbst herstellen. Die anderen müssen direkt oder indirekt über Pflanzen aufgenommen werden.

Frei und aggressiv

Bestimmte Stressfaktoren begünstigen das Entstehen Freier Radikale und legen dadurch Zellfunktionen lahm. Dagegen sind die besten Waffen Beta-Carotin, Vitamin E und C.

Schon die Bezeichnung Freie Radikale klingt bedrohlich. Tatsächlich handelt es sich um Sauerstoffatome und Oxide – also Sauerstoffverbindungen – die aggressiv geworden sind, weil ihnen ein Elektron abhanden gekommen ist. Diese unvollständigen, elektrisch nicht mehr neutralen Teile rauben nun jeder Substanz, auf die sie treffen, ein Elektron. Im Schneeballsystem erzeugen sie dadurch immer mehr Freie Radikale, und zwar überall dort, wo Sauerstoff für chemische Vorgänge benötigt wird – also im ganzen Körper. Das hört sich gefährlich an, ist aber ein ganz alltäglicher Vorgang, der zum Leben gehört wie das

Atmen. Unser Körper bildet bei ganz normalen Stoffwechselvorgängen sogar selbst Freie Radikale. Zellen des Immunsystems können mithilfe der Freien Radikale sogar unerwünschte Mikroorganismen abtöten.

Alkohol, ultraviolette Strahlung und Umweltschadstoffe begünstigen die Entstehung Freier Radikale, sodass wir ihnen heute wesentlich mehr ausgesetzt sind, als noch vor hundert Jahren. Ihrem Zerstörungswerk wird dadurch Tür und Tor geöffnet, unter anderem werden die empfindlichen Zellmembranen angegriffen, das Immunsystem beeinträchtigt und unsere Erbsubstanz geschädigt – der erste Schritt zu einer Krebserkrankung. Mangel an antioxidativen Vitaminen – den so genannten „Radikalfängern" A, C und E – sowie an bioaktiven sekundären Pflanzenstoffen lässt die Zahl der Freien Radikale ebenfalls explodieren.

Vor allem bei Stress reichlich dosieren

Richt- oder Referenzwerte für Vitamine lassen sich nur bedingt festlegen, zu sehr hängt der Bedarf jedes Einzelnen von der persönlichen Lebenssituation ab. Empfehlungen, wie sie etwa die Deutsche Gesellschaft für Ernährung gibt, enthalten einen Sicherheitszuschlag, der über den Mindestbedarf hinausgeht. Die Angaben sind Mittelwerte mit breiter Streuung nach oben und unten.

Für alle, die viel Stress ertragen müssen, ist es allerdings besonders wichtig, sich weit über den Tagesbedarf hinaus Vitamine zuzuführen. Schon ein einstündiger leidenschaftlicher Konflikt oder Gefühlsausbruch kostet den Stoffwechsel rund 300 Milligramm Vitamin C – dreimal so viel wie der empfohlene Tagesbedarf. Werden beispielsweise Verluste wesentlicher B_6-Vitamine nicht ausgeglichen, so kann es zu erheblichen Störungen im Eiweiß- oder Hormonstoffwechsel kommen.

Schau mir in die Augen Kleines!

Im legendären Kultfilm „Casablanca" lässt Humphrey Bogart seine Augen Bände sprechen – dabei spielt, nicht zuletzt in der Dämmerung, Vitamin A oder Retinol eine entscheidende Rolle. Indiz für eine Mangelerscheinung ist beispielsweise Nachtblindheit oder eine insgesamt schwankende Sehkraft. Unsere Augen sind häufig Dauerstress ausgesetzt: Die Arbeit am Bildschirm, lange Autofahrten, die Entspannung vor der Flimmerkiste oder das Lesen bei ungünstiger Beleuchtung fordern ständig Höchstleistung.

Dem kann in gewissem Ausmaß vorgebeugt werden. Ausreichende Versorgung mit Vitamin A schützt im Zusammenspiel mit den Vitaminen B_2 und B_6 sowie Selen und Zink die Zellen wirksam vor Freien Radikalen. Und die richtige Ernährung gewährleistet dies in ausreichendem Maße.

Der Spritzer Öl im Saft

Vitamin A ist also ein lebensnotwendiger Nährstoff, der überdies an der Abwehr von Viren und Bakterien ebenso aktiv beteiligt ist wie an der Zellerneuerung. Für die notwendige Zufuhr kann man sich getrost von Farben leiten lassen, denn mit dunkelgrünem, gelbem und rotem Obst oder Gemüse – Karotten, Spinat, Aprikosen, Brokkoli, Honigmelone usw. – nehmen wir die notwendigen Provitamine (Beta-Carotin) und Karotene auf. Diese Vorstufen des Vitamins gehen in der Darmwand oder der Leber durch Spaltung in Retinol über. Damit das Vitamin A leichter freigesetzt werden kann, sollte Gemüse immer mit etwas Fett

---

BIOAKTIVE SUBSTANZEN

Der Begriff fasst alle gesundheitsfördernden Substanzen zusammen, die nicht als Nährstoffe, also nicht zum Aufbau von Körpersubstanz dienen. Dazu gehören Vitamine, Ballaststoffe, sekundäre Pflanzenstoffe und Substanzen in milchsauer vergorenen Lebensmitteln Die Bezeichnung deutet schon auf die Tatsache hin, dass sie eine biologische Aktivität ausüben.

zubereitet werden. Deshalb nicht vergessen: Auch in den Karotten- oder Tomatensaft gehört ein kleiner Spritzer Öl!

Farbe als Überlebensstrategie

Karotene sind Farbstoffe, denen Pflanzen und Tiere ihre leuchtenden Farben verdanken. In der Natur eine klare Überlebensstrategie, denn Karotene unterstützen den Vorgang der Fotosynthese und gewähren Schutz vor schädlichen Mikroorganismen.

In tierischen Lebensmitteln findet sich Vitamin A besonders in der Leber, ferner in Milchprodukten wie Käse und Sahne und dem Eigelb.

Optimal versorgt

Wird Vitamin A nur über die Nahrung aufgenommen, dann hängt es von der zugeführten Nährstoffdichte ab, wie viele Moleküle ins Blut gelangen können. Wird das Vitamin zusätzlich in Tablettenform zugeführt, kann dies zu Schäden führen. Darauf sollten besonders Frauen im letzten Drittel einer Schwangerschaft achten. Denn das fettlösliche Vitamin A kann in den Körperzellen sogar in toxischen Konzentrationen angereichert werden. Überreicher Genuss von Obst oder Gemüse führt hingegen allenfalls zu Hautverfärbungen, wie man sie bei Kleinkindern beobachten kann, die besonders viel Karotten gefüttert bekommen.

Ein Platz an der Sonne

Ohne Sonne kein Leben. Wer sich in den Wintermonaten in der warmen Stube verkriecht, schlägt diese Erkenntnis in den Wind. Gerade in der trüben Jahreszeit ist Licht unentbehrlich für Gesundheit und Wohlbefinden; denn mithilfe der ultravioletten Sonnenstrahlen bildet unsere Haut den Stoff, der die Knochen stark macht: Vitamin D. Bei zu wenig Tageslicht, besonders in der dunklen Winterzeit, muss man damit rechnen, dass die Haut nicht genügend Vitamin D bilden kann. Dann können Antriebslosigkeit, pessimistische oder gar depressive Verstimmungen Ausdruck eines Vitamin-D-Mangels sein. Grünes Licht also für Luft- und Sonnenfans. So lange man sich vor Sonnenbrand schützt, ist sogar das Sonnenstudio im Winter eine gute Empfehlung! Ein Vitamin D-Mangel entsteht übrigens auch, wenn der Körper Fett nur schlecht verwertet, und ohne Gallensäuren beispielsweise gelangt kein Vitamin D ins Blut.

Menschen, die wenig an die Sonne und die frische Luft kommen, ist zum Ausgleich und als Vorbeugung ein Liter Milch pro Tag zu empfehlen! Auch Lebensmittel aus dem Meer liefern, wie die folgende Aufzählung zeigt, besonders viel Vitamin D. Es enthalten:

- 1 EL Lebertran   45 µg
- 200 g Lachsfilet   34 µg
- 80 g Matjesfilet   25 µg
- 200 g Rotbarschfilet   5 µg
- 70 g Seezungenfilet   3 µg
- 60 g Ei   1,5 µg
- 1 EL Margarine   0,4 µg
- 30 g Gouda   0,38 µg
- 250 ml Milch (3,5% Fett)   0,15 µg
- 1 EL Butter   15 µg

Eine Krankheit verliert ihre Schrecken

Vitamin D ist vor allem bekannt geworden, weil sein Mangel eine schlimme Kinderkrankheit verursacht: Rachitis, auch englische Krankheit genannt. Sie trat im Zeitalter der Industrialisierung besonders in englischen Städten als Volksseuche auf. Dass diese Mangelkrankheit die Menschheit in Zeiten der Unterversorgung schon vor Jahrtausenden be-

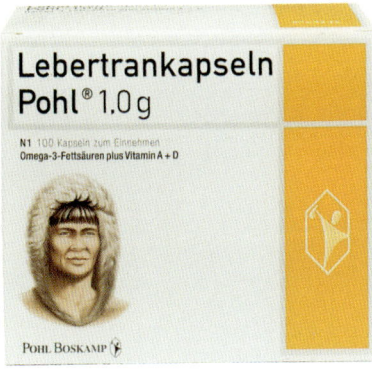

gleitet hat, konnten Archäologen durch paläopathologische Untersuchung deformierter Kinderskelette nachweisen. Mit der Gabe von Lebertran wusste man seit Beginn des 19. Jahrhunderts endlich gegen Rachitis anzugehen. Den positiven Einfluss der Sonne wies ein Jahrhundert später der Berliner Kinderarzt Kurt Huldschinsky in einem eher verzweifelten Experiment nach, denn ihm mangelte es in den Notzeiten des Ersten Weltkriegs wiederum an Lebertran. Mithilfe einer Höhensonne gelang es ihm, vier seiner kleinen Patienten in nur zwei Monaten zu heilen.

Die Erklärung des Phänomens folgte erst, als man in der menschlichen Haut eine Vorstufe von Vitamin D fand. Seitdem hat die Rachitis keine Chance mehr.

Unentbehrlich für die Knochenbildung

Das „Sonnenvitamin" ist das einzige, das unser Körper selbst herstellt, und zwar in der Haut. Die wichtigste Aufgabe seiner Moleküle besteht in der Aufnahme von Kalzium und Phosphat aus der Nahrung und im Einbau der Kalziumsalze in Knochen und Zähne. Kinder und Jugendliche, die Knochenmasse aufbauen, und Frauen in den Wechseljahren, die Knochenmasse verlieren, müssen unbedingt auf ausreichende Vitamin-D-Versorgung achten. Ein Defizit würde im wahrsten Sinne des Wortes „auf die Knochen" gehen.

Gelassenheit üben

„Probier's mal mit Gemütlichkeit …" Balou, der Bär aus dem Dschungelbuch, hat leicht singen, denn in Stresssituationen erweist sich das Nervenkostüm häufig als zu dünn. Und dann ist Kalzium gefragt, um die Reizübertragung in alle Nerven- und Gehirnzellen zu gewährleisten. Seine Absorption wird durch Vitamin D gesteigert. Wer zu Käse und anderen Milchprodukten greift, tut seinen Nerven Gutes und führt seinem Organismus sowohl Kalzium als auch Vitamin D zu!

Vitamin D beeinflusst den Energiestoffwechsel derart, dass bei Bedarf vermehrt Phosphat in die Muskeln eingebaut werden kann und beispielsweise Sportler leistungsfähig bleiben. Aber auch an der Übertragung von Hormonen, Wachstumsfaktoren und Neurotransmittern, die uns letztlich fröhlich und optimistisch stimmen, ist Kalzium beteiligt. Voraussetzung ist allerdings, dass das Sonnenvitamin D aktiviert wird.

Der Bedarf richtet sich nach Alter und Wachstumsphase, bei Kindern, Jugendlichen und Erwachsenen liegen die Empfehlungen zwischen fünf und zehn Mikrogramm. Da der Organismus diesen Stoff selbst produziert, stellt er in der Regel die erforderliche Menge auch selbst zur Verfügung.

Übermaß hat Konsequenzen

Auch Vitamin D kann aufgrund seiner Fettlöslichkeit im Organismus gespeichert werden, sodass es nur wohldosiert eingenommen wer-

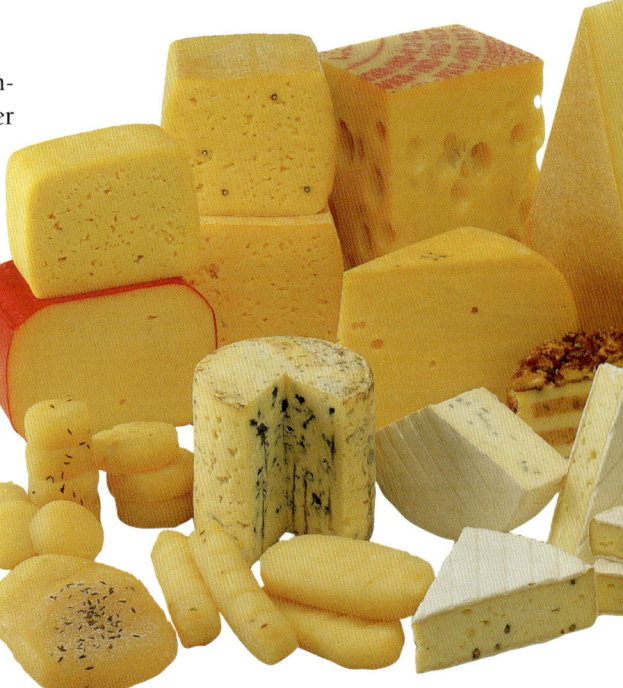

den sollte. Ein Übermaß hat Nebenwirkungen zur Folge, die von Übelkeit, Schwäche, Erbrechen bis hin zu Bewusstseinsstörungen reichen. Körpereigene Überproduktion von Vitamin D ist jedoch unmöglich. Endlose Sonnenbäder führen allenfalls zu anderen ernsthaften Schädigungen.

Schutz für den ganzen Körper

Hinter der Bezeichnung Vitamin E verbergen sich acht chemisch eng verwandte Stoffe: Vier so genannte Tocopherole und vier Tocotrienole. Diese Reihe fettlöslicher Verbindungen leitet sich von einem Grundkörper ab, der als Tocol bezeichnet wird. Der Name geht auf Griechisch „Tokos" zurück und bedeutet „Geburt", während „pherein" so viel wie „Träger" heißt.

Zu gerne möchte uns die Werbung aufgrund dieses Bedeutungszusammenhangs suggerieren, Vitamin E sei das Fruchtbarkeitsvitamin, doch damit werden nur falsche Hoffnungen geweckt – keine müden Männer!

Um dieses Vitamin rankt sich eine Reihe von Wundergeschichten, was sicher von der Tatsache herrührt, dass seine Funktionen und Wirkungsmechanismen im Organismus noch genau erforscht werden müssen.

Sicher ist jedoch: Vitamin E hat antioxidative Wirkungen, die zum Teil auch von anderen Antioxidanzien übernommen werden können. Die bei der Oxidation der mehrfach ungesättigten Fettsäuren auftretenden Freien Radikale werden durch das Vitamin E abgefangen und auf diese Weise werden die Zellmembranen geschützt.

Die Innenwände der Arterien werden widerstandsfähiger gegen Kalkablagerungen, das nachteilige LDL-Cholesterin wird vor Oxidation geschützt und lässt so Arteriosklerose gar nicht erst entstehen. Eine Schutzfunktion, die das Vitamin E auch für weitere lebensnotwendige Stoffe wie das Vitamin A, Hormone oder Enzyme übernimmt. Denn Fettsäuren, die den Freien Radikalen ausgesetzt sind, werden vernichtet, das heißt sie werden ranzig wie Butter. Oxidierte, ranzige Fettsäuren fließen nicht mehr mit dem Blut, sondern lagern sich im Gewebe ab. Altersflecke an den Händen sind beispielsweise ein Zeichen solcher oxidierter Fettsäuren.

Vitamin E schützt also viele Biostoffe vor Freien Radikalen und damit den gesamten Organismus.

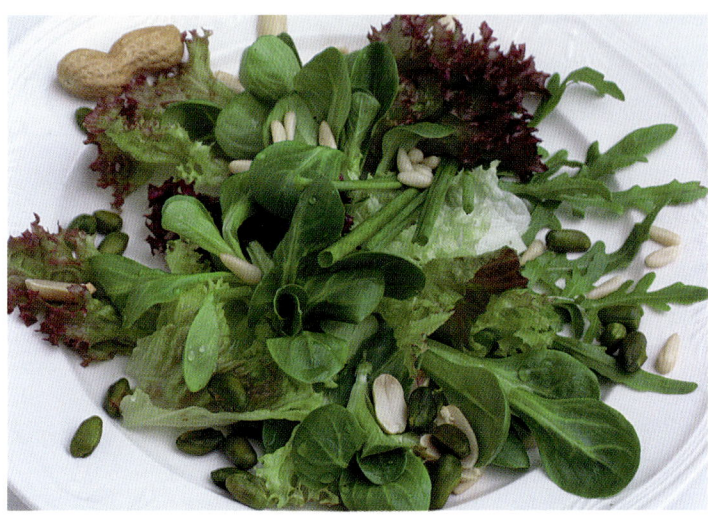

Lange Nächte besser überstehen

Die Müdigkeit nach einer durchfeierten Nacht mit Alkohol und Zigaretten resultiert unter anderem aus der Zerstörung von Milliarden roter Blutkörperchen, der so genannten Erythrozyten. Sie haben eine empfindliche Zellhaut, die auf Vitamin-E-Schutz besonders angewiesen ist. Die Vitamin-E-Moleküle legen sich vollständig um die Erythrozyten, sodass sie nicht beschädigt werden können. Zur Prophylaxe vor einer solchen Nacht kann man sich zum Beispiel eine Extraportion Sonnenblumenöl zuführen! Auf jeden Fall muss der Konsum von Alkohol und Zigaretten mit reichlich Vitaminen aus frischem Salat oder Nüssen ausgeglichen werden, und zwar nachhaltig. Ein paar Nusskerne in einem knackig-frischen Salat ergeben eine ideale Kombination. Zur Orientierung auch hier einige Lebensmittel und ihr Vitamin-E-Gehalt in Milligramm je 100 Gramm:

- Sonnenblumenöl   55,0
- Sojaöl   29,0
- Mandeln   25,0
- Walnüsse   20,8
- Margarine   13,5
- Erdnüsse   8,8
- Butter   1,6
- Vollkorngetreide   1,6
- Eier   1,2

Über seine Schutzfunktion für die Zelloberflächen hinaus unterstützt Vitamin E den Transport von Nähr- und Aufbaustoffen durch unseren Körper. Es fördert die Durchblutung, erhält den gesunden Zustand der Blutgefäße aufrecht und beugt Blutgerinnseln, also der gefürchteten Thrombose, vor. Sichtbar wird eine gute Versorgung mit Vitamin E am Hautbild, denn es ist mitverantwortlich für ein elastisches und starkes Bindegewebe.

Lichtscheu und hitzeempfindlich

Größter Feind des Vitamin E ist das Licht, aber auch große Hitze und Sauerstoff setzen ihm zu. Deshalb sollte auf industriell hergestellte Speiseöle verzichtet werden, denn ihr Verfeinerungsprozess zerstört bis zu zwei Drittel des natürlichen Vitamins. Kalt gepresste Öle sollten mit Rücksicht auf das lichtscheue Vitamin in getönten Flaschen gekauft und dunkel gelagert werden.

Alles eine Frage der Dosierung

Die empfohlene Vitamin-E-Menge beträgt für Kinder bis 14 Jahren sechs bis zwölf Milligramm, Erwachsene sollten 13 Milligramm zu sich nehmen. Schwangere und stillende Frauen haben einen erhöhten Bedarf, der bis 16 Milligramm reicht. Im Zusammenhang mit dem vermehrten Auftreten von Freien Radikalen wird eine Erhöhung der Dosierung diskutiert, viele Biochemiker empfehlen daher eine tägliche Einnahme von 15 Milligramm Vitamin E. Dringend ist jedoch von der Einnahme zusätzlicher Präparate abzuraten. Das Vitamin reichert sich sonst in so hohen Konzentrationen in den Körperzellen an, dass sich Störungen im Vitamin-K-Stoffwechsel ergeben können.

Da der Biostoff im Körper gespeichert werden kann, kommt Vitamin-E-Mangel nur selten vor. Aber woran erkennt man ihn gegebenenfalls? Hinweise geben Altersflecken, schlecht heilende Wunden, welke Haut, Herzkrankheiten, Müdigkeit oder auch Unfruchtbarkeit.

Nur ruhig Blut

Alles im Fluss! So oder ähnlich würde eine Meldung des Vitamins K an den Organismus lauten, denn es ist für ausgewogene Fließeigenschaften des Blutes zuständig. Zugleich bewahrt es uns davor, dass Schnitte, Kratzer oder Abschürfungen zum Problem werden. Ohne Vitamin K wäre der Körper nämlich nicht in der Lage, aus dem Gerinnungsprotein Thrombin das Prothrombin zu bilden – jene Substanz, die für die Blutgerinnung von entscheidender Bedeutung ist. Dieser Eigenschaft hat es das K im Namen zu verdanken, die Abkürzung von „Koagulation", was in diesem Zusammenhang so viel wie „Gerinnung" bedeutet. Entdeckt wurden dieses Vitamin und seine Bedeutung erst 1934, heute ist es besonders aus der Versorgung Frühgeborener nicht wegzudenken, deren Darm das Blutgerinnungs-Vitamin noch nicht herzustellen vermag.

Auch für den Einbau und die Verwertung von Kalzium spielt Vitamin K eine wichtige Rolle. Im Zusammenspiel mit anderen Vitaminen ist es an gesunder Knochenbildung, guten Zähnen und intakter Leberfunktion beteiligt, nicht zuletzt hält es uns vital.

Kleinste Mengen – große Wirkung

Vitamin-K-Mangel kommt selten vor. Ausgewogene Nahrungsaufnahme stellt auch hier sicher, dass der Bedarf gedeckt wird. Die folgenden Angaben in Mikrogramm verdeutlichen, wie viel in 100 Gramm der angeführten Lebensmittel enthalten sind:

● Sauerkraut	1540
● Rosenkohl	550
● Spinat	350
● Rotkohl	300
● Feldsalat	200
● Kopfsalat	200
● Brunnenkresse	200
● Sojabohnen	144

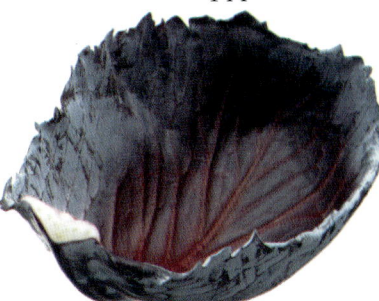

Unser Körper ist selbst bei einer Zufuhr von nur einem Millionstel Gramm je Kilogramm Körpergewicht noch ausreichend versorgt. Umso größer ist deshalb die Bedeutung eines gesunden Fettstoffwechsels für die Aufnahme des Vitamins.

Von größter Wichtigkeit ist eine intakte Darmflora, denn im Darm befindet sich die „Schaltzentrale" unseres Vitamins. Lieferanten von Vitamin K sind Gemüse, Salat, Eier, Milch und Milchprodukte. In Fleisch kommen nur sehr geringe Mengen davon vor.

Ein Defizit kann dennoch entstehen, wenn über längere Zeiträume Medikamente wie Antibiotika eingenommen werden müssen, die bekanntlich der Darmflora zusetzen. Hier hilft der Arzt bei der richtigen Dosierung. Symptome für ein solches Defizit können auffällig langsam heilende Wunden, extreme Müdigkeit oder ungewöhnlich starke Menstruationsbeschwerden sein.

Wie für alle fettlöslichen Vitamine gilt auch hier: Zusätzliche Gaben, etwa in Tablettenform, können erhebliche Schäden anrichten: Ein Überdosierung von Vitamin K kann zu Übelkeit, allergischen Hautreaktionen oder gar zu krankhaft verändertem Blutbild führen. Körpereigenes Vitamin K kann dagegen im Gewebe gespeichert werden und ist harmlos!

Beeinträchtigung durch Licht, Alkohol und Süßes

Im Gegensatz zu den anderen Vitaminen ist das fettlösliche Vitamin K recht widerstandsfähig. Sauerstoff und Hitze lassen es kalt. Nur auf Licht reagiert dieser Biostoff empfindlich. Dunkle Lagerung der entsprechenden Lebensmittel ist daher zu empfehlen. Keine Chance hat Vitamin K, wenn das Gleichgewicht im Darm durch Alkohol und Süßwaren gestört ist. Arzneimittel machen ihm den Garaus! Gleiches gilt für Konservierungsstoffe – ein Grund mehr, auf Dosen- und Fertigkost zu verzichten.

Macht müde Menschen munter

Auf der Hitliste der Lebensmittelproduzenten steht Vitamin C an erster Stelle – fast scheint es, als mache allein der Hinweis „Mit Vitamin-C-Zusatz" aus einem Fertigprodukt ein gesundes Nahrungsmittel. Immerhin: Wenn jemand Vitamin-C-Mangel attestiert wird, muss er extrem ungesund leben.

Als „Wächter unserer Gesundheit" übernimmt Vitamin C eine wesentliche Aufgabe im Organismus – dabei ist es sehr einfach aufgebaut. Dieser Struktur ist es zu verdanken, dass es schnell im Körper umgesetzt werden kann. Als Beobachter der Stoffwechselfunktionen entscheidet es, ob der Zelle Sauerstoff zugeführt werden muss oder nicht. Schon über die Mundschleimhaut gelangt es in geringen Mengen ins Blut und löst rasante Reaktionen in zahllosen Stoffwechselfunktionen des Organismus aus: Vitamin C ist mitverantwortlich für Glücksgefühle, für die Steigerung der Immunabwehr und die Erhaltung des Energieflusses.

Vital und leistungsfähig fühlen wir uns nur, wenn wir ausreichend mit diesem Vitamin versorgt sind. Dazu genügt es, dass wir uns von den Obst- und Gemüsesorten verführen lassen, die das ganze Jahr in allen Farben des Regenbogens bereithält. Von Apfel und Birne bis Zitrone und Zucchino enthalten sie alle Askorbinsäure, wenn auch in unterschiedlicher Konzentration. Zum Beispiel enthalten je 100 Gramm

DER KOHLRABI – VIELFACH VERKANNT

Im Gegensatz zu anderen Kohlgewächsen verzehrt man beim Kohlrabi nicht die Blätter, sondern die Sprossachse. Diese Knolle enthält genauso viel wertvolles Vitamin C wie Orangen und lässt sich vielseitig zubereiten. Sie schmeckt roh oder als Gemüse in Butter glaciert und mit Basilikum, Liebstöckel, weißem Pfeffer und Muskatnuss gewürzt. Viele unserer europäischen Nachbarn kennen dieses Kohlgewächs, dessen größte Anbauflächen in Deutschland liegen, kaum.

- Schwarze Johannisbeere   180 mg
- Paprikaschote   140 mg
- Brokkoli   110 mg
- Kiwi   100 mg
- Kohlrabi   66 mg
- Zitronensaft   51,3 mg
- Orangen   50,1 mg

Gut beschützt

Nicht nur für Seefahrer war eine Ernährung mit reichlich Vitamin C ein wirksamer Schutzschild gegen Skorbut, auch die Landbevölkerung profitierte von den Erkenntnissen über Anti-Skorbut-Mittel. Seither schickt man diesen Biostoff bewusst auf „Streife".

Das Aufrechterhalten unserer körperlichen Abwehrfunktionen ist seine wohl bekannteste Aufgabe. Und ohne sein Zutun hätten die so genannten Freien Radikale leichtes Spiel – mit Vitamin C hingegen werden ausreichend weiße Blutkörperchen gebildet, unsere Verteidigungsexperten. Mit Vitamin C ist das Immunsystem außerdem bestens gerüstet im Kampf gegen Viren, Parasiten und Mikroben. Darüber hinaus ist es beteiligt an der Bildung von Interferon, einem wichtigen Abwehrstoff.

Positiv Denken!

Die Bildung von Hormonen, Transmittern und Neurotransmittern wird durch die Zufuhr von Vitamin C stark beeinflusst. Mehr davon bedeutet beispielsweise eine höhere Ausschüttung von Noradrenalin – einem der Stoffe, die das Wohlbefinden und die Entspannung fördern und den Geist stimulieren. Ohne die Askorbinsäure keine Synthese von Noradrenalin und damit keine Übertragung der positiven Freuden- oder Glücksgefühle. Also nichts wie ran an die Zitronen, denn „sauer macht lustig!"

Noradrenalin, Adrenalin und Cortisol machen aktiv und helfen zusätzlich schlank zu werden. Ankurbeln kann man diesen Vorgang mit Vit-

amin C. Am einfachsten, indem über den Tag verteilt der Saft frischer Zitronen ins Mineralwasser gemischt wird.

Zerreißprobe für Vitalstoff

Als „Anti-Aging-Vitamin" kletterte das Vitamin C in der Hitliste der Vitamine schnell auf Position eins. Nicht zuletzt deshalb, weil es mit seiner Fähigkeit, bestimmte Eiweißbausteine zu elastischem aber unzerreißbarem Kollagen zu verbinden, für eine straffe Haut sorgt. Damit stützt unser Körper auch sein Bindegewebe und stabilisiert sämtliche Gefäßwände.

Teamarbeit

Taxi gefällig? Das schwerfällige Kalzium bildet mit der Askorbinsäure Komplexe, um schneller an seinen Einsatzort, insbesondere zum Zahnbein und zum Kieferknochen, zu gelangen. Mehr Vitamin C heißt also auch in diesem Fall: mehr Kraft für die Knochen! Einige Wissenschaftler setzen dieses Duo bereits zur Vorbeugung gegen Karies oder Zahnausfall ein: Vitamin C löst die kariesbildenden Bakte-

STARKE WIRKUNGEN, EMPFINDLICHE SUBSTANZ
Licht, Hitze, Sauerstoff, Feuchtigkeit, aber auch die Lagerung beeinträchtigen den Vitamin C-Gehalt eines Nahrungsmittels erheblich. Beim Garen reduziert er sich auf 40 Prozent, und bei ständigem Warmhalten der Speisen kann der Verlust sich gar auf 70 Prozent belaufen!

rien auf dem Zahnschmelz auf, während Kalzium Kieferknochen und Zähne kräftigt. Ob diese Kombination allerdings Zahnbürste und Zahncreme ersetzt, muss sehr bezweifelt werden.

Die Gruppe der B-Vitamine

Unter dem Namen B-Komplex fasst man eine Reihe wasserlöslicher Verbindungen mit unterschiedlichen Strukturen zusammen. Jedes dieser Vitamine wirkt streng strukturspezi-

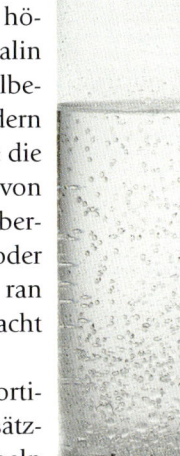

fisch, schon geringe Änderungen am Molekül verändern es zu einem Antivitamin oder machen es unwirksam.

Alle B-Vitamine werden in allen Zellen gebraucht und steuern als Bestandteile von Coenzymen wesentliche Vorgänge des Kohlenhydrat-, Eiweiß- und Fettstoffwechsels. Sie sind wasserlöslich, werden also nicht vom Körper gespeichert. Nur eine regelmäßige und ausgewogene Ernährung garantiert ihre ausreichende Zufuhr. Nimmt man zu viel B-Vitamine auf, werden sie durch die Nieren ausgespült.

Den alten Chinesen schon bekannt

Über die einzelnen Vertreter dieser Gruppe sollte man Folgendes wissen: Vitamin B_1 zählt zu den längst bekannten und best erforschten Vitaminen. Wie das oft so ist, hat der Mangel Geschichte geschrieben, was eine seiner Bezeichnungen verrät. Früher hieß Vitamin B_1 oder Thiamin auch Anti-Beriberi-Faktor. Beri-Beri ist die chinesische Bezeichnung für „Schafsgang", ein Krankheitsbild, bei dem die Beine des Betroffenen zunehmend versteifen und sein Gang dem der blökenden Vierbeiner immer ähnlicher wird. Das „Chinesische Drogenbuch" empfiehlt als Gegenmittel Ginseng, dessen Wurzel reichlich B_1 und B_2 enthält. Ende des 19. Jahrhunderts entdeckte man den Zusammenhang zwischen unausgewogener Ernährung und dieser Mangelerscheinung, die in Indien und Japan vor allem auf die einseitige Ernährung mit poliertem Reis zurückzuführen war. Erst 1926 gelang den deutschen Forschern Donath und Jansen die endgültige Reindarstellung.

Gut lachen mit Thiamin

Es geht uns auf die Nerven, und das ist gut so. Der Vitalstoff Thiamin oder Vitamin B_1 sorgt dafür, dass die Übertragung der Nervenbefehle an die Muskeln funktioniert und wir körperlich und mental fit bleiben! Thiamin kurbelt die Wundheilung und den Zellstoffwechsel an, darüber hinaus hat es Einfluss auf unsere Schmerzempfindlichkeit. Dieses Nerven- und Energie-Vitamin lässt uns nicht unbedingt vor guter Laune sprühen, aber gesundheitlich hat man gut lachen!

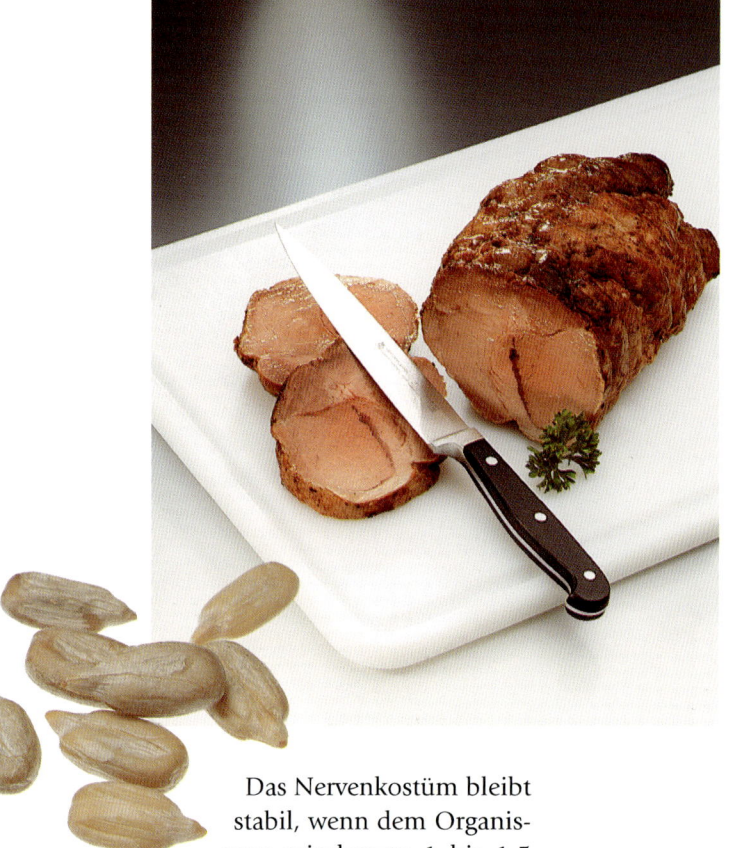

Das Nervenkostüm bleibt stabil, wenn dem Organismus mindestens 1 bis 1,5 Milligramm pro Tag zugeführt werden. Gespeichert werden kann dieses Vitamin nur, wenn es an Enzyme gebunden ist, hierfür wird eine Menge von ca. 30 Milligramm empfohlen. Nachstehende Aufstellung zeigt, in welchen Lebensmitteln wie viel Milligramm je 100 Gramm enthalten sind:

- Sonnenblumenkerne — 1,95
- Weizenkeime — 1,76
- Pistazien — 0,69
- Mageres Schweinefleisch — 1,8
- Korn geschält — 0,26
- Grütze — 0,28
- Vollmehl — 0,58
- Haselnuss — 0,40
- Naturreis — 0,40

Schlapp wie eine Marionette

Potenzielle Mangelkandidaten sind wir leider alle, denn die moderne Zivilisationskost, die so viel feines Weißmehl, geschälten Reis und reichlich Zucker enthält, ist der erklärte Feind von Vitamin B_1.

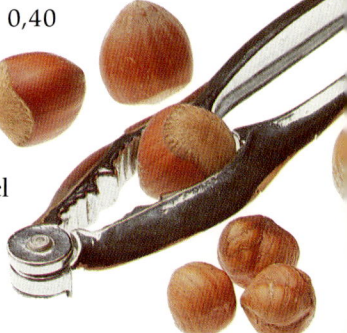

Allerdings kommt ein Vitamin B$_1$-Mangel sehr häufig verdeckt vor, erste Anzeichen wie Unruhe, Nervosität, Vergesslichkeit und Ähnliches sind einfach zu unspezifisch, um gleich entdeckt zu werden. Bei Symptomen wie Kribbeln oder Taubheitsgefühlen in Armen und Beinen sowie Muskelschwäche werden deutlich höhere Dosen benötigt. Erhöhte Zufuhr des Biostoffes wird außerdem allen über 35-Jährigen empfohlen, ebenso Kranken und Bettlägerigen sowie allen Menschen, die großem Stress ausgesetzt sind.

DAS GUTE STECKT IN DER SCHALE

Vitamin B$_1$ kommt hauptsächlich im Keim und in den Randschichten von Getreide vor. Auf geschälten Reis und Weißmehl sollte man deshalb weitest gehend verzichten!

Deckel zu und wenig Wasser

Zwar ist Thiamin besser haltbar als Askorbinsäure, aber auch ihm schaden längeres Kochen, zu viel Sauerstoff oder UV-Strahlen. Und hier gilt, wie übrigens für alle wasserlöslichen Vitamine: Bei der Zubereitung den Topf schließen und wenig Wasser benutzen, dennoch werden 20 bis 40 Prozent verloren gehen. Selbst beim Toasten von Brot machen sich schon 30 Prozent des Vitalstoffes auf und davon.

Ein Vitamin, das Farbe bekennt

Wer frische Milch genau betrachtet, bemerkt, dass ihr Weiß einen satten Gelbstich hat. Das hat nicht etwa mit Fett zu tun, vielmehr ist Vitamin B$_2$ oder Riboflavin dafür verantwortlich, das aufgrund seiner Farbe ursprünglich Lactoflavin genannt wurde, von lateinisch „lac", Milch, und „flavus", gelb. Im Zuge der weiteren Forschung zeigte sich jedoch, dass ein Teil dieses Stoffes aus Ribose, einer Zuckerart, besteht, dem trägt der heutige Name Rechnung. Auf ganz natürliche Art bringt dieses Vitamin Farbe ins Leben – und in unsere Lebensmittel, wovon die einschlägige Industrie gerne Gebrauch macht.

Heizt den Zellen ein

Bei den energieliefernden Oxidationsprozessen in der Zelle spielt Vitamin B$_2$ eine große Rolle. Es ist in jeder Körperzelle enthalten und setzt dort die Energieproduktion in Gang. Als Bestandteil vieler Enzyme ist es wesentlich an der Umwandlung von Fetten, Proteinen und Kohlenhydraten in Muskelarbeit beteiligt, deshalb gilt es als „Sportler-Vitamin". Darüber hinaus ist es für das Wachstum von Kindern sehr wichtig. Auch Heilungsprozesse der Haut und der Zustand von Nägeln und Haaren werden günstig beeinflusst. Wesentlich ist Vitamin B$_2$ auch für verschiedene Sehprozesse. Ferner ermöglicht es den Ausstoß von Stresshormonen, deshalb führt Dauerstress zu einem Mangel an Vitamin B$_2$ und zu mannigfachen Beschwerden. Der Vitaminkiller Stress erhöht den Bedarf an Riboflavin also stark.

Lieferanten und Dosierung

Auch Riboflavin kann unser Körper nicht selbst produzieren, es muss über die Nahrung aufgenommen werden. Neben Vollkornerzeugnissen, Eiern und dunklem Blattgemüse kommen besonders tierische Produkte in Betracht, etwa Innereien wie Leber und Nieren, ferner Fisch, Geflügel und vor allem Milch.

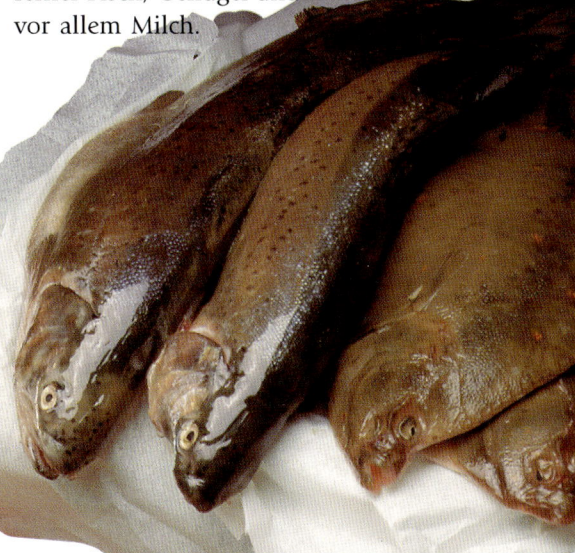

Stehen nämlich Milch und Milchprodukte täglich auf dem Speiseplan, dann ist der Vitamin-B$_2$-Bedarf problemlos gesichert. Selbst Trockenmilch und Molkepulver sind reichhaltige Riboflavin-Lieferanten.

Frauen werden pro Tag 1,5 Milligramm dieses Vitalstoffes empfohlen, jedoch steigt der Verbrauch infolge von Stress oder Ärger sprunghaft. Ebenso erhöhen Faktoren wie Rauchen, Alkohol und die Einnahme der Antibabypille den Bedarf an Vitamin B$_2$. Wie viel Milligramm welche Lebensmittel enthalten, zeigt die folgende kleine Tabelle. Die Angaben gelten für je 100 Gramm

- Kalbsleber   2,8
- Leberwurst   1,1
- Mandeln   0,78
- Pilze   0,42
- Frischer Lachs   0,37
- Vollkorngetreide   0,30
- Grünkohl   0,25
- Spinat   0,23
- Vollmilch   0,16

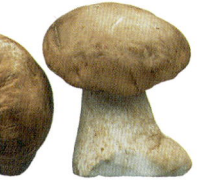 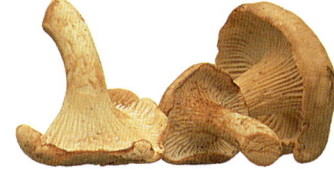

Männer benötigen zwischen 1,4 und 1,7 Milligramm Riboflavin – auch für sie gilt selbstverständlich, dass bei Stress oder erhöhtem Energieverbrauch durch sportliche Aktivitäten mehr zugeführt werden muss. Eine Bedarfssteigerung um 150 Prozent ist auch hier nicht selten.

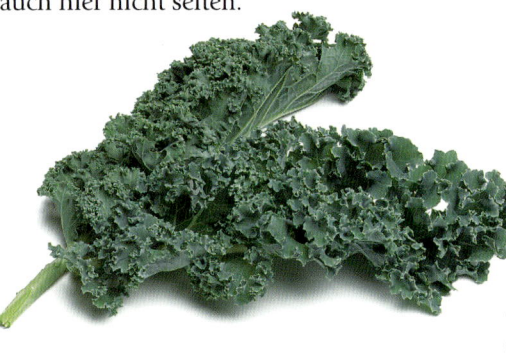

Gemeinsam sind sie stark

Da nur das reibungslose Zusammenspiel aller Vitamine der B-Gruppe eine optimale Versorgung garantiert, sollte bei ernährungsbedingtem Mangel auf ein Präparat zurückgegriffen werden, das möglichst alle B-Faktoren enthält. Hier hilft nur ein kritischer Blick auf die Packungsangaben oder eine Fachberatung.

Muntermacher Niazin

Kaum zu glauben, aber auch im Kaffee steckt ein Vitamin, allerdings nur ein einziges. Es trägt die Bezeichnung B_3 und den Namen Niazin. Kennzeichnend für diese Substanz ist ihre sehr einfache Struktur, die sie robust, flink und wendig macht. Im Körper wird sie für das Funktionieren des Stoffwechsels gebraucht, für die Verdauung,

eine gesunde Haut, starke Nerven und zur Kontrolle des Cholesterinspiegels.

Erdnüsse, Leber, Fisch, Geflügel und Eier enthalten besonders viel Vitamin B_3. Das auch in Vollkorngetreide und Mais enthaltene Niazin kann durch unseren Organismus nicht abgebaut werden. Jedoch ist der Körper in der Lage, Niazin aus der Aminosäure Tryptophan, also aus eiweißreicher Kost, selbst herzustellen. Wie man die Voraussetzungen dafür schaffen kann, zeigen die folgenden Angaben in Milligramm je 100 Gramm des betreffenden Nahrungsmittels:

- Bierhefe   35,6
- Erdnüsse   15,3
- Rinderleber   12,2
- Makrele   10
- Geflügel   9,6
- Lachs   6,8
- Grüne Erbsen   3,5

Niazinmangel kommt in Industrieländern nur sehr selten vor. Jedoch erhöht sich der Bedarf in der Schwangerschaft, bei Alkoholkranken und bei Patienten, die über längere Zeit Antibiotika einnehmen müssen. Symptome, die einen Mangel anzeigen, sind beispielsweise Müdigkeit, Hautprobleme, Schleimhautentzündungen, Nervosität und depressive Verstimmungen.

Einfach überall zu finden

Pantothensäure oder Vitamin B_5 wurde spät entdeckt – und kommt doch in jeder tierischen und pflanzlichen Zelle vor. Sie ist zwar lebenswichtig, zeitigt im Falle eines Defizits jedoch keine so dramatischen Mangelerscheinungen wie die anderen Vertreter der B-Vitamine.

NASCHEREIEN FÜR ZWISCHENDURCH
Erdnüsse und Trockenobst, etwa getrocknete Aprikosen, sorgen für einen Niazinschub zwischendurch. Verzichten sollte man auf Zucker, der das Vitamin angreift und seine Wirkung aufhebt. Besondere Beachtung muss man auch dem Zucker in Fertigprodukten schenken. Es lohnt sich, die Angaben auf der Verpackung immer genau zu studieren!

Der Pantothensäure verdanken wir allerdings unsere Beweglichkeit, da sie in ihrer Funktion als Coenzym für den Aufbau unseres Stützgewebes (Bindegewebe und Knorpel) wichtig ist. Bei Arthritis-Patienten wurden folglich niedrigere Pantothenwerte im Körper gemessen als bei gesunden Vergleichspersonen.

Als Bestandteil des Coenzyms A spielt Pantothensäure eine zentrale Rolle beim Stoffwechsel aller Nährstoffe. Sie sorgt unter anderem für den Zellaufbau, die Produktion von diversen Hormonen, körpereigenem Cholesterin und von Gallensäure.

Zuweilen wird die Pantothensäure auch als „Anti-Grau-Vitamin" bezeichnet, weil in ihre Zuständigkeit die Produktion der Pigmente in

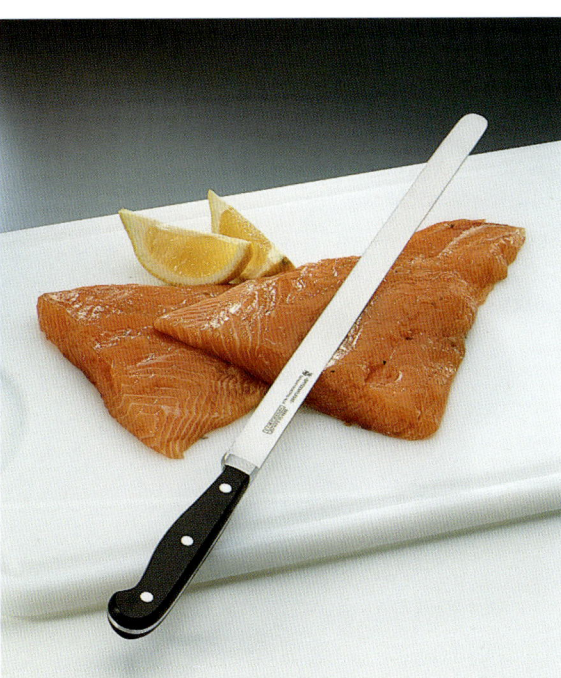

unseren Haaren fällt. Die Hoffnung der Forscher, damit ein Mittel gegen graue Haare gefunden zu haben, zerschlug sich aber schnell. Jedoch wird durch Pantothensäure der Haarwuchs angeregt. Daneben sorgt dieses Vitamin für die Erneuerung der Hautoberfläche und unterstützt insbesondere die Wundheilung.

Schwungvoll durch den Tag

Unser Tagesbedarf ist bereits mit durchschnittlich sechs Milligramm Pantothensäure gedeckt, nur für Leistungssportler und Stressge-

plagte sollte es etwas mehr sein. Diese Menge gilt, so die Deutsche Gesellschaft für Ernährung, auch für Schwangere und stillende Mütter.

Fehlt uns Pantothensäure, verlieren wir schnell an Schwung und fühlen uns, als hätte jemand den Stecker aus der Steckdose gezogen. Dafür ist die Beteiligung des Vitamins am Zitronensäurezyklus verantwortlich, einer chemischen Reaktion im Körper, die der reinen Energiegewinnung dient.

Warnsymptome eines Pantothensäure-Mangels

Ein Mangel an Pantothensäure kommt beim Menschen nur im Zusammenhang mit einem allgemeinen Defizit an B-Vitaminen vor. Die Haare werden dann frühzeitig grau oder fallen gar aus, auch kommt es häufig zu Gelenkschmerzen oder -steifigkeit. Symptome, die auf einen Mangel an Pantothensäure hinweisen, sind auch Risse in Mund- oder Augenwinkeln, Reizbarkeit, Nervosität und chronische Müdigkeit. Konsequente Ernährung mit den entsprechenden Lebensmitteln führt erstaunlich schnell zur Besserung dieser Beschwerden. Einige Lebensmittel und ihr Anteil in Milligramm je 100 Gramm:

- Hering   9,3
- Kalbsleber   7,9
- Hühnerleber   7,2
- Mungobohnen   3,5
- Steinpilze   2,7
- Kaviarersatz   2,6
- Echter Kaviar   1,4

FEINSCHMECKER AUFGEPASST!
Kaviar ist nicht nur eine Delikatesse – er enthält außerdem reichlich Pantothensäure. Dazu eine gute Nachricht für alle, die sparen müssen: Kaviarersatz enthält noch mehr als echter russischer Beluga!

Aus eins mach drei

Unter der Bezeichnung Vitamin B_6 fasst man heute drei Stoffe zusammen: Pyridoxin, Pyridoxal und Pyridoxamin. Unentbehrlich macht sich das Vitamin in über 50 enzymatischen Umsetzungen sowie im Stoffwechsel der Aminosäuren. Ohne Pyridoxin beispielsweise kann der Körper keine langkettigen Aminosequenzen (Proteine, Peptide und Polypeptide) bilden. Da das Vitamin B_6 eine zentrale Rolle im Aminosäuren-Stoffwechsel einnimmt, hängt der Bedarf vom gesamten Proteinumsatz ab. Nimmt man mehr als die empfohlene Menge Protein zu sich, sollte man auch die Vitamin B_6-Zufuhr erhöhen. Sonst droht am Ende gar ein Eiweißmangel!

Ein breites Wirkungsfeld

Zellteilung wäre ohne Vitamin B_6 unmöglich, deshalb wird es häufig auch als „Wachstums- und Schwangerschaftsvitamin" bezeichnet. Es ist ähnlich wie Vitamin A oder Niazin für die Wachstumsprozesse in der Kindheit und Jugend unentbehrlich.

Unser Immunsystem wird durch Pyridoxin ebenfalls gestärkt, denn durch seine tragende Rolle im Eiweißstoffwechsel ist es auch am Aufbau der proteinhaltigen Abwehrkörper beteiligt.

Gute Nerven und eine ausreichende Versorgung mit Vitamin B_6 stehen ebenfalls in direktem Zusammenhang, denn es steuert im Gehirn wichtige Stoffwechselfunktionen. Gleichzeitig hat es die Aufgabe, in den Körperflüssigkeiten für ein Gleichgewicht zwischen Natrium und Kalium zu sorgen, was wiederum für das Nervensystem von großer Bedeutung ist. Dann wären da noch die Nervenzellen, hier stimuliert B_6 die Glukoseversorgung. An Unterzuckerung, ernährungsbedingtem Glukosemangel im Blut, leiden in den Industrienationen zahlreiche Bevölkerungsgruppen. Betroffen sind in erster Linie Frauen, die während der Schwangerschaft oder in den Tagen vor der Menstruation einen erhöhten Bedarf haben.

Wann wie viel Vitamin B_6?

Bei gesunden Erwachsenen wird ein Bedarf von 1,2 bis 2,0 Milligramm pro Tag zugrunde gelegt, bei Schwangeren liegt der empfohlene Richtwert bei 1,9 mg/Tag. Die Dosis hängt davon ab, wie viel Eiweiß dem Organismus zugeführt wurde; denn je mehr Eiweiß, desto

mehr Vitamin B_6 wird benötigt! Zusätzliche Gaben sind außerdem angezeigt
- sobald es zu Stress irgendwelcher Art kommt
- bei Mattigkeit oder depressiven Verstimmungen
- vor der Regelblutung
- während Schwangerschaften und bei Einnahme der Pille

Hält sich bedeckt

Wasser, Hitze und Licht schaden dem Vitamin B_6. Milch, die in Flaschen aus hellem Glas transportiert wird, kann innerhalb weniger Stunden über 50 Prozent dieses Vitalstoffes durch Einwirkung des Sonnenlichts verlieren.

Beim Kochen ist auch hier darauf zu achten, dass nur kurz und mit wenig Wasser gegart wird. Einige der ins Kochwasser gewanderten B_6-Vitamine kann man allerdings wieder einfangen, indem man den Sud beispielsweise zur Soßenbereitung mitverwendet. Wichtige B_6-Lieferanten in Milligramm pro 100 Gramm Gewicht sind:

- Maisvollmehl   2,0
- Kalbsleber   0,9
- Weizenkeime   0,84
- Avocado   0,5
- Fisch   0,39
- Bananen   0,34
- Vollkorngetreide   0,17

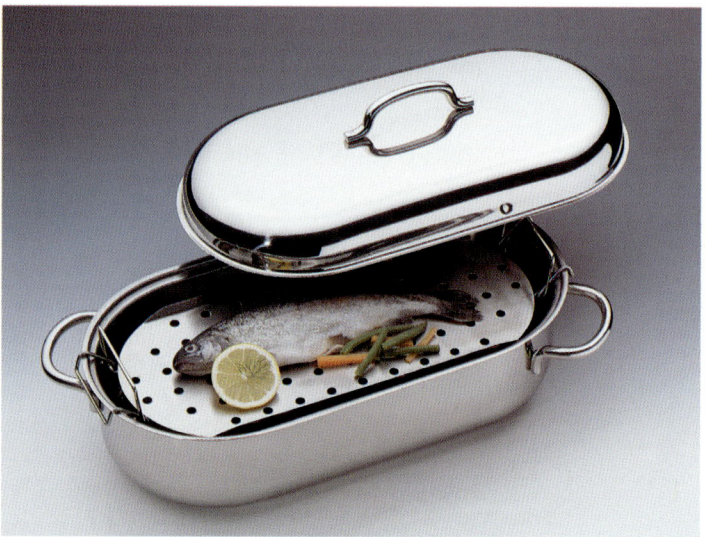

Rapunzels Geheimnis

Schade, dass uns das Märchen nichts über die Ernährungsgewohnheiten von Rapunzel erzählt. Vielleicht hätten wir dann alle so langes und kräftiges Haar. In Medizin und Wissenschaft ist der Vitalstoff Biotin seit langem als Haar- und Hautfaktor bekannt. Es hält die Haut regenerationsfähig und baut Haare und Nägel auf. Ihm kommt als Coenzym eine zentrale Rolle im gesamten Stoffwechsel zu. Es übermittelt den Muskeln die Impulse und beeinflusst die Leberfunktion. Zu finden ist es in jeder Zelle unseres Körpers. Maßgeblich ist es an einem stabilen Blutzuckerspiegel beteiligt, was im Hinblick darauf besonders wichtig ist, dass sowohl Gehirn- als auch Nervenzellen beständig Glukose benötigen. Die Folgen eines zu niedrigen Blutzuckerspiegels sind Nervosität, Antriebsschwäche oder gar Depressionen.

> **ACHTUNG GEGENSPIELER!**
> Sobald zu viel rohes Eiweiß konsumiert wird, spielt der Biotin-Haushalt verrückt. Eier, die weniger als vier Minuten gegart werden, enthalten nämlich einen Stoff namens Avidin, der die Biotin-Aufnahme hemmt.

Alles eine Frage des Milieus

Die Versorgung mit Vitamin H oder Biotin wird auf zwei Wegen gewährleistet. Einmal nehmen wir es über die Nahrung auf, zum anderen stellt der Körper es teilweise mithilfe der Darmbakterien selbst her, also ist es nicht essenziell. Wie hoch der Tagesbedarf ist, lässt sich noch nicht zuverlässig sagen. Empfohlen werden Kindern und Erwachsenen 30 bis 60 Milligramm Biotin pro Tag. Neuere Forschungsergebnisse deuten überdies darauf hin, dass dem körpereigenen Enzym Biotinidase eine wichtige Rolle bei der Freisetzung des in der Nahrung gebundenen Vitamin H zukommt.

Die Einnahme von Antibiotika oder Abführmitteln kann Störungen der Darmflora bewirken. Ohne intakte Darmflora ist aber die Biosynthese gestört und die Biotinproduktion gefährdet. Dann wird die Ernährung mit biotinreichen Lebensmitteln wichtig, und man sollte verstärkt zu Hefe, Leber, Eigelb, Tomaten, Sojabohnen und Kleie greifen. Bei anhaltenden Beschwerden und Verdacht auf gestörte Darmflora gilt es auf jeden Fall einen Arzt

zu befragen! Wie viel Mikrogramm Biotin 100 Gramm einiger Lebensmittel enthalten, zeigt folgende Aufstellung:

- Kalbsleber   102
- Sojamehl   63
- Walnüsse   37
- Erdnüsse   31
- Haferflocken   20
- Champignons   16
- Gegarte Linsen   13
- Vollkornnudeln   9

Bescheiden und lange Zeit unentdeckt

Die Entdeckung der Folsäure begann, wie so oft, mit einer Krankheit: „Bombay-Blutarmut" steht für eine besondere Form der Anämie bei Schwangeren. Die Einnahme von Hefeextrakten half den betroffenen Frauen, aber welcher Stoff da wirkte, ließ sich so leicht nicht ermitteln. Die Wissenschaft hat ihn zunächst einmal als Vitamin M bezeichnet. Erst 1941 erkannten Forscher die Wirkungsweise der Folsäure, ihre Beteiligung an Prozessen der Zellteilung und der Zellneubildung. Sie wird dem Vitamin B-Komplex zugeordnet und ist besonders in grünen Blättern reichlich vorhanden. Diesem Umstand hat das Vitamin seinen Namen zu verdanken, denn „folium" bedeutet auf Lateinisch Blatt.

Grünes Licht für die Zellteilung

Völlig zu Unrecht führt die Folsäure in unserem Bewusstsein ein Schattendasein, am ehesten rückt es Frauen ins Bewusstsein, die eine Familie planen oder schwanger sind. Ihnen wird es vorbeugend zu ihrem und zum Schutz des Ungeborenen vom Arzt verordnet.

Zentrale Bedeutung hat die Folsäure vor allem für Gehirn und Nervensystem, darüber hinaus ist sie ein unabdingbarer Bestandteil der Rückenmarksflüssigkeit. In engem Zusammenspiel mit Vitamin B_{12} ist sie verantwortlich für die Bildung der roten Blutkörperchen. Auch die für die Blutgerinnung unentbehrlichen Blutplättchen kommen ohne Folsäure nicht aus.

Weil unser Immunsystem auf schnellen Auf- und Umbau der Eiweißstoffe baut, fördert die

Folsäure die Bildung weißer Blutzellen. Die große Bedeutung des Vitamins manifestiert sich schließlich auch im Fortpflanzungsbereich, dort unterstützt es die Bildung der Nukleinsäuren RNS und DNS.

Die Mimose unter den Vitaminen

Folsäure möchte mit Samthandschuhen angefasst werden, denn ihre Verbindungen sind wasserlöslich, lichtempfindlich und hitzeanfällig. Soll die Folsäure im Gekochten wenigstens teilweise erhalten bleiben, dann darf das Nahrungsmittel nicht zu lange an der Luft oder im Wasser liegen bleiben, auch sollte man nur wenig rühren und den Topf immer zugedeckt halten! Das Ergebnis ist dennoch erschreckend: 60 bis 90 Prozent des Vitamins gehen verloren. Da hilft nur jede Menge Rohkost wie Spinat, Tomaten, Kohl, Gurken, Orangen und Weintrauben, auch mit Backwaren aus Vollkornmehl führt man sich Folsäure zu. Ebenso lädt man mit Weizenkeimen und Sojabohnen die Vorratskammern schnell wieder auf. Die folgende Tabelle zu rascher Orientierung gibt an, wie viel Mikrogramm der empfindlichen Substanz in je 100 Gramm der genannten Lebensmittel enthalten sind:

- Weizenkeime   520
- Getrocknete Sojabohnen   230
- Eigelb   154
- Fenchel   100
- Vollkorngetreide   98
- Rote Beete   95
- Spinat   60

Wechselspiel

Ein Folsäuredefizit wird häufig mit einem Mangel an Vitamin C oder B_{12} verwechselt, die beide eng an den Stoffwechsel der Folsäure gekoppelt sind. Erste An-

zeichen für ein Defizit können Zungenbrennen und -entzündungen, Durchfälle, Anämie und Hautveränderungen sein. Bei Kindern kann es zu Wachstumsstillstand und verzögerter Pubertät kommen. Mehr als die Hälfte aller Schwangeren leiden unter einem Folsäure-Defizit, da der Fötus vorrangig mit diesem Vitamin versorgt wird. Schwere Schädigungen zieht es nach sich, wenn auch das Ungeborene unterversorgt wird.

Vitamin mit eigenem Transportunternehmen

Als Cobalamine oder Vitamin B_{12} werden verschiedene Verbindungen bezeichnet, die ein Kobaltatom im Zentrum eines porphyrinähnlichen Ringes enthalten. Noch hat die Biochemie nicht herausgefunden, warum das Spurenelement

VORTEIL PFLANZLICHER NAHRUNGSMITTEL
Viele Menschen leiden unter Folsäuremangel, ohne es zu wissen! Unser Organismus tut sich nämlich mit der Folsäureverwertung in tierischer Kost schwer. Mit reichlich pflanzlicher Ernährung entgeht man dieser Gefahr. Wenn Antibabypille, Antibiotika oder Schlafmittel eingenommen werden oder viel Alkohol konsumiert wird, leidet der Organismus besonders schnell unter Folsäuremangel!

Kobalt in dieses Vitamin, und damit sowohl in die tierische als auch menschliche Körperzelle, eingebaut ist.

Ein Problem stellt Vitamin B_{12} insbesondere für Vegetarier dar, denn es ist ein „Fleisch-Vitamin". Eine ovo-laktovegetabile Ernährung wäre die beste Alternative. Wer auch tierische Produkte wie Milch und Eier verschmäht, steuert leicht einem Defizit entgegen. Allerdings ist Vitamin B_{12} auch in Lebensmitteln wie Sauerkraut und Kefir enthalten. Mit Tempeh und Miso, traditionellen Sojaprodukten aus Japan

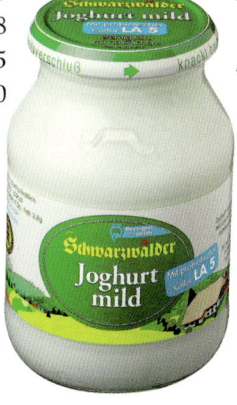

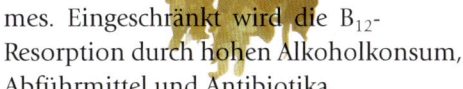

und Indonesien, oder auch mit Brottrunk kann die Vitamin-B-12-Zufuhr zusätzlich unterstützt werden.

Kein anderes Vitamin hat es übrigens so schwer, vom Organismus resorbiert zu werden, denn die mit der Nahrung aufgenommenen Cobalamine werden im Magen durch den so genannten „Intrinsic factor" gebunden. Diese Eiweißsubstanz wird in der Magenschleimhaut gebildet, erst sie ermöglicht die Aufnahme des Vitamins im Darm.

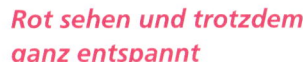

Rot sehen und trotzdem ganz entspannt

Als Coenzym übernimmt Vitamin B_{12} zahlreiche Aufgaben, vor allem ist es aktiv am Stoffwechsel von Eiweiß, Fett und Kohlenhydraten beteiligt. Dabei steht es in enger Verbindung mit den B-Vitaminen Pantothensäure und Folsäure sowie mit Vitamin C. Somit wirkt es sich günstig auf die Blutbildung, das Wachstum und den Aufbau der Zellkernsubstanz aus. Folglich strömt einerseits immer frisches Blut durch unsere Adern, andererseits sorgt B_{12} gemeinsam mit der Folsäure für die Bildung des Nervenstoffs Cholin. Dieses B-Vitamin bewirkt, dass Cholesterin dünnflüssig und funktionsfähig ist. Unsere Gehirnzellen werden auf diese Weise jung erhalten, sodass wir den Alltagsstress bewältigen.

Die Vielseitigkeit dieses Vitamins scheint keine Grenzen zu kennen, denn auch bei der Umwandlung der Carotene in Vitamin A sowie beim Aufbau des Fettkillers „Karnitin" wirkt es mit. Neueste Studien belegen zudem, dass Vitamin B_{12} sogar beim Knochenbau zum Einsatz kommt. Damit bekommt es besonders für Kinder sowie für Frauen nach den Wechseljahren erhöhte Bedeutung.

Voraussetzung für die Aufnahme des Alleskönners im Körper sind eine intakte Leber und gesunde Schleimhäute des Magens und des Dar-

mes. Eingeschränkt wird die B_{12}-Resorption durch hohen Alkoholkonsum, Abführmittel und Antibiotika.

Mangelerscheinungen wie Blutarmut oder Störungen des Nervensystems sind sehr selten geworden und wenn, dann treten sie erst im Alter auf. Mit der in Mitteleuropa üblichen Ernährung werden Mengen zugeführt, die weit über der empfohlenen Tagesdosis von 3 bis 4 Mikrogramm liegen. Wer ein Übriges tun will, kann hin und wieder Sushi essen, denn roher Fisch, kalter Reis und Gemüse sind eine wahre Wunderwaffe gegen Mangelerscheinungen. Gerade Meerestiere verfügen über reichlich Vitamin B_{12}. Hier noch die Werte in Mikrogramm für 100 Gramm einiger anderer Lebensmittel, die viel Vitamin B_{12} liefern:

- Entenleber — 68
- Hühnerleber — 37,2
- Leberwurst — 23,4
- Austern — 18,2
- Forelle — 7,4
- Fleisch — 2,4
- Milch — 0,3
- Jogurt — 0,3

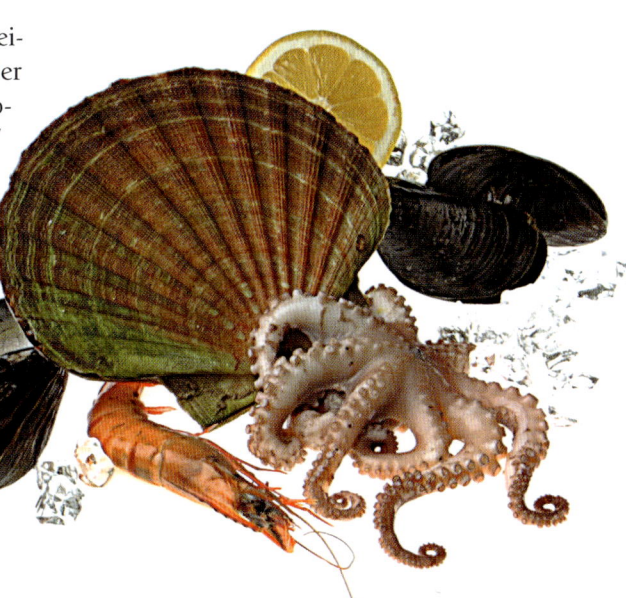

Süß-saure Möhren

Reich an Beta-Carotin ist dieses Rezept auch ein gutes Beispiel dafür, wie man einem altbekannten Gemüse eine überraschend neue Geschmacksrichtung geben kann. Das gilt besonders, wenn man die Möhren auf Rucola serviert. Die Zutaten:

- 600 g junge Möhren mit Grün
- 150 ml Gemüsebrühe
- 100 ml frisch gepresster Orangensaft
- 2 EL Honig
- 300 g Endivien- oder Friséesalat
- 4 bis 5 Stiele frische Kräuter
- 3 EL Balsamico-Essig
- 1 EL kalt gepresstes Olivenöl
- Jodsalz, schwarzer Pfeffer

Möhren gründlich waschen, das Grün bis auf 1 cm abschneiden und beiseite legen. Die Möhren nach Belieben schälen oder schaben. Gemüsebrühe mit 3 EL Orangensaft, 1 EL Honig und etwas Salz und Pfeffer erhitzen. Möhren darin bei schwacher Hitze zugedeckt in etwa 10 Minuten knackig garen, anschließend etwas abkühlen lassen.

In der Zwischenzeit den Salat putzen, waschen und trockenschleudern. Die Möhrengrün-Blättchen von den Stielen zupfen und unter den Salat mischen. Den Balsamico-Essig mit dem restlichen Orangensaft, Honig, Öl, etwas Salz, Pfeffer und 5 EL Möhrensud zu einer Marinade verrühren. Die Möhren aus dem Sud heben, abtropfen lassen und auf dem Salat anrichten. Alles mit der Marinade beträufeln und mit etwas fein gehacktem Möhrengrün bestreuen.
(pro Portion 92 kcal; 3 g Fett; 2 g Eiweiß; 14 g Kohlenhydrate)

Vitaminteller mit Landrahm-Dip

- 4 Stücke Putenbrust à 100 g
- 20 g Butter
- 4 kleine Zucchini
- 8 kleine Tomaten
- je 2 gelbe und grüne Paprikaschoten
- 4 Frühlingszwiebeln
- 200 g Landrahm
- 8 EL fettarme Milch
- Basilikum
- Salz, weißer Pfeffer, schwarzer Pfeffer aus der Mühle

Das Putenfleisch kalt abspülen, trockentupfen, mit weißem Pfeffer einreiben und in der heißen Butter in einer beschichteten Pfanne von beiden Seiten je drei bis fünf Minuten knusprig braten, dann salzen. Die Zucchini und die Tomaten in Scheiben, die Paprikaschoten in dünne Spalten schneiden. Landrahm cremig rühren, nach und nach Milch und Zitronensaft zugeben und den Dip mit Salz und schwarzem Pfeffer abschmecken. Putenbruststücke in Scheiben schneiden, mit Tomaten, Zucchini und Paprika und dem Landrahm-Dip auf einem Teller anrichten. Frühlingszwiebeln in dünne Ringe schneiden und darüber streuen. Mit Basilikumblättchen garnieren.
(pro Portion 388 kcal; 23 g Fett; 32 g Eiweiß; 14 g Kohlenhydrate)

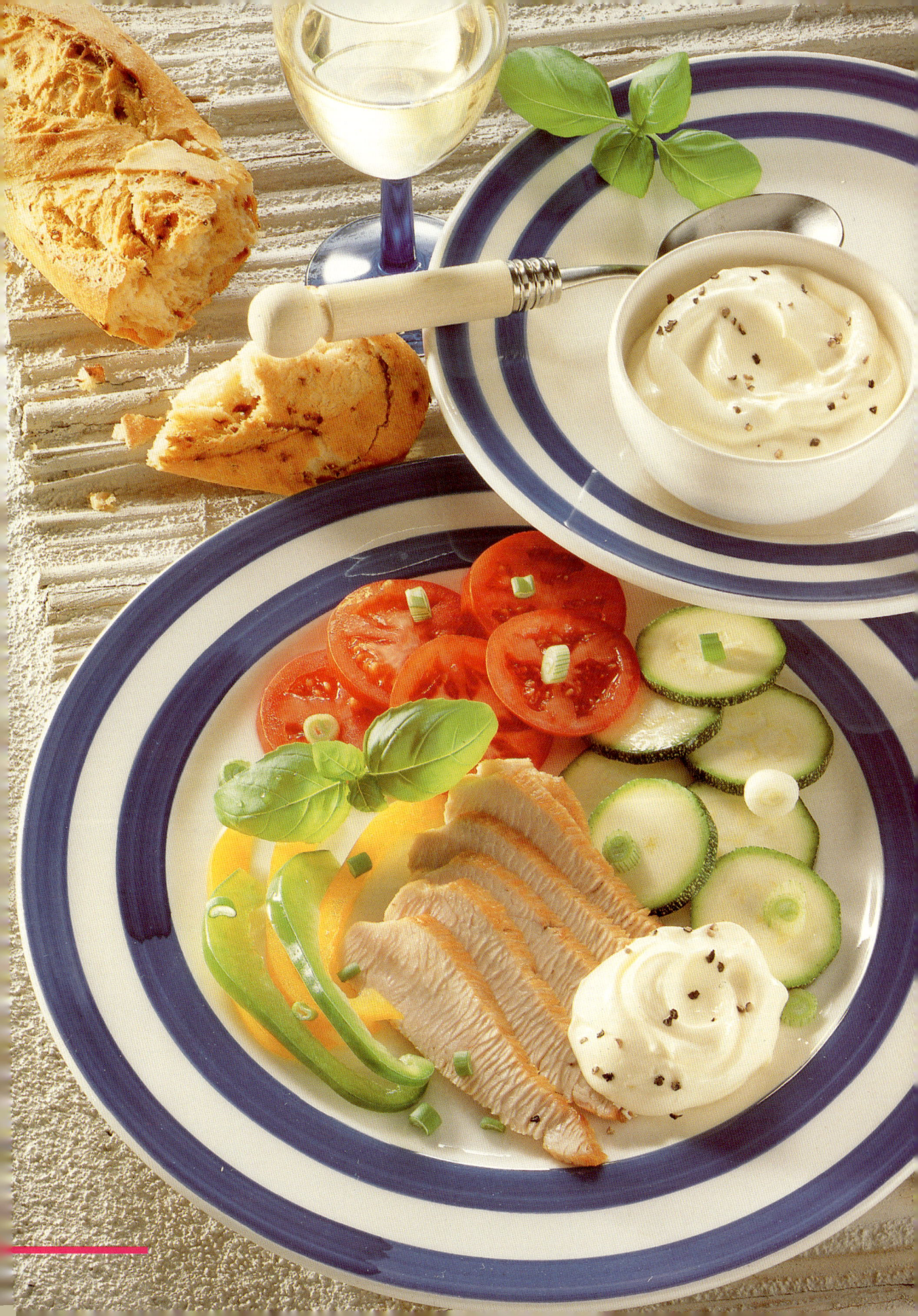

Champignon-Leber-Pfanne

Eine zarte Delikatesse, mit der Sie sich nebenbei Vitamin A aus der Leber und Vitamin H aus den Champgnons zuführen.

- 75 g Champignons
- ½ Bund Lauchzwiebeln
- 50 g Kirschtomaten
- 70 g Puten- oder Hähnchenleber
- 1 EL Butter
- 2 Salbeiblättchen
- 50 ml süße Sahne
- Meer- oder Jodsalz, schwarzer Pfeffer aus der Mühle

Die Champignons nicht waschen, sondern vorsichtig mit Küchenpapier abreiben, Lauchzwiebeln und Kirschtomaten waschen. Tomaten halbieren, Zwiebeln in Ringe schneiden. Leber abspülen, trockentupfen und in mundgerechte Stücke zerteilen. Butter erhitzen, Leber und Pilze darin anbraten. Zwiebeln und Salbei zugeben und zwei Minuten mitbraten. Mit Salz und Pfeffer würzen. Sahne angießen und weitere zwei Minuten schmoren. Zum Schluss die Tomaten unterheben und nochmals mit Salz und Pfeffer abschmecken.

Rote Grütze

In Dänemark hat dieses erfrischend leichte Dessert fast den Rang eines Nationalgerichts, hierzulande verliert es ganz unverdient an Bekanntheit und Beliebtheit, je weiter man nach Süden kommt.

- 500 g gemischte Beerenfrüchte oder entsteinte Kirschen
- 200 g Zucker
- ⅜ l Wasser (etwas Fruchtsaft untermischen, falls vorhanden)
- 1 EL Stärkemehl
- 50 g gehackte Mandeln
- 1 EL kalte Butter
- 1 Prise Salz

Die Beeren verlesen und waschen, in einem Topf zusammen mit dem Wasser, Zucker und der Prise Salz zum Kochen bringen und aufwallen lassen. Das Stärkemehl in etwas kaltem Wasser verquirlen, unter die gesüßten Beeren rühren und alles aufkochen lassen. Vom Herd nehmen und die Mandeln zufügen. Die Grütze in eine Schüssel füllen und kaltstellen.

Man serviert diesen unvergleichlichen Sommergenuss mit Milch oder Sahne, als Krönung für besonders Anspruchsvolle passt natürlich auch ein Klecks Schlagsahne obenauf!

TIPP
Von allen Beeren enthalten die sauren Sorten, wie die Johannisbeeren, das meiste Vitamin C.

WEITERE REZEPTE

Gebratene Auberginen

Eine fernöstliche Zubereitung mit dem geheimnisvollen Namen Semur terong. Das klingt nicht nur wie eine Zauberformel, sondern erweist sich dank ausgewogener Zusammensetzung als höchst wirksam im Kampf gegen die Freien Radikale.

- 2 mittelgroße Auberginen
- 2 Zwiebeln
- 2 Knoblauchzehen
- 1 kleine Salatgurke
- 1 Fleischtomate
- 2 EL gutes Sojaöl
- 1 TL Sambal œlek (rote Pfefferpaste)
- 1 TL Rohzucker
- je 2 EL Ketschup Asin, Hühnerbrühe und Zitronensaft
- glatte Petersilie oder Koriandergrün
- Vollmeersalz

Die gewaschenen Auberginen in 2 cm dicke Scheiben schneiden, mit Salz bestreuen und zehn Minuten ziehen lassen. Zwiebeln und Knoblauch schälen, sehr fein hacken. Ungeschälte Salatgurke und gehäutete entkernte Tomate in etwa 1 cm große Würfel schneiden. Auberginenscheiben mit Küchenkrepp trockentupfen. Öl im Wok oder einer tiefen Bratpfanne erhitzen, Zwiebeln und Knoblauch darin goldgelb braten. Auberginen portionsweise zufügen, auf beiden Seiten anbraten. Aus dem Wok nehmen und warmstellen. Die Gurken- und Tomatenwürfel sowie alle Gewürzpasten ins Bratfett geben und unter Rühren braten. Die Hitze reduzieren, Auberginen vorsichtig zugeben und in der sämigen Soße mehrmals wenden. Mit glatten Petersilien- oder Korianderblättchen bestreut servieren. Als Beilage passt Reis oder Krabbenbrot.

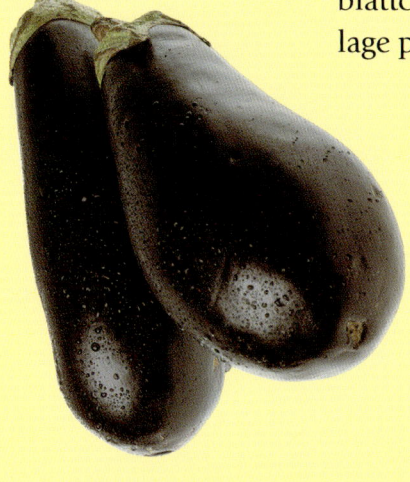

Mineralien auf der Spur

Leicht wird übersehen, dass unser Organismus Mineralstoffe und Spurenelemente genauso dringend benötigt wie etwa Vitamine. Und wie die meisten Vitamine werden auch diese anorganischen Stoffe nicht vom Körper selbst hergestellt, sondern müssen mit der Nahrung aufgenommen werden.

Spurenelemente werden sie deshalb genannt, weil sie nur in „Spuren" im Organismus vorkommen, pro Kilogramm Körpergewicht weniger als 50 Milligramm! Vom Spurenelement Chrom beispielsweise benötigen wir am Tag nicht mehr als ein zehntausendstel Gramm!

Lebenswichtig im Zusammenspiel mit Vitaminen

Die übrigen sieben Mineralstoffe – Chlor, Kalium, Kalzium, Magnesium, Natrium, Phosphor und Schwefel – gehören zu den so genannten Mengenelementen, die zu mehr als 50 Milligramm pro Kilogramm Körpergewicht vorkommen. Sie alle sind wichtige Baustoffe und erfüllen im Zusammenspiel mit Vitaminen lebenswichtige Aufgaben.

Freigesetzt werden die Mineralstoffe im Verdauungsprozess durch Enzyme, und nur mithilfe von Aminosäuren gelangen sie ins Blut. Entscheidend ist also, dass ausreichend Trägerproteine zur Verfügung stehen, folglich unterstützt ausreichende Eiweißzufuhr die Resorption der Mineralstoffe.

TIPP

Mineralien retten!
Gemüse geben beim Kochen oder Garen Mineralien ab. Dieser zwangsläufige Verlust lässt sich teilweise ausgleichen, indem man den mineralstoffreichen Sud für Suppen, Soßen oder Marinaden verwendet. Das verspricht immer auch geschmacklichen Zugewinn.

Fit mit 7 Mineralstoffen

Bei Sportlern kommt es leicht zu Defiziten, da Mineralstoffe über den Schweiß in hohen Konzentrationen ausgeschieden werden. Die wichtigste Gegenmaßnahme besteht in reichlicher Flüssigkeitszufuhr. Besonders mineralstoffreiches, mit Apfelsaft gemischtes Mineralwasser ist empfehlenswert – übrigens wirksamer als jeder ISO-Drink!

Im Zusammenspiel mit einer ausgewogenen Ernährung sind die Reserven schnell wieder aufgefüllt. Die sportlich Aktiven haben dann einen agileren Stoffwechsel und verbrennen mehr Kalorien, verbrauchen aber mehr Vitalstoffe. Leistungssportler sollten deshalb zur Sicherheit ihren Mineralstoffspiegel immer wieder kontrollieren lassen. Im Übrigen gelten für Breitensportler und Menschen, deren Arbeit im Denken besteht, fast identische Ernährungsempfehlungen: morgens frisches Obst, Milchprodukte und Haferflocken, dazu regelmäßig Eiweiß ohne viel Fett, damit die Muskeln gut mit Aminosäuren versorgt sind. Natürliche Kohlenhydrate aus Vollkornprodukten, Nudeln, Reis, Obst und Gemüse halten darüber hinaus den Blutzuckerspiegel konstant, sodass unser Gehirn nicht auf Reserven, etwa das Muskeleiweiß, zurückgreifen muss. Wertvolle ungesättigte Fettsäuren, wie sie zum Beispiel in Olivenöl enthalten sind, senken die Blutfette und den Blutdruck und stärken das Herz-Kreislauf-System.

Wann ist eine Mineralstoff-Therapie sinnvoll?

Im Zuge einer lang andauernden Diät, in der Schwangerschaft oder Stillzeit, oder bei spezifischen ernährungsbedingten Krankheitserscheinungen, kann eine gezielte Therapie mit Mineralstoffen angezeigt sein. Sie muss aber vom Arzt zusammengestellt werden, damit kein Missverhältnis zwischen Mineralien und Spurenelementen entsteht, die sich dann gegenseitig blockieren.

In enger Wechselbeziehung

Natrium und Chlor bzw. Chlorid werden am besten zusammen betrachtet, da sie im Organismus in enger Wechselbeziehung stehen. Dazu kommt, dass Kochsalz zu vier Teilen aus Natrium und zu sechs Teilen aus Chlorid besteht und damit unsere wichtigste Quelle für diese beiden Mineralien bildet. Sie steuern den Wasser- und Elektrolythaushalt im Körper und sind damit auch für den Blutdruck mitverantwortlich. Von Bedeutung sind sie darüber hinaus für die Leistungsfähigkeit der Muskeln und des Verdauungstraktes.

Natrium bindet in unserem Säuren-Basen-Haushalt überschüssige Säure, aktiviert viele Enzyme und ist wichtig für die Aufnahme von Zucker und Aminosäuren.

Gesteigerte Schweißabsonderung beim Sport, bei entsprechendem Klima oder Fieber bewirkt die Ausscheidung von viel Natrium. Um den Ausgleich braucht man allerdings kaum besorgt zu sein, denn in unserer Industriegesellschaft wird ohnehin zu viel Salz verbraucht. Und die empfohlene Tagesmenge von zwei bis drei Gramm ist schnell erreicht.

Chlor bzw. Chlorid regelt mit dem Natrium vor allem die Gewebespannung außerhalb der Zellen, reguliert aber auch den Wassergehalt in der Zelle.

Während Natrium das Wasser im Körper bindet, sorgt Kalium für die Ausschwemmung überflüssigen Wassers, regelt also die Wassermenge innerhalb der Zellen. Dieses Mineral ist wesentlich für die Nerven- und Muskel-

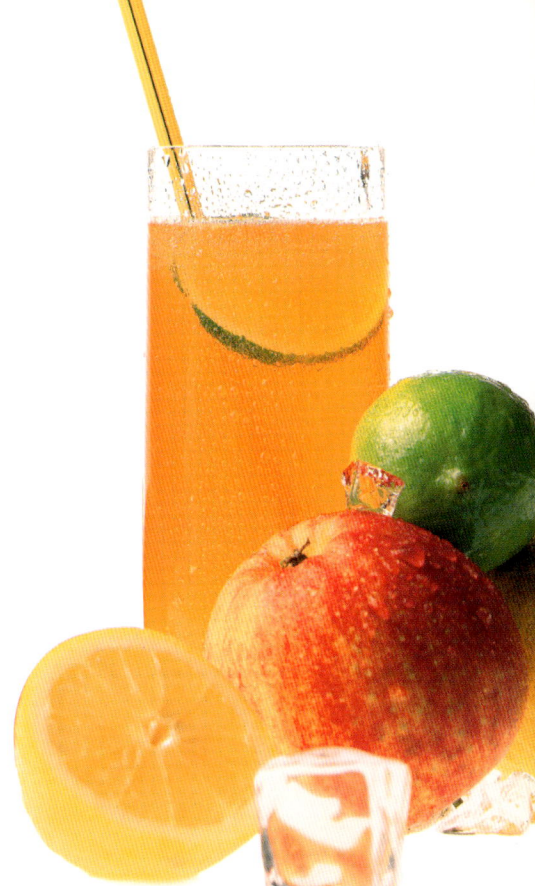

impulse. In den Muskelzellen herrscht eine 30-mal höhere Kaliumkonzentration als im Gewebe außerhalb der Zellen.

Kalium ebnet den Mineralstoffen Magnesium und Kalzium den Weg in die Körperzellen und sorgt auf diese Weise dafür, dass Leistung überhaupt erst möglich wird. Als Bestandteil der Verdauungssäfte wirkt Kalium außerdem bei der Verdauung mit, ebenso profitieren die Haut und die Sauerstoffversorgung des Gehirns von diesem Mineralstoff. Ergiebige Kaliumspender sind Brokkoli, Bananen, Bohnen, Erbsen, Kartoffeln, Kohl, Sellerie, Vollkornbrot und Milch.

Eine sprühende Verbindung

Von ausreichender Versorgung mit Kalzium und Phosphor profitieren Zähne und Knochenbau. Die optimale Kalzium-Phosphor-Relation liegt bei 1:1,2. Aber obgleich diese beiden Mineralien in einem Wechselverhältnis zueinander stehen, ist es schwierig, sie dem Körper in diesem Mengenverhältnis zuzuführen. Phosphor wird nämlich Fertiggerichten, als Bestandteil im Zellkerneiweiß ist Phosphor außerdem am gesamten Stoffwechsel beteiligt und darüber hinaus besonders wichtig für Nerven und Muskeln.

Ein ausgeglichener Kalziumspiegel ist unserem inneren Gleichgewicht zuträglich, Gereiztheit oder gar Depressionen können Anzeichen eines Mangels sein. Ganz wesentlich profitieren jedoch Zähne und das Skelett von diesem Mineralstoff. Damit er gut resorbiert werden kann, ist eine ausreichende Versorgung mit den Vitaminen C und D unabdingbar. Dagegen verhindern oxalsäurehaltige Lebensmittel wie Spinat oder Rhabarber die Resorption ebenso wie phytinhaltige Produkte, etwa Getreide. Die Aufnahme von Kalzium erfolgt am besten durch die Nahrung. Milchprodukte, Nüsse, Kräuter, Gemüse oder Salate sorgen für ausreichende Versorgung und können im Gegensatz zu Kalziumpräparaten nicht überdosiert werden. Wo keine ausreichende Versorgung mit Kalzium gewährleistet ist, holt sich der Körper die wesentlichen Substanzen aus den Knochen!

Puddings, Käse, Cola und manchen anderen Lebensmitteln zugesetzt, folglich wird die empfohlene Tagesmenge von rund 800 Milligramm schnell überschritten und damit der Kalzium-Phosphor-Haushalt aus dem Gleichgewicht gebracht. Je mehr Phosphor nämlich aufgenommen wird, desto mehr Kalzium wird auch gebraucht!

Untersuchungen bei Kindern deuten darauf hin, dass einseitige Ernährung mit viel Cola, Fertigkost und Fastfood eine Ursache der heute so viel diskutierten Hyperaktivität sein könnte.

Unsere zündenden Ideen verdanken wir dem Phosphor, denn dieses Mineral versorgt das Gehirn mit Energie! Aber nicht nur das Gehirn,

Sieben Mineralstoffe in der Übersicht		
Mineral	Notwendig für	Empfohlene Nahrungsmittel
Natrium	Säuren-Basen-Haushalt, Flüssigkeitshaushalt, Muskeltätigkeit, Nerven, Verdauung	Kochsalz, Fisch, Meeresfrüchte, Fleisch, Geflügel, Algen
Chlor, Chlorid	Wasser- und Elektrolythaushalt, Regelung des Wassergehalts in der Zelle, Löslichkeit von Proteinen	Kochsalz, Roggen, Oliven
Kalium	Eiweiß- und Kohlenhydratstoffwechsel, Magensäure, Hormontransport	Kochsalz, Algen, Oliven
Kalzium	Knochenbau, Zähne, Nerven, Blutgerinnung, Muskelkontraktionen	Milch, Milchprodukte, grünes Blattgemüse
Phosphor	Zellstoffwechsel und Zellenergie, Knochen, Nieren, Gehirnzellen	Fleisch, Fisch, Geflügel, Eier, Vollkorn, Samen, Nüsse
Magnesium	Zellenergie, Muskeltätigkeit, Hormonproduktion, Enzyme, Nerven	Grünes Gemüse und Salat, Soja, Weizenkeime, Feigen, Mais, Nüsse
Schwefel	Haut, Bindegewebe, Fingernägel, Durchblutung, Nerven, Zellatmung	Eigelb, Fisch, Fleisch, Milch, Käse, Gemüse, Nüsse

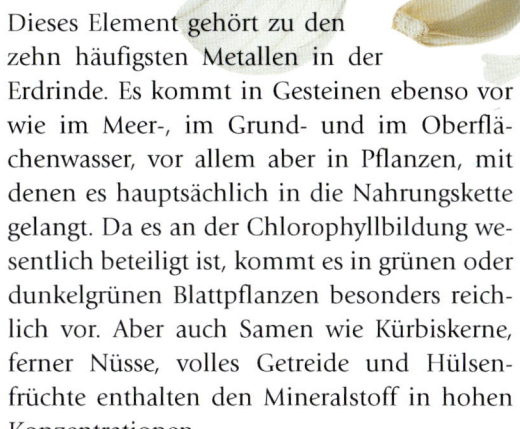

Mineral mit zwei Gesichtern

Im Zusammenhang mit dem sauren Regen beherrschte Schwefel – genauer müssten wir von Sulfid, Sulfit oder Sulfat sprechen – lange Zeit die Schlagzeilen. Sein Vorkommen im menschlichen Körper ist eng an die Aminosäuren Zystein, Methionin und Taurin geknüpft. Wenn nämlich die Zellen oder der Stoffwechsel Schwefel benötigen, beziehen sie ihn ausschließlich aus diesen Aminosäuren! Diese Eiweißbindung macht es unmöglich, Referenzwerte für diesen Mineralstoff anzugeben.

Schwefel trägt zur Energieproduktion in den Zellen bei, strafft das Bindegewebe, schmiert die Gelenke und schenkt uns eine glatte Haut. Darüber hinaus wirken Schwefelverbindungen antibiotisch: Schwefelhaltige Lebensmittel wie Zwiebeln, Lauch, Knoblauch oder Meerrettich werden schon seit alters gegen Erkältungen, Grippe und andere Infektionskrankheiten eingesetzt.

Ganz entkrampft mit Magnesium

Knochen, Zähne und Muskeln zeigen sich besonders dankbar für Magnesium. Ohne sein Zutun würde die Kommunikation zwischen Nerven und Muskulatur nicht funktionieren, könnten über 300 Enzyme nicht aktiviert werden. Mit Unterstützung durch Magnesium werden Fette, Kohlenhydrate und Proteine verdaut. Im Gegensatz zu Kalzium hemmt Magnesium die Blutgerinnung und hilft, wenn Blutgerinsel drohen. Von größter Bedeutung ist dieses Mineral für die Leistungsfähigkeit des Herzmuskels. Damit wirkt es vorbeugend gegen Herzinfarkt. Beruhigenden Einfluss übt Magnesium gemeinsam mit den B-Vitaminen auf die Nerven aus.

Dieses Element gehört zu den zehn häufigsten Metallen in der Erdrinde. Es kommt in Gesteinen ebenso vor wie im Meer-, im Grund- und im Oberflächenwasser, vor allem aber in Pflanzen, mit denen es hauptsächlich in die Nahrungskette gelangt. Da es an der Chlorophyllbildung wesentlich beteiligt ist, kommt es in grünen oder dunkelgrünen Blattpflanzen besonders reichlich vor. Aber auch Samen wie Kürbiskerne, ferner Nüsse, volles Getreide und Hülsenfrüchte enthalten den Mineralstoff in hohen Konzentrationen.

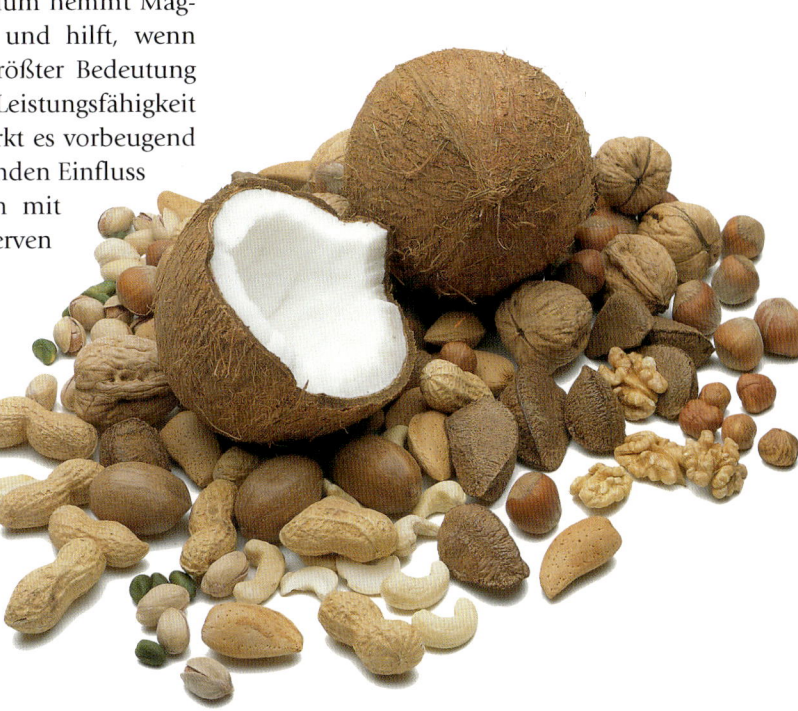

Steuerung lebenswichtiger Vorgänge

Von einigen Spurenelementen lassen sich nur wenige Milligramm im Körper nachweisen, dennoch steuern sie lebenswichtige Vorgänge. Teilweise sind ihre Wirkmechanismen noch kaum erforscht, denn noch sind die Messtechniken nicht fein genug.

Ungeachtet der geringen Mengen, die benötigt werden, sind viele Menschen nur unzureichend mit Spurenelementen versorgt. Die Ursachen dafür sind neben ungesunder Ernährung ausgelaugte Ackerböden oder falsche Zubereitung der Nahrungsmittel. Deshalb sollte man Lebensmittel öfter zubereiten, wie die Natur sie uns bietet! Darüber hinaus kann der Körper Mineralstoffe nicht ohne Eiweiß aufnehmen und transportieren. Besser verdaut wird das Eiweiß von Fleisch oder Fisch, wenn es mit Zitronensaft beträufelt wird! Der Einkauf beim Biobauern lohnt sich angesichts des dreimal höheren Mineralstoffgehalts natürlich gewachsener Gemüse oder Salate.

Vitalität durch Sauerstoff

Eisen ist das Spurenelement, das am häufigsten in unserem Körper vorkommt, dennoch sind es insgesamt nicht mehr als vier Gramm, die er gespeichert hat. Als Tageszufuhr empfiehlt die Deutsche Gesellschaft für Ernährung im Normalfall 10 bis 15 Milligramm, Schwangere sollen 30, Stillende 20 Milligramm aufnehmen. Insbesondere Frauen mit starker Menstruation laufen Gefahr, ein Eisendefizit zu entwickeln. Nicht selten werden in diesen Fällen Medikamente gegeben, um den erhöhten Bedarf zu decken. Jedoch ist die Resorption von Eisen kompliziert. Damit es durch die Darmwand ins Blut gelangen kann, bedarf es eines sauren Milieus schon im Magen. Dazu trägt Vitamin C bei, ein Glas frisch gepresster Orangensaft sorgt deshalb indirekt für ausreichende Eisenversorgung des Organismus. Mit Eisen kommt die Bildung der roten Blutkörperchen auf Hochtouren, es ist lebensnot-

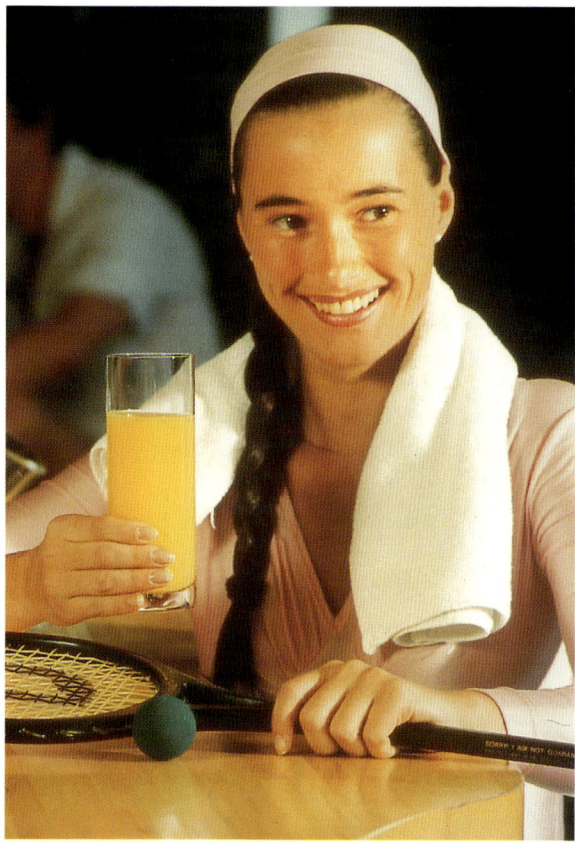

wendig, um den Sauerstofftransport im Körper zu gewährleisten. Um Leistung, vor allem Ausdauerleistung, im Sport oder am Schreibtisch erbringen zu können, kann man auf Eisenlieferanten wie Innereien, Sojabohnen, Hülsenfrüchte, Vollkornprodukte, Fleisch, Geflügel oder hin und wieder ein Gläschen Rotwein setzen.

Mattigkeit und Erschöpfung, Durchblutungsstörungen und eingerissene Mundwinkel können Anzeichen eines Eisenmangels sein und sollten auf jeden Fall ärztlich untersucht werden.

Wie ein Fisch im Wasser

Deutschland ist Jodmangelgebiet, das ist längst bekannt. Deshalb versucht man mit Jodsalz und Jodzusätzen in der Nahrung einem Defizit entgegenzuwirken. Jod unterstützt unsere Antriebskräfte und schenkt Vitalität, die aus der Schilddrüse entspringt. Wer ständig friert, sich müde und schlapp fühlt, könnte an Jodmangel oder gar einem Schilddrüsenhormonmangel leiden. Denn ohne Jod können die Schilddrüsenhormone Trijodthyronin und Thyroxin nicht gebildet werde. Die Folge sind Konzentrationsschwäche, Wachstumsstörungen bei Kindern oder gar Störungen in der Regulation der Körpertemperatur, dem Wasserhaushalt oder bei Funktionen des zentralen Nervensystems. Problematisch ist die Einnahme von Fluortabletten, sie verschlechtert die Versorgung mit Jod. Und eine vergrößerte Schilddrüse, der so genannte Kropf, zeugt vom Bemühen der Schilddrüse, möglichst viel Jod aus dem Blut zu filtern. Den empfohlenen Referenzwert der Deutschen Gesellschaft für Ernährung von 200 bzw. 260 und 230 Mikrogramm für Schwangere und Stillende decken Fisch und Meerestiere, Eier, Milch, Brokkoli, Feldsalat, Champignons und Rotwein.

Ansonsten gilt: Koffer packen, denn ein Urlaub am Meer wirkt sich belebend und gesundheitsfördernd aus. Allein die salzhaltige Luft dort versorgt uns ausreichend mit Jod!

Mit Haut und Haar gesund

Für Zinkmangel sind wir fast alle prädestiniert, denn Stress, hoher Alkoholkonsum und Fehlernährung begünstigen ein Defizit.

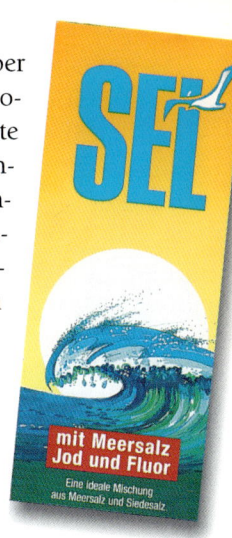

Zink hat es schwer, vom Körper aufgenommen zu werden, sobald Fett, Kalzium oder Phytate aus Getreide ins Spiel kommen. Werden gar Zink-, Eisen- und Kupferpräparate gleichzeitig aufgenommen, blockieren sie sich gegenseitig. Ein wesentlicher Grund, einschlägige Medikamente nicht auf eigene Faust einzunehmen! Zumal künstliche Zinkgaben Darmreizungen und Übelkeit, ja sogar Vergiftungserscheinungen zur Folge haben können.

Zink unterstützt unsere Immunabwehr, ist an der Bildung von roten und weißen Blutkörperchen beteiligt und sorgt dafür, dass Wunden schnell verheilen. Neben Selen und Mangan erweist es sich als bedeutender Biostoff und Schrittmacher für viele Enzymvorgänge im Körper. Dieses Spurenelement beeinflusst besonders einige unserer Sexualhormone und ist damit unentbehrlich für unsere Fortpflanzungsfähigkeit – Liebe geht also doch durch den Magen!

Im Zusammenspiel mit verschiedenen Vitaminen hält Zink ferner Haut und Haar gesund.

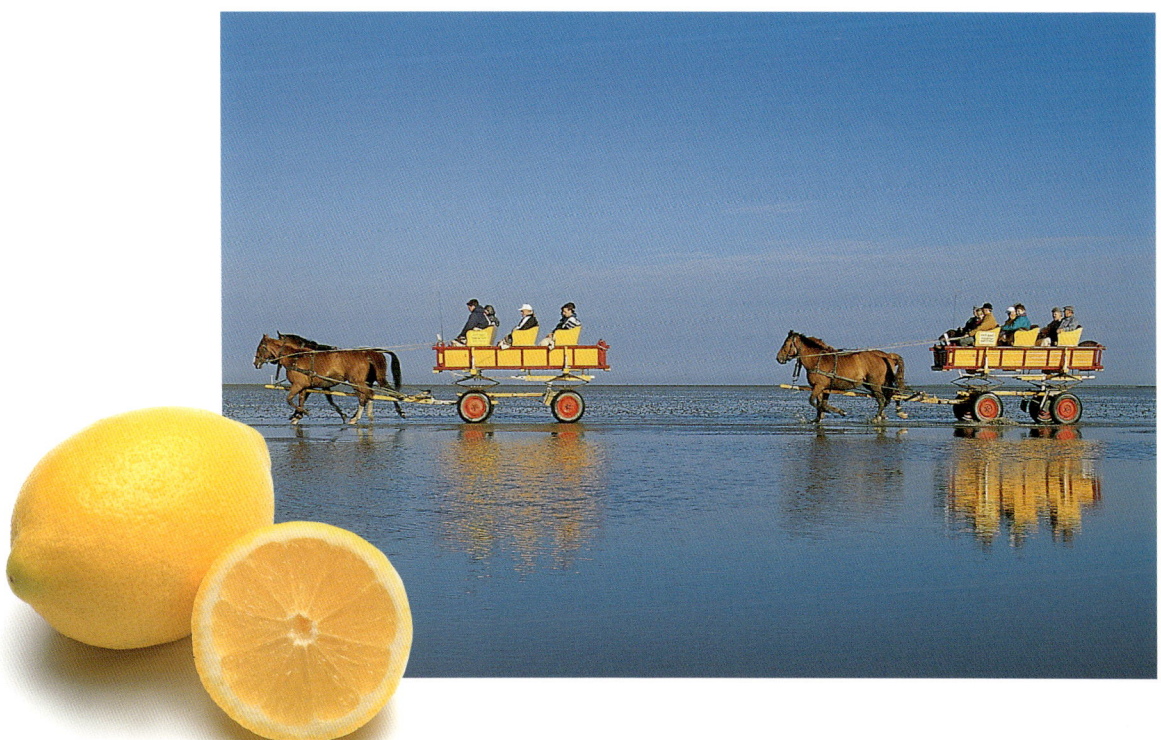

Die von der Deutschen Gesellschaft für Ernährung empfohlene Tagesdosis liegt zwischen 7 und 10 Milligramm. Gute Zinkquellen sind Rindfleisch, Schweinefleisch, Geflügel, Ei, Milch und Käse.

Kupfer schützt die Nervenzellen

Wegen der Kupferversorgung braucht man sich keine grauen Haare wachsen zu lassen, denn bei ausgewogener Ernährung nimmt man die notwendigen 1,5 bis 3 Milligramm spielend zu sich. Nur wer häufig unter Gelenkentzündungen leidet, sehr früh ergraut und sich antriebsschwach fühlt, sollte überprüfen lassen, ob er nicht unter einem Kupfermangel leidet. Denn dieses Spurenelement sorgt beispielsweise dafür, dass der Farbstoffwechsel in Haut und Haaren funktioniert. Aktiv beteiligt ist es auch an der Erneuerung der Myelinschicht, die alle Nervenzellen umgibt. Wird sie zu dünn, besteht die Gefahr von Nervenentzündungen. Deshalb sollte man darauf achten, dass Lebensmittel wie Nüsse, Bierhefe, Weizenkeime, Pilze und Vollkornprodukte den Speiseplan bereichern. Hin und wieder ein Stück Schokolade bringt ebenfalls eine beachtliche Menge Kupfer in den Organismus. Die Aufnahme von Eisen aus dem Darm wird durch Kupfer begünstigt, ebenso unterstützt es insgesamt die Immunabwehr.

Stabile Knochen und Zähne

Ein Thema, das uns von Kindesbeinen an begleitet: Fluor und gesunde Zähne. Kaum eine Zahnpastareklame, die darauf verzichtet, auf diesen wichtigen Zusatz hinzuweisen. Und hier kann der Werbung einmal nicht widersprochen werden: Fluor kräftigt die Zähne, macht den Zahnschmelz hart und schützt vor Karies. Fluoride stabilisieren die Knochen von Frauen in der Menopause, in der Schwangerschaft verbessert Fluor die Aufnahme von Eisen.

Zu viel des Guten macht sich durch Flecken an den Zähnen bemerkbar oder führt schlimmstenfalls zu Knochenverformungen und Verkalkungen der Gelenke. Fluorpräparate sind nach wie vor heftig umstritten, zumal der Organismus dieses Mineral leicht aufnimmt und die empfohlene Tagesdosis von einem Milligramm leicht durch angemessene Ernährung zu decken ist. Grüner und schwarzer Tee, Hülsenfrüchte, Nüsse, Spinat, grüne Salate sowie Zwiebeln sind reich an Fluor.

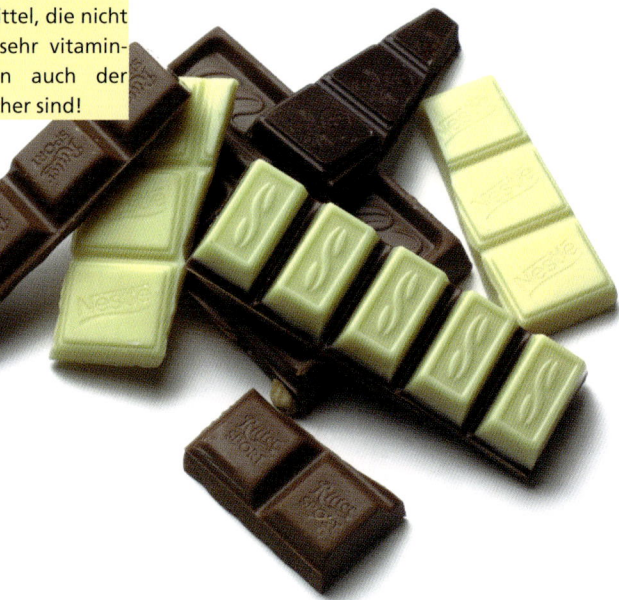

Für innere Ruhe und Ausgeglichenheit

Kleinste Mengen, nur 2 bis 5 Milligramm, benötigen wir täglich vom Spurenelement Mangan, und doch scheint es überall gebraucht zu werden. Es unterstützt die Knochenbildung, das Gehirn und die Nerven, und es spielt eine wesentliche Rolle beim Eiweiß-, Fett- und Kohlenhydratstoffwechsel. Nicht zu vergessen die Hormonproduktion in der Schilddrüse!

Bei der Synthese des Nervenreizstoffes Dopamin ist Mangan unentbehrlich. Es ist der Stoff, der für Ausgeglichenheit und innere Ruhe sorgt. Damit wir auch in Stresssituationen perfekt damit versorgt sind, empfiehlt es sich, leere Pausenfüller wie belegte Brötchen oder

Kekse einfach durch manganhaltige Nüsse, Samen oder Kerne zu ersetzen. Allein 100 Gramm Erdnüsse decken schon fast unseren Tagesbedarf!

Besser Chrom als Süßes

Besonders in Anbetracht der äußerst geringen Konzentration, die unserem Körper genügt, um ausreichend mit Chrom versorgt zu sein, wurde dessen Wirkung lange Zeit unterschätzt. Auf nur 30 bis 100 Mikrogramm wird der Tagesbedarf geschätzt. Die Folgen eines Mangels machen sich jedoch schnell durch die typischen Zeichen einer Unterzuckerung bemerkbar: Man greift nach süßem Naschwerk, das umgehend den Blutzuckerspiegel anhebt. Chrom ist nämlich für die Verwertung von Zucker und Fett bedeutsam. Diabetes und erhöhte Cholesterinwerte können die Folgen eines Defizits sein.

Reichlich ist Chrom in Nüssen und Vollkornprodukten vorhanden, ebenso in Schwarztee und Kakao, in Fleisch, Milchprodukten, Zwiebeln, Champignons, Karotten, Pilzen, Kopfsalat, Petersilie, Mais, Eigelb und Datteln.

Verbündeter des Immunsystems

Selen stärkt das Herz, hält das Blut flüssig und sorgt dafür, dass die Muskeln ausreichend mit Sauerstoff versorgt werden. Ähnlich wie die Vitamine A, C und E wirkt es antioxidativ, gemeinsam mit Vitamin E schützt es die Zellen. Dieses Spurenelement unterstützt unser Immunsystem, beugt Krebs und Allergien vor. Als so genannter Chelator bindet es Giftsubstanzen, die müde machen und die Leistungskraft beeinträchtigen. Selen bindet beispielsweise Cadmium und Quecksilber, um sie aus dem Körper auszuscheiden. Jedoch kann es schnell überdosiert werden und führt bereits bei 800 Mikrogramm täglich zu Vergiftungserscheinungen wie Müdigkeit, Haarausfall und Karies.

Auch in Sachen Selen gelten Deutschland, Österreich und die Schweiz als Mangelgebiete, zusammen mit dem Jod wurde dieses Spurenelement vor 40 000 Jahren von den Gletschern großenteils aus den Böden gewaschen. Enthalten ist es vor allem in Getreide, ferner in Fisch, Reis, Eigelb, Sojabohnen, Linsen, Rosenkohl, Steinpilzen und Käse. Die Deutsche Gesellschaft für Ernährung empfiehlt Erwachsenen eine Tageszufuhr von 30 bis 70 Mikrogramm.

Ein weites, offenes Feld

Für die Wissenschaft ist das Gebiet der sekundären Pflanzenstoffe ein weithin unerschlossenes Gebiet. Die Meldungen jedoch sind durchweg positiv, denn sie sind dabei, sich an die Spitze der gesundheitsfördernden Faktoren in der Nahrung zu setzen. Das erscheint auch ganz logisch, handelt es sich doch um Stoffe, die Pflanzen vor Schädlingen und Krankheiten schützen und dem Menschen beim Genuss von Obst, Getreide und Gemüse zugute kommen. Die Deutsche Gesellschaft für Ernährung empfiehlt, fünfmal täglich Gemüse und Obst zu essen, um eine ausreichende Versorgung mit sekundären Pflanzenstoffen sicherzustellen.

Produziert werden sie von den Pflanzen als Farb-, Duft-, Geschmacks-, Boten- und Signalstoffe. Davon sind derzeit etwa 30 000 bekannt, rund ein Drittel davon kommt in essbaren Pflanzen vor. Diese immense Vielfalt wird nach ihrer Wirkungsweise gegliedert:

Farbe für die Pflanzen

Carotinoide verleihen den Pflanzen Farbe. Gelbe und rote Gemüse- und Obstsorten enthalten besonders viel, aber auch im Grün von Spinat oder Grünkohl sind Carotinoide enthalten. Bekannt sind

Die wichtigsten sekundären Pflanzenstoffe in ausgewählten Nahrungsmitteln

	Carotinoide	Phytosterine	Saponine	Glucosinolatenole	Polyphenole	Protease-Inhibitoren	Terpene	Phyto-Östrogene	Sulfide
Brokkoli	x			x	x				
Getreide	x	x				x			
Gewürze/Kräuter	x			x	x		x		x
Karotten	x								
Knoblauch					x		x		
Sojabohne	x	x	x		x	x	x	x	
Tomaten	x				x		x	x	
Zitrusfrüchte	x				x		x		
Zwiebeln					x				x

über 600 Formen – am bekanntesten ist Beta-Carotin. Sie alle wirken als Antioxidanzien, schützen vor Krebs, regen das Immunsystem an und können den Cholesterinspiegel senken.

Gegen Bakterien, Krebs und Cholesterin

Die in Sonnenblumenkernen, Leinsamen oder kalt gepressten Pflanzenölen vorkommenden Phytosterine senken den Cholesterinspiegel und beugen Krebs vor.

In Hülsenfrüchten und Hafer sind besonders viel Saponine enthalten. Sie hemmen das Wachstum von Bakterien und Viren und senken den Cholesterinspiegel.

Glukosinolate machen die würzige Schärfe von Radieschen, Rettich, Meerrettich und Senf aus. Auch in sämtlichen Kohlarten und besonders in Kresse, rohem Kohlrabi, Rosenkohl und Brokkoli sind sie enthalten. Diese sekundären Pflanzenstoffe wirken antibakteriell, sie beugen Infektionen und Krebs vor. Wieder einmal gilt es, schonend zu garen, weil Glukosonolate hitzeempfindlich sind!

Weshalb die Schalen wertvoll sind

Polyphenole wirken als Antioxidanzien, schützen vor Herzinfarkt, beugen Krebs vor, wirken entzündungshemmend und töten Krankheitskeime ab. Sie kommen in Obst, Gemüse und Kräutern, aber auch in Getreide, Reis, Hülsenfrüchten und Nüssen vor. Im Obst und Gemüse sitzen sie meist in oder dicht unter der Schale, die deshalb nach Möglichkeit mit verzehrt werden soll.

In Zwiebeln und Knoblauch zu finden

Bioflavonoide wirken vorbeugend gegen Krebs und können den Verlauf bösartiger Erkrankungen nachhaltig beeinflussen. Schlechtes Cholesterin wird durch sie neutralisiert, Blut wird flüssig gehalten und Arterienverkalkung vorgebeugt. Darüber hinaus wirken sie entzündungshemmend und steigern die Wirkung von

Tiefkühlkost ist besser als ihr Ruf:
Mit naturbelassenem Gemüse oder Beeren aus dem Tiefkühlregal zaubert man schnell und mit wenigen Zutaten eine vollwertige Mahlzeit auf den Tisch. Damit erspart man sich womöglich nach einem ermüdend langen Arbeitstag die Hektik im Supermarkt und den Anblick von welkem Gemüse.

Vitamin C. Flavonoide sind eine Untergruppe der Polyphenole und verleihen Kirschen, Radieschen, roten Zwiebeln, Roter Bete oder Auberginen ihre Farbe.

Die guten Eigenschaften von Sulfiden werden durch Zerkleinern und Kauen aktiviert. Sie stecken in Knoblauch, Zwiebeln, Schalotten, Lauch und Schnittlauch, wirken antibakteriell, hemmen die Blutgerinnung und können vor Magen- oder Dickdarmkrebs schützen. Auch das Immunsystem wird durch Sulfide unterstützt.

GESUNDE KRÄUTER

Im Garten treiben die großenteils recht anspruchslosen Küchenkräuter kräftig und belohnen mit herzhaftem Geschmack. Gekaufte Ware bleibt im Kühlschrank zwei bis drei Tage frisch – vorausgesetzt, man schlägt sie in feuchtes Küchenpapier und Frischhaltefolie ein. Leicht angefeuchtet lassen sie sich auch in einem Plastikbeutel aufbewahren, den man ins Gemüsefach des Kühlschranks legt. Stellt man Küchenkräuter dagegen wie Blumen in ein Glas, geht leicht das Aroma verloren – außerdem faulen die Stiele. Wenn gar nichts Frisches zu bekommen ist, muss man sich mit getrockneten Kräutern behelfen, aber frisch werten sie lange gegartes Gemüse durch ihre wertvollen Biostoffe viel stärker auf. Außerdem sind sie eine wunderbare Alternative zum Salzstreuer, womit Herz- und Kreislauferkrankungen wirkungsvoll vorgebeugt werden kann.

Im Dienst des Immunsystems

Als ätherische Öle geben Terpene Kräutern, Gewürzen und Früchten ihr unvergleichliches Aroma. Bekannt sind Menthol in der Pfefferminze oder das Limonen in Zitrusfrüchten. Vermutlich unterdrücken Terpene die Bildung Krebs erregender Stoffe.

Protease-Inhibitoren sind Enzyme und stecken in Getreide und Hülsenfrüchten, sie unterstützen den Darm und helfen, Dickdarm- und Leberkrebs vorzubeugen.

Phyto-Östrogene kommen vor allem in Soja und Soja-Produkten vor, sie senken das Risiko, an hormonabhängigen Krebsarten zu erkranken.

Blini mit Lachs-Tatar

Blini sind kleine russische Pfannkuchen aus Buchweizenmehl, hier mit Weizenmehl gemischt. Sie können aber durchaus auch nur Buchweizen verwenden. Das Mehl hält wertvolle Mineralien bereit, und der Lachs beugt Jodmangel vor.

- 200 g Weizenmehl Type 1050
- 50 g Buchweizenmehl
- 20 g Trockenhefe
- ⅛ l fettarme Milch
- 1 kleines Ei
- 2 EL Öl
- 100 g Räucherlachs
- 2 EL saure Sahne
- 1 Bund Dill
- Salz, Pfeffer

Mehl in eine Schüssel geben und die Trockenhefe darüber geben. Milch, Ei und Salz hinzufügen und alles rasch verkneten. Den Teig zugedeckt an einem warmen Ort eine Stunde lang gehen lassen. – Öl in einer Pfanne erhitzen. Mit einem Esslöffel nacheinander etwas Teig in die Pfanne geben und kleine Pfannkuchen backen, im Backofen warm halten. Den fein gewürfelten Lachs auf den Blini verteilen und mit je einem Klecks saurer Sahne und etwas Dillspitzen garnieren.

(Bei 12 Stück enthält ein Blini ca. 125 kcal; 6 g Eiweiß; 4 g Fett; 15 g Kohlenhydrate)

Rohkostteller mit Dip

Für die Wärme sorgt in diesem Fall der Tee. Hingegen wird den gegen Hitze besonders empfindlichen sekundären Pflanzenstoffen ein Rohkostteller gerecht.

- 1 Chicoréestaude
- 2 Möhren (ca. 125 Gramm)
- 2 dünne Stauden Bleichsellerie (à 60 g)
- 1 Paprika
- 1 Bund Radieschen
- 150 g Joghurt, fettarm
- 50 g Kresse
- Salz, Pfeffer, Zitrone
- 50 g Baguette
- 2 Tassen Wellnesstee Green Wonder

Das Gemüse waschen und putzen. Möhren der Länge nach vierteln, Selleriestangen halbieren, Paprika in Streifen schneiden. Chicoréeblätter vereinzeln. Alles zusammen mit den Radieschen anrichten. Für den Dip die Kresse klein schneiden und mit dem Jogurt verrühren, dann mit Salz, Pfeffer und Zitronensaft abschmecken. Mit Baguette zu der Rohkost servieren.

(pro Portion 276 kcal; 14,2 g Eiweiß, 4,8 g Fett; 45,5 g Kohlenhydrate)

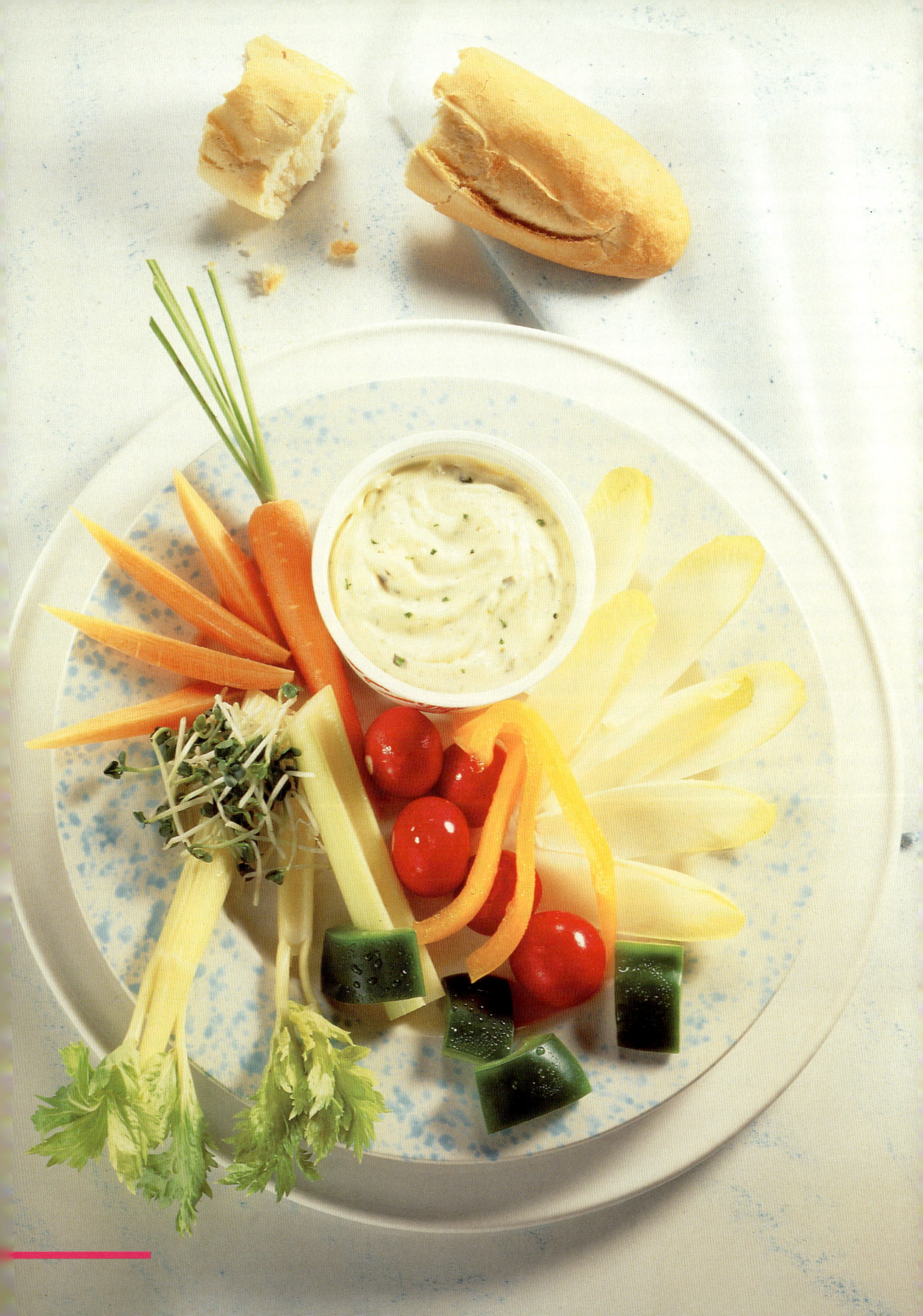

Fruchtiger Käsesalat „Rotkäppchen"

Das Nebeneinander von Käse-, Früchten und Nüssen lässt den Geschmack jeder einzelnen Komponente besonders markant hervortreten. Auch füllt man mit dieser rasch hingezauberten Mischung seine Mineralienspeicher nachhaltig auf.

- je 1 Apfel, 1 Birne, 1 Orange
- 200 g rote und weiße Trauben
- 20 g Walnüsse
- 20 g Cashewnüsse
- 200 g Sahnecamembert 60% Fett i. Tr.
- 150 g Landrahm
- Saft von 1 Orange
- 2 bis 3 EL Milch
- 1 TL Zucker
- ½ TL Curry
- 1 Prise Zimt

Apfel und Birne vierteln, vom Kerngehäuse befreien und in Spalten schneiden, die nochmals quer geteilt werden. Die Trauben halbieren, eventuell die Kerne entfernen. Das Obst auf vier Tellern anrichten und die Nüsse darüber streuen. Den Camembert in mundgerechte Stücke schneiden und über den Salat verteilen. Für das Dressing den Landrahm cremig rühren, Orangensaft, Milch und Zucker zugeben und mit dem Rührbesen gut verrühren. Mit Curry und einem Hauch Zimt pikant abschmecken. Mit frischem Baguette reichen.

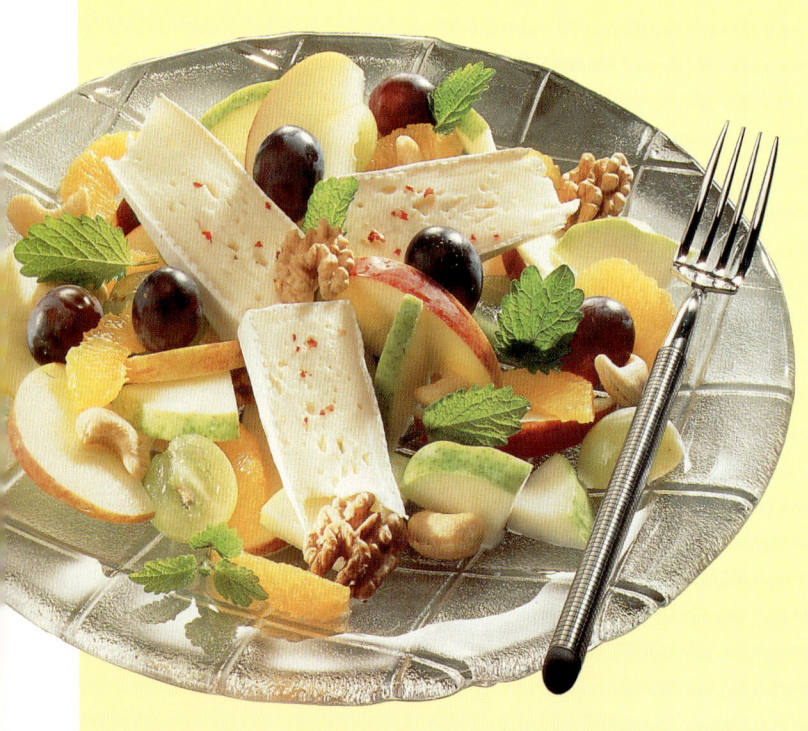

WEITERE REZEPTE

Pikanter Salat mit Früchten und Knoblauchbrot

Gönnen Sie sich zwischendurch eine Vitamin-Spritze mit diesem leckeren Salat, dessen Zutaten für eine Person gerechnet sind:

- 250 g Blattsalat
- 50 g Kiwi
- 50 g Erdbeeren
- 30 g frische Champignons
- 1 TL grüne Pfefferkörner
- 1 TL Obstessig
- 1 TL Pflanzenöl
- 2 TL Schnittlauchröllchen
- Zucker, Salz, weißer Pfeffer

Für das Knoblauchbrot:
- ½ Knoblauchzehe
- 2 TL Margarine
- 50 g Vollkornbrot oder -brötchen

Salat putzen, waschen, abtropfen lassen und in mundgerechte Stücke teilen. Erdbeeren waschen und trockentupfen. Kiwi schälen und in Scheiben schneiden. Champignons putzen, waschen und in feine Blättchen schneiden. Einige grüne Pfefferkörner mit dem Messer zerdrücken. Knoblauch schälen und durchpressen, mit der Margarine verrühren, diese Knoblauchcreme auf das Brot oder Brötchen streichen und im vorgeheizten Ofen auf mittlerer Schiene etwa fünf Minuten backen.

Essig, Öl, die zerdrückten und ganzen Pfefferkörner und die übrigen Gewürzen zu einer Marinade verrühren. Salat, Champignons und Obst auf einem Teller anrichten und mit der Marinade beträufeln. Schnittlauchröllchen darüber streuen und dazu das Knoblauchbrot servieren.

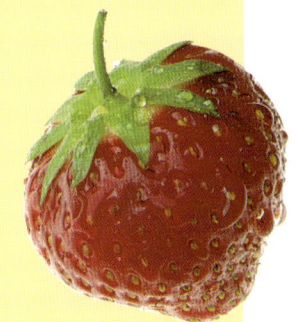

Kunterbunter Zauber-Reis

Zucchini, Tomaten und kleine Erbsen sorgen für Farbe. Dazu Kräuter und frische Kresse – welcher Kinderteller soll da nicht geleert werden?

- 240 g Naturreis
- 2 TL gekörnte Gemüsebrühe (20 g)
- 1 l Wasser
- 2 bis 3 kleine Zwiebeln
- 4 TL Olivenöl
- 200 g Zucchini
- 240 g Tomaten
- 320 g Erbsen (tiefgekühlt)
- 60 g Emmentaler
- 50 g Frischkäse
- je 1 EL Basilikum, Petersilie und Schnittlauch
- 1 Kästchen Kresse
- Kräutersalz, Pfeffer, Tomatenmark

Den Reis in ½ Liter Wasser mit der gekörnten Brühe aufkochen und bei geringer Hitze 30 Minuten ausquellen lassen. Zwiebeln würfeln und glasig dünsten, die gewaschenen und klein gewürfelten Zucchini, die gewaschenen und in Spalten geschnittenen Tomaten und die gefrorenen Erbsen zugeben und kurz mit andünsten. Dann das Gemüse zu dem fast fertig gegarten Reis geben und alles weitere zehn Minuten kochen. Vor dem Servieren geriebenen Emmentaler, Frischkäse und Kräuter darunter mischen. Abschmecken und auf jede Portion etwas Kresse streuen.

Blattsalat mit Fenchel

Frischer Salat liefert immer auch Mineralien und Spurenelemente. Wie wäre es zur Abwechslung mit Fenchel, der besonders reich an Kalium, Kalzium und Magnesium ist? Viel Kalium enthält auch der Bleichsellerie.

- 2 EL Zitronensaft
- 1 Salatgurke
- 2 Stangen Staudensellerie
- 2 kleine Fenchelknollen
- 2 Frühlingszwiebeln
- 400 g Blattsalate wie Lollo Rosso oder Römischer Salat
- 4 EL Olivenöl
- 40 g frisch gehobelter Parmesan
- 2 Messerspitzen scharfer Senf
- Salz, Pfeffer

Zitronensaft mit Salz, Pfeffer und Senf verrühren und Öl darunterschlagen. Gurken schälen, längs halbieren, in Scheiben schneiden. Sellerie waschen und die harten Fasern abziehen, in dünne Scheiben schneiden. Fenchel waschen, äußere Blätter entfernen, den Rest vierteln und in dünne Scheiben schneiden. Härtere Strunkteile dabei entfernen. Zwiebeln putzen und waschen, das weiße Ende fein hacken, das Grün in dünne Ringe schneiden. Die Blattsalate putzen, waschen und in mundgerechte Stücke zupfen. Alles mit der Salatsoße vermischen und zum Schluss mit Parmesan bestreuen.

WEITERE REZEPTE

Borschtsch

Der Fitness einen Schub! Die berühmte russische Suppenspezialität sorgt dafür, dass die Kaliumtanks wieder voll werden. Die Zutaten sind:

- 375 g Rindfleisch
- ein wenig Suppengrün
- 2 große Rote Beten
- 2 große Kartoffeln
- 2 Möhren
- 1 große Zwiebel
- 225 g Weißkohl
- 1 EL Margarine oder Butter
- 1 EL Essig
- 1 EL Zucker
- 1 Lorbeerblatt
- 1 bis 2 große Tomaten
- 4 EL saure Sahne
- gehackte Petersilie
- Vollmeersalz, schwarzer Pfeffer

Das Rindfleisch in 1½ Litern Wasser mit dem zerkleinerten Suppengrün und Salz etwa 90 Minuten köcheln lassen, zwischendurch immer wieder abschäumen. Weitaus schneller und schonender geht es mit dem Schnellkochtopf, jedoch muss auf die Angaben der Hersteller geachtet werden. Rote Beten, Kartoffeln, Möhren und die Zwiebel schälen und in ca. 2 cm große Würfel schneiden. Den Weißkohl putzen und fein raspeln. Alles in Fett kurz andünsten, mit ¼ l der Fleischbrühe aufgießen und zehn Minuten bei schwacher Hitze kochen lassen. Danach Essig, Zucker und das Lorbeerblatt zufügen. Die restliche Brühe zugeben und 20 Minuten garen.

Das Fleisch in kleine Würfel schneiden. Tomaten mit heißem Wasser übergießen, häuten und ebenfalls würfeln. Beides fünf Minuten vor dem Ende der Garzeit in den Eintopf geben, der mit Salz und Pfeffer gewürzt wird. Die Suppe vor dem Servieren mit einem Klecks saurer Sahne anreichern und mit der gehackten Petersilie bestreuen.

Paella

Das schmeckt nach Urlaub, nach einer großen Tafel mit guten Freunden. Wählen Sie erstklassig frische Zutaten und besorgen Sie für sechs Portionen:

- 1 frisches Brathähnchen
- 1 große Zwiebel
- 2 Knoblauchzehen
- 2 Zucchini
- 1 Paprikaschote
- 4 EL kalt gepresstes Olivenöl
- 200 g Rotbarschfilet
- 2 Tassen Langkornreis
- 4 Tassen Hühnerbrühe
- 2 Kapseln Safran
- 200 g grüne Bohnen
- 2 Fleischtomaten
- 100 g grüne Erbsen
- 1 Tasse Weißwein
- Vollmeersalz, Edelsüßpaprika, Pfeffer

Das Hähnchen in etwa acht Stücke zerteilen, mit Salz und Paprika würzen. Zwiebel und Knoblauch schälen und hacken. Zucchini in Scheiben, die entkernte Paprikaschote in Streifen schneiden. Öl in einer tiefen, feuerfesten Form erhitzen und die Hähnchenteile darin ringsum braun anbraten, dann herausnehmen. Das Fischfilet in etwa 4 cm große Würfel schneiden, zwei bis drei Minuten anbraten und herausnehmen. Nun Zwiebeln, Knoblauch, Zucchini und Paprika ins Bratfett geben und glasig dünsten, dann den Reis unterrühren. Die heiße Hühnerbrühe mit dem Safran verrühren und zugießen. Hähnchenteile, geputzte grüne Bohnen, gehäutete, in Stücke geschnittene Tomaten und Erbsen darauf verteilen. Das Reisgericht im Backofen (Elektro 180 °C, Gas Stufe 2) gut eine Stunde garen, nicht umrühren, sondern die Pfanne nur hin und wieder leicht rütteln. Das Ganze in der Pfanne servieren.

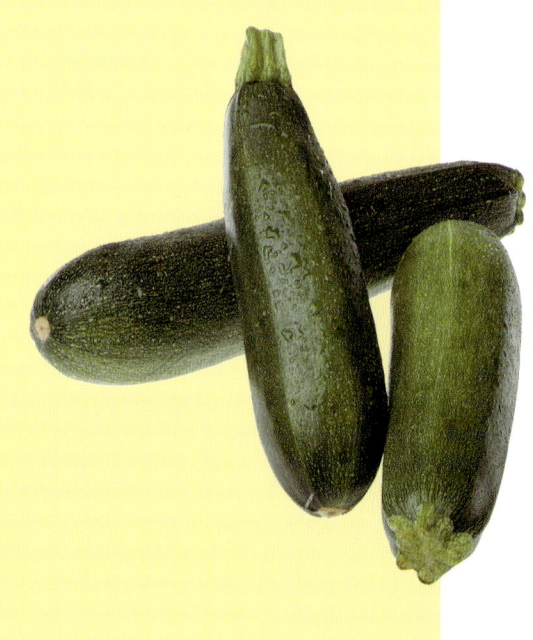

WEITERE REZEPTE

Rotbarsch à la Popeye

Mit viel Eiweiß und Mineralstoffen schnell wieder zu Kräften kommen – der Fisch macht's! Gerade wenn der Magen nach einem langen Arbeitstag und vielleicht ein wenig Training durchhängt, kehren die körperlichen und mentalen Kräfte mit diesem schnellen Rezept wieder zurück. Dies sind die Zutaten für eine Person:

- 150 g Rotbarschfilet
- 3 TL Zitronensaft
- 150 g Blattspinat
- 1 Schalotte
- 3 TL Olivenöl
- abgeriebene Schale einer unbehandelten Zitrone
- 30 g geriebener Käse (z. B. Emmentaler)
- 1 TL Mandelplättchen
- Salz, Pfeffer

Den Backofen auf 250°C (Umluft 225°C) vorheizen. Das Fischfilet waschen, trockentupfen und mit 2 TL Zitronensaft, Salz und Pfeffer würzen. Den Spinat waschen, verlesen, von den harten Stielen befreien und grob hacken. Die Schalotte abziehen und fein hacken. Anschließend in 1 TL Olivenöl glasig dünsten, dann den Spinat zugeben und zwei bis drei Minuten dünsten. Das Gemüse mit Salz, Pfeffer und Zitronensaft abschmecken. Den Fisch in eine kleine eingefettete Gratinform geben, den Spinat darauf verteilen und mit Käse und Mandeln bestreuen. Mit dem restlichen Olivenöl beträufeln. Im Ofen ca. zehn Minuten überbacken. Als Beilage empfehlen sich Salzkartoffeln.

Schlaftrunk

Erinnern Sie sich noch an Großmutters Geheimrezept, wenn sich der Schlaf nicht einstellen wollte? Hier erlebt es ein leicht verfeinertes Revival und sorgt für ruhigen Schlummer.

- ¼ l fettarme Milch
- 2 EL Honig
- 1 Banane
- Zimt oder Muskat

Die Milch erhitzen und mit dem Honig süßen, die in Scheiben geschnittene Banane zugeben und mit dem Stabmixer pürieren. Geschmacklich wird das Ganze mit einem Hauch Zimt oder Muskat abgerundet. Das in der Milch und in Bananen enthaltene Tryptophan, eine Aminosäure, macht müde und hilft beim Einschlafen.

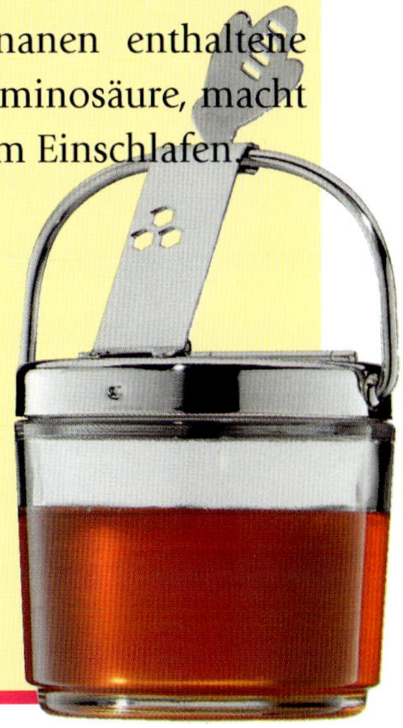

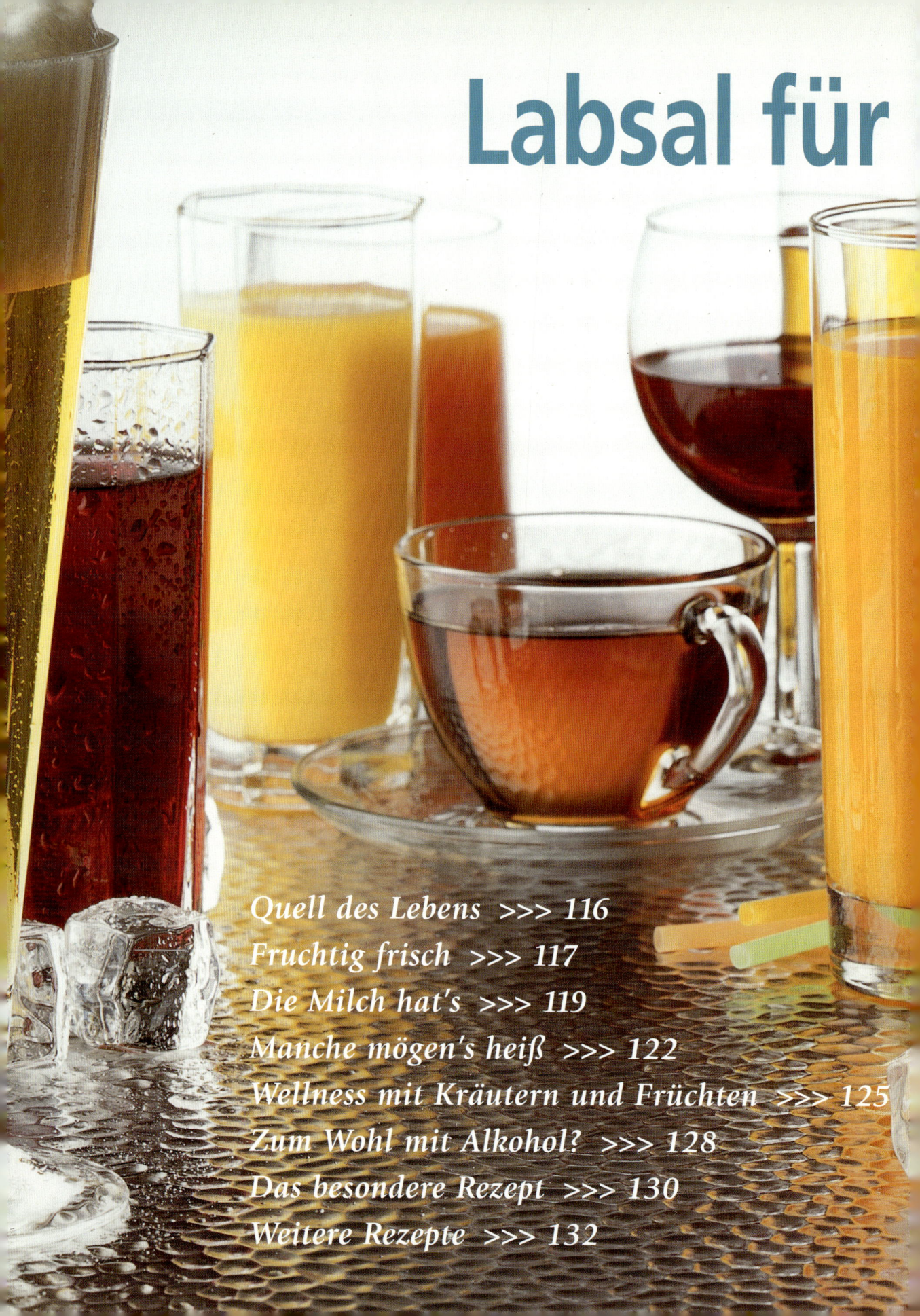

Labsal für

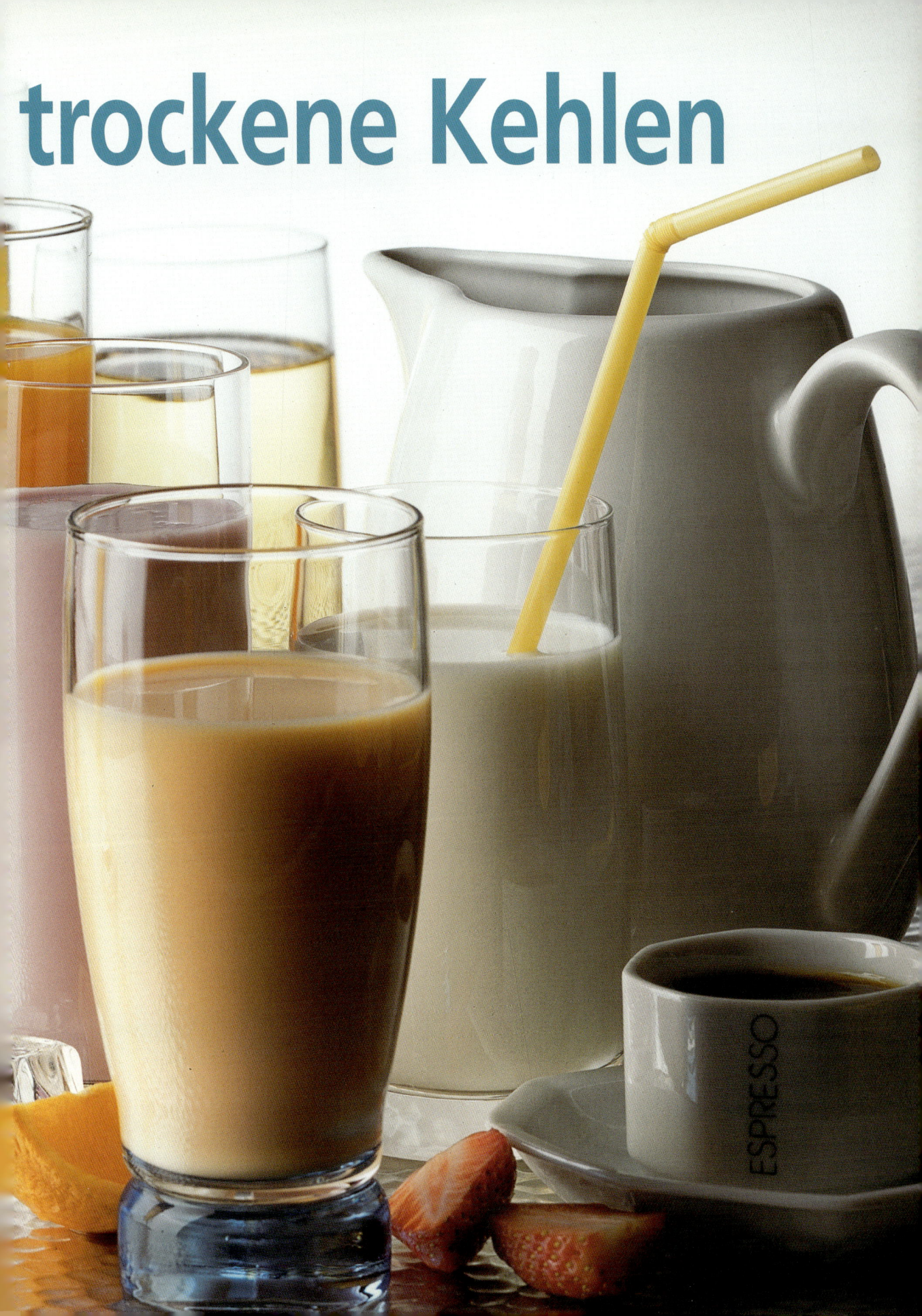

trockene Kehlen

Quell des Lebens

Sprudelndes Quellwasser, das über einen Felsen gischtet, wirkt wie ein Symbol für Gesundheit und Frische. Ohne Wasser gäbe es kein Leben auf der Erde. Wir brauchen es wie die Luft zum Atmen. Wie alle Lebewesen bestehen wir zu einem Großteil aus Wasser, Erwachsene zu 60 Prozent, Säuglinge sogar zu 80 Prozent, und unsere erste Lebensphase verbringen wir gar wie ein Wassertier im Mutterleib.

Kostbares Lebensmittel

Musste das Nass dereinst mühsam aus Brunnen geschöpft und oft über lange Wege transportiert werden, so kommt es heute bequem aus der Leitung, wird zum Waschen und Putzen verwendet, nach wie vor aber auch zum Trinken – unser Lebensmittel Nummer eins! Wir trinken es pur oder verwenden es zur Bereitung anderer Getränke wie Kaffee und Tee, für Kindernahrung, für Suppen und zahlreiche weitere Speisen.

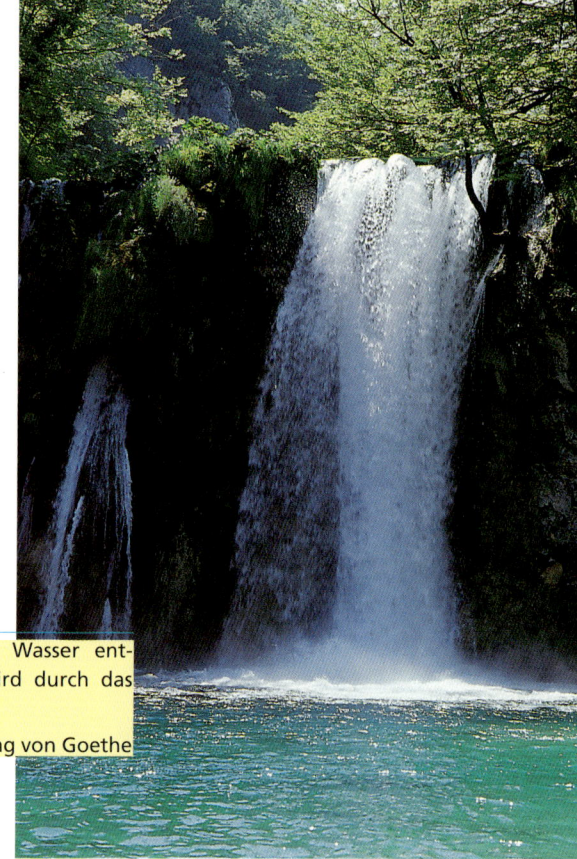

Alles ist aus dem Wasser entsprungen! Alles wird durch das Wasser erhalten!

Johann Wolfgang von Goethe

Alles im Lot?

Wasser transportiert Mineralstoffe und Spurenelemente, es beseitigt Abbauprodukte des Stoffwechsels, fördert die Entschlackung und reguliert die Körpertemperatur. Etwa 2,5 Liter Flüssigkeit scheidet der Mensch täglich aus. Leistungssportler verlieren oft zehn Liter und mehr allein durch Schwitzen. Es wird aber nicht nur Flüssigkeit ausgeschieden, sondern auch Mineralstoffe und Spurenelemente, die gleichfalls ersetzt werden müssen. Je nach Alter und Gewicht differiert die Flüssigkeitsmenge, die notwendig ist, um den Wasserhaushalt im Lot zu halten. Säuglinge haben den vergleichsweise höchsten Bedarf, Erwachsenen, die keiner übermäßig anstrengenden Tätigkeit nachgehen, werden täglich etwa drei Liter empfohlen. Von kalorienarmen Getränken ist durchaus auch mehr erlaubt, das Zuviel wird ausgeschieden.

Natürlich frisch

Als Durstlöscher genügt Trinkwasser aus der Leitung vollkommen, aber lieber greifen wir zu anderem. Zum Beispiel werden in Deutschland pro Kopf der Bevölkerung hundert Liter Mineralwasser konsumiert. Rund 350 Marken sind auf dem Markt, die alle zusätzlich Mineralstoffe und Spurenelemente enthalten und mit mehr oder weniger Kohlensäure angenehm prickeln. Dazu kommen etwa 70 Heilwässer aus deutschen Brunnen sowie mehrere Quell- und Tafelwässer.

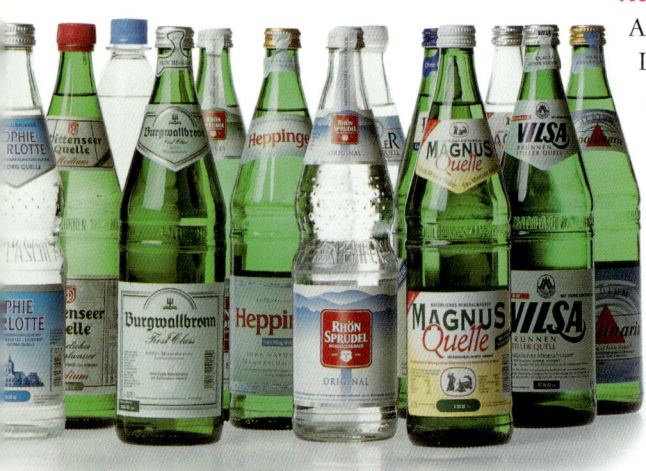

Die genauen Bezeichnungen regelt die Mineral- und Tafelwasserverordnung (MTV) wie folgt:

● „Natürliches Mineralwasser" muss direkt aus der Quelle abgefüllt werden. Es ist während langer Zeit durch Risse und Spalten vulkanischen Ursprungs in die Tiefe gesickert, und hat dabei Mineralien aus den Gesteinsschichten aufgenommen. Für den Gehalt an Mineralstoffen und Spurenelementen sind bestimmte Mindestmengen vorgeschrieben, ebenso Grenzwerte für unerwünschte Stoffe. Im Übrigen darf Mineralwasser nicht verändert werden außer durch Entzug von Eisen und Schwefel sowie Entzug oder Zusatz von Kohlensäure, was auf dem Etikett jeweils deklariert werden muss.

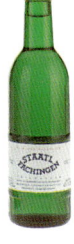

● Heilwässer, die ebenfalls unterirdischen Quellen entstammen und unmittelbar dort abgefüllt werden müssen, enthalten oft erheblich höhere Konzentrationen an Mineralien. Diese klassischen Naturheilmittel müssen die strengen Vorschriften des Arzneimittelgesetzes erfüllen. Verantwortlich dafür, ob sie die Verdauung fördern, den Blutdruck normalisieren, die Bildung von Nierensteinen verhindern oder die Behandlung chronischer Erkrankungen unterstützen, sind ihre Mineralien und Spurenelemente.

● Auch Quellwasser ist ein Naturprodukt, aber mit geringeren Ansprüchen an die Reinheit. Weder sind Mindestmengen vorgeschrieben noch ist staatliche Anerkennung erforderlich. Tafelwasser dagegen ist eine Mischung, etwa aus Mineral- und Trinkwasser oder Trink- und Meerwasser. Dazu kommen andere Zutaten wie Natursole, keimfreies Meerwasser, bestimmte Mineralsalze. Tafelwasser bedarf keiner amtlichen Anerkennung und kann an jedem beliebigen Ort hergestellt und abgefüllt werden.

WELCHES WASSER WIRD SERVIERT?

Natürliches Mineralwasser muss im Restaurant in der Originalflasche serviert werden. Für Tafelwasser gibt es keine besonderen Vorschriften, meist stammt es aus dem Theken-Zapfgerät.

Selbst gesprudelt

Wer viel Wasser trinkt und dabei Geld sparen möchte, kann sich mit speziellen Sodawasser-Bereitern sein Getränk aus Trinkwasser selbst mit Kohlensäure anreichern. Es übertrifft qualitativ manches Mineralwasser und ist zumindest besser als sein Ruf.

Trinkwasser mit weniger als 50 Milligramm Nitrat pro Liter kann unbedenklich verwendet werden. Wo die Nitratbelastung infolge starker Düngung stärker ist, sollte man vorsichtig sein, auch wenn das Wasser gechlort oder durch die Rohre mit Blei belastet ist. Für Vieltrinker lohnt sich die Anschaffung eines Sprudlers – bei Preisen zwischen 100 und 130 DM – schon nach relativ kurzer Zeit. Wer durchschnittlich pro Woche einen Kasten Mineralwasser trinkt, hat die Investition schon nach einem halben Jahr wieder ausgeglichen.

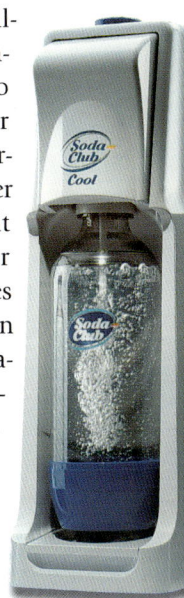

Fruchtig frisch

Klares Sprudelwasser ist mit Sicherheit der beste Durstlöscher, aber Fruchtsäfte schmecken besser. Sie sind gewissermaßen Obst in flüssiger Form. Ein Glas Orangensaft, dessen Fruchtzucker den Kreislauf in Schwung bringt, bedeutet frühmorgens schon die erste Ration von „5 a day". Zudem bieten Säfte fast die gleiche Fülle an Vitalstoffen wie frisches Obst: die Vitamine A und C sowie Provitamin A und Vitamin B_2, die beide oft als Farbverstärker zugesetzt werden, ferner die Mineralien Kalium, Magnesium, Phosphor und in geringerer Menge auch Kalzium. Außerdem sind in reinem Fruchtsaft noch Ballaststoffe wie Pektine enthalten.

Auch Gemüse lässt sich bekanntlich in Form von Saft genießen. Tomaten-, Karotten- oder Sauerkrautsaft sind mit ihrem hohen Vitamin- und Mineralstoffgehalt wahre Kraftpakete für unsere Fitness.

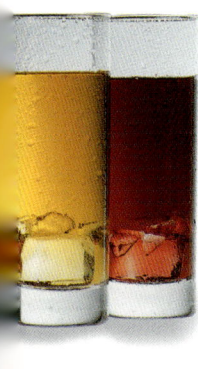

Vier Spitzenreiter

● Äpfeln wird große Heilkraft nachgesagt. Erwiesen ist, dass sie das Risiko vermindern, an Krebs-, Herz- oder Gefäßleiden zu erkranken. Ihr Saft schmeckt pur, eignet sich aber auch bestens für Mischungen. Wohlschmeckend, aber nicht zu süß ist die Schorle – ein Teil Apfelsaft, ein Teil Mineralwasser. Gut lässt sich Apfelsaft auch mit anderen Fruchtsäften mischen oder für Cocktails, Drinks und Bowlen verwenden.

● Auf Platz zwei der Beliebtheitsskala folgt Orangensaft. Bei Müttern, Kindern und Studierenden liegt er sogar an erster Stelle. Ein einziges Glas dieses Energiespenders deckt 90 Prozent des Tagesbedarfs an Vitamin C! Zudem ist Orangensaft, der Vitamin B, Provitamin A, Kalium, Kalzium und Magnesium enthält, nicht nur pur ein Genuss, sondern zeigt sich auch als Bestandteil von Longdrinks und Cocktails äußerst wandlungsfähig.

● Platz drei gehört den Multivitaminsäften, Kombinationen aus meist zehn bis zwölf Fruchtarten. Die Grundlage bilden Orangen- und Apfelsaft dazu kommen meist Bananenmark und Traubensaft. Kaum ein anderes Lebensmittel bietet eine vergleichbare Vielfalt an Vitaminen. Schon 0,2 Liter decken mindestens ein Drittel des Tagesbedarfs. Eine Besonderheit ist, dass Multivitaminsaft mit Vitaminen angereichert wird, worüber das Etikett genaue Auskunft gibt.

● Ein besonders schnell wirkender Energiespender ist Traubensaft. Sein Traubenzucker schießt direkt und unverändert als Brennstoff ins Blut, sodass Leistungstiefs bei Arbeit, Sport und Spiel aufgefangen werden. Wichtige Mineralien in diesem Durstlöscher sind Kalium, Kalzium, Magnesium und Eisen. Wer Herz und Gefäße schützen möchte, sollte sich die Flavonoide des roten Traubensafts zunutze machen.

Das Etikett studieren!

Säfte, Nektare und Fruchtsaftgetränke sind nicht leicht zu unterscheiden, zumal sie in den Supermärkten bunt durcheinander stehen. Auf der Verpackung müssen jedoch alle Inhaltsstoffe eindeutig angegeben werden. Oft nennen sogar zusätzliche Nährwertanalysen den Brennwert in Kilojoule und Kalorien sowie die Eiweiß-, Kohlenhydrat- und Fettanteile.

Frisch gepresst oder konzentriert?

Direktsaft, also Saft aus frisch gepressten Früchten – hauptsächlich von heimischem Obst wie Apfel, Birne oder Traube – findet sich selten im Angebot. Ansonsten werden die Säfte meist eingedampft und als Konzentrat und Aroma getrennt voneinander tiefgefroren. Um wieder trinkfertigen Saft zu erhalten, der frisch gepresstem qualitativ und geschmacklich nahezu ebenbürtig ist, wird mit aufbereitetem Trinkwasser zu „Saft aus Konzentrat" rückverdünnt.

Saft, Nektar, Fruchtsaftgetränk

Nektare enthalten viel weniger Mineralien und Vitamine als Säfte. Es gibt sie vor allem von Schwarzen Johannisbeeren, Sauerkirschen, Aprikosen, Maracuja und anderen Früchten mit viel Fruchtfleisch. Als Mindestfruchtgehalt sind 25 bis 50 Prozent vorgeschrieben, bei erlaubtem Zuckerzusatz bis 20 Prozent. Statt mit Zucker wird oft auch mit Süßstoff gesüßt, diese kalorienarmen Light-Produkte sind dann auch für Diabetiker geeignet.

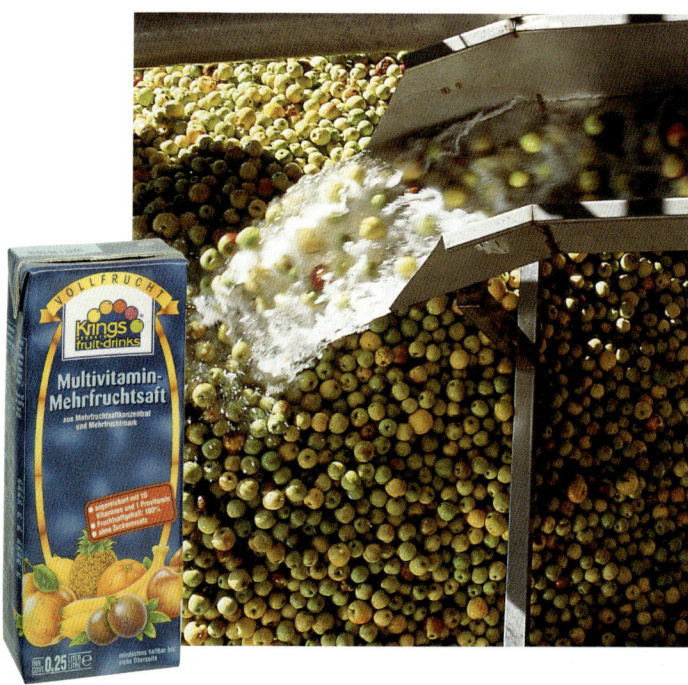

Noch weniger Fruchtanteil und fast keine Vitamine, sondern hauptsächlich Wasser und Zucker enthalten Fruchtsaftgetränke. Entsprechend hoch ist ihr Kaloriengehalt, aber auch hier gibt es Lightversionen mit Süßstoff.

TRAUBENKUREN SCHON IN DER ANTIKE

Schon Hippokrates und auch die Römer schworen auf entschlackende, den Stoffwechsel anregende Traubenkuren. Heutzutage dauert eine klassische Traubensaftkur eine bis vier Wochen: Gegessen wird weitgehend normal, aber zusätzlich trinkt man etwa dreimal täglich einen Viertelliter frisch gepressten Traubensaft.

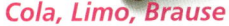

Cola, Limo, Brause

Die so genannten Erfrischungsgetränke, Limonaden und Brausen – aus Trink-, Mineral-, Quell- oder Tafelwasser, meist mit Kohlensäure versetzt – haben kaum noch Nährwert und sind eigentlich nur als Durstlöscher geeignet. Dank natürlicher oder künstlicher Aromen schmecken sie nach Orange, Zitrone, Mandarine, Grapefruit oder Limette. Besonders beliebt sind Cola-Getränke, die allerdings Koffein enthalten, wenn auch weniger als Kaffee oder Tee. Ein Zuviel kann den Magen angreifen. Koffeinfrei ist allerdings Kinder-Cola, außerdem gibt es Cola „light koffeinfrei".

Süße Durstlöscher?

Vor allem Kinder mögen süße Limonaden als Durstlöscher, dazu muss man wissen, dass 0,2-Liter mitunter 20 Gramm Zucker enthalten. Das ist eine ganze Menge, aber immer noch weniger als in der gleichen Menge Apfelsaft. Und der Körper verwertet Fruchtzucker genauso wie zugesetzten Zucker. Außerdem nimmt er gezuckerte Flüssigkeiten schneller auf als pures Wasser. Dennoch sollte man sorgsam abwägen; denn Fruchtsäfte enthalten reichlich Vitamine und Mineralstoffe, dagegen sind Limonaden eher „leere Kalorienträger", die im Übermaß ungesund ist.

Die Milch hat's

Kein anderes Getränk liefert lebenswichtige Nähr- und Aufbaustoffe in gleicher Zahl wie die Milch. Täglich ein großes Glas Milch macht fit für jede Anforderung. Ein Liter Kuhmilch enthält neben Wasser 50 Gramm Milchzucker, 40 Gramm Milchfett und 35 Gramm Milcheiweiß, das zahlreiche essenzielle Aminosäuren liefert. Milchzucker spendet nicht nur Energie, die in Verbindung mit dem leicht verdaulichen Milchfett die körperliche und geistige Leistungsfähigkeit steigert, er sorgt darüber hinaus auch dafür, dass die Vitamine, A, D, E, B_1, B_2 sowie K und die Mineralstoffe der Milch, vor allem Kalzium, vom Körper besser aufgenommen werden. Außerdem beeinflusst Milchzucker die Darmbakterien positiv.

Milch und Milch

Milch muss auf der Verpackung genau gekennzeichnet sein. Dabei wird unterschieden nach Erhitzungsverfahren:

- Frischmilch – pasteurisiert, vier bis sechs Tage haltbar
- H-Milch – ultrahoch erhitzt, mindestens acht Wochen haltbar

GEHEIMNISSE AUF DEM ETIKETT

Ob die Milch aus Ihrer Region kommt und somit nur kurze Transportwege hinter sich hat, sehen Sie an einem Zeichen auf der Verpackung, das die Herkunft der Ware kennzeichnet. D steht dabei für Deutschland, BW für Baden-Württemberg, BY für Bayern oder NI für Niedersachsen. Die Nummer daneben bezeichnet den jeweiligen Herstellerbetrieb. Auf jeder Milchpackung ist auch das Mindesthaltbarkeitsdatum angegeben.

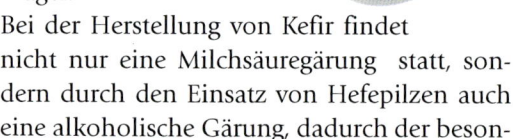

- sterilisierte Milch – mehrere Monate bis ein Jahr haltbar
- Roh- und Vorzugsmilch – nicht wärmebehandelt – unterliegt besonders strengen Qualitätsanforderungen. Für den Verkauf ist eine behördliche Genehmigung erforderlich.

Unterschiedlich sind außerdem die Fettgehalte. Wer aufs Gewicht oder den Cholesterinspiegel achten muss, sollte die fettärmeren Varianten bevorzugen. Es gibt

- Vollmilch mit natürlichem Fettgehalt von mindestens 3,5 Prozent, meist jedoch 3,7 bis 4 Prozent Fett
- Vollmilch mit eingestelltem Fettgehalt von mindestens 3,5 Prozent Fett
- fettarme Milch mit eingestelltem Fettgehalt von 1,5 bis 1,8 Prozent Fett
- Magermilch mit maximal 0,3 Prozent Fett.

Lust auf Saures?

Sauermilch entsteht wie Dickmilch durch Milchsäuregärung – dabei wird Milchzucker teilweise in Milchsäure umgewandelt und der Eiweißbestandteil Kasein flockt aus, sodass die Milch dick wird. Milchsäure ist sehr bekömmlich und fördert die Verdauung. Während Dickmilch stichfest ist, ist Sauermilch trinkflüssig. Beides gibt es mit mehr oder weniger Fett, sahnig oder mager.

Bei der Herstellung von Kefir findet nicht nur eine Milchsäuregärung statt, sondern durch den Einsatz von Hefepilzen auch eine alkoholische Gärung, dadurch der beson-

KAKAO

Ein klassisches Milchmischgetränk ist die Trinkschokolade, üblicherweise Kakao genannt. Ihn brachten die Spanier im 16. Jahrhundert aus Südamerika mit nach Europa. Die Kakaobohne enthält mehr als 50 Prozent Fett, dazu reichlich Eiweiß, Gerbstoffe, Mineralien und Salze, aber nur gefäßschützende Flavonoide. Der Koffeingehalt ist gering. Kakaopulver wird stark entölt mit 10 Prozent Fett oder schwach entölt mit 20 Prozent Fett angeboten. Weit verbreitet sind Instantpulver. Beim Instantisieren wird das Kakaopulver bedampft und verklebt um es besser löslich zu machen – auch in kalter Milch. Kakaopulver in heiße oder Instantpulver in kalte Milch eingerührt ergibt ein ebenso wohlschemeckendes wie nahrhaftes Getränk, eben Kakao.

ders spritzige Geschmack, den schon die asiatischen Reitervölker aus dem Kaukasus zu schätzen wussten, die bekanntlich besonders alt wurden.

Jogurt reift mithilfe von Bakterienkulturen. Auch dieses klassische Sauermilchprodukt macht Milchsäure besonders bekömmlich. Probiotischen Jogurts werden nach dem Fermentationsprozess lebende Milchsäurebakterien zugesetzt. Sie überstehen besser als herkömmliche Milchsäurebakterien die Angriffe von Magensäure, Gallensalzen und Dünndarmenzymen. So gelangen sie weit in den Dickdarm, wo sie für ein saures Klima sorgen und vor krankmachenden Keimen schützen. Bei ansonsten ausgewogener Ernährung ist es allerdings nicht notwendig, diese teureren Produkte zu bevorzugen. Ob Jogurt mehr rechts- als linksdrehende Milchsäure enthält, ist übrigens nicht so wichtig, lediglich der Abbau von linksdrehender Milchsäure dauert etwas länger.

Wie die Milch werden auch Jogurts nach ihrem Fettgehalt unterschieden:

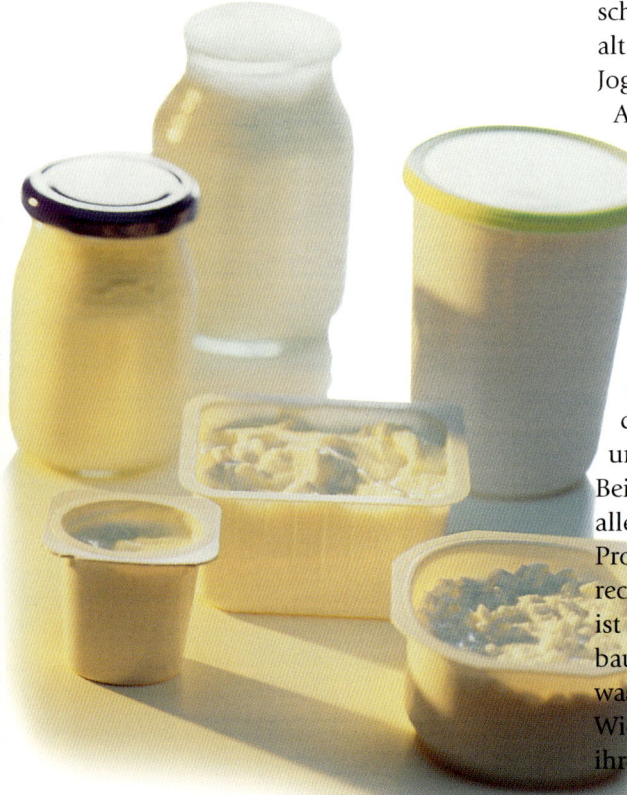

Milch und Milchprodukte

Nährstoffgehalt pro 100 g	Energie (Kcal)	Energie (kJ)	Eiweiß (g)	Fett (g)	Kohlen-hydrate (g)	Calcium (Mg)	Phophor (mg)	Kalium (mg)	Vitamin A (µg)	Vitamin B_1 (µg)
Vollmilch mit natürlichem Fettgehalt	67	278	3,3	3,8	4,8	120	100	150	40	170
Vollmilch pasteurisiert (3,5 % Fett)	64	267	3,3	3,5	4,8	120	100	150	40	170
H-Milch (3,5 % Fett)	64	267	3,3	3,5	4,8	120	100	150	40	170
Fettarme Milch (1,5 % Fett)	47	195	3,4	1,5	4,9	120	100	150	20	170
Magermilch (0,1 % Fett)	35	144	3,4	0,1	5,0	120	100	150	–	180
Dickmilch aus Vollmilch (3,5 % Fett)	64	265	3,3	3,5	4,0	120	100	150	40	170
Fettarme Dickmilch (1,5 % Fett)	46	194	3,4	1,5	4,1	120	100	150	20	170
Vollmilchjogurt (3,5 % Fett)	64	265	3,3	3,5	4,0	130	100	160	40	170
Fettarmer Jogurt (1,5 % Fett)	46	194	3,4	1,5	4,1	130	100	160	20	170
Magermilchjogurt (0,1 % Fett)	34	143	3,4	0,1	4,2	140	100	170	–	180
Kefir aus Vollmilch (3,5 % Fett)	64	265	3,3	3,5	4,0	120	100	150	40	170
Fettarmer Kefir (1,5 % Fett)	46	194	3,4	1,5	4,1	120	100	150	20	170
Reine Buttermilch (0,6 % Fett)	38	158	3,5	0,6	4,0	110	80	150	10	160
Buttermilch (1 % Fett)	38	160	3,2	1,0	3,5	110	80	150	10	160
Schlagsahne (mind. 30 % Fett)	293	1225	2,5	30,0	3,2	80	60	100	330	150
Schlagsahne extra (36 % Fett)	345	1445	2,3	36,0	3,0	80	60	100	400	140

- Sahnejogurt mit mindestens 10 Prozent Fett
- Vollmilchjogurt mit natürlichem Fettgehalt von mindestens 3,5 Prozent
- Vollmilchjogurt mit 3,5 Prozent Fett
- Fettarmer Jogurt mit 1,5 bis 1,8 Prozent Fett
- Magermilchjogurt mit maximal 0,3 Prozent Fett

Jogurt selbst bereitet

Wer seinen Jogurt selbst herstellt, kann sicher sein, dass nichts drin ist, was er nicht drin haben will – etwa Zucker, Bindemittel, Farb- und Aromastoffe. Das Selbermachen spart Verpackung und ist auch finanziell gesehen günstig. Im Handel gibt es spezielle Jogurtbereiter für zirka 30 DM, deren Gläser immer wieder verwendet werden können. Im Reformhaus oder im Naturkostladen bekommt man die notwendigen Jogurtkulturen. Die darin enthaltenen Milchsäurebakterien bilden Fermente, die den Milchzucker zu Milchsäure abbauen und die Milch eindicken. Die Angaben auf der Verpackung sollten dabei auf jeden Fall genau befolgt werden.

Besonders einfach lässt sich Jogurt in einem großen Glas herstellen. Statt gekaufter Fermente verwendet man einen normalen Jogurt als Starterkultur. Wichtig ist, dass er den gleiche Fettgehalt hat wie die verwendete Milch, am besten 3,5 Prozent.

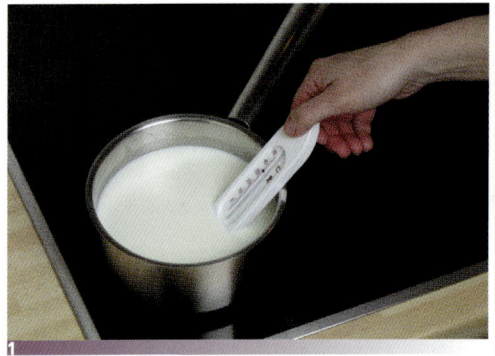 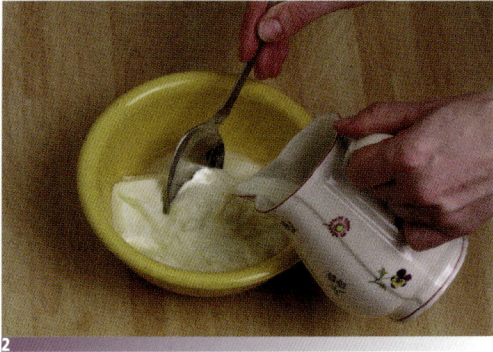

So wird's gemacht:

Einen Liter Vollmilch auf 37 Grad erwärmen. Den besten Erfolg erzielt man mit H-Milch (1).

Einen Becher Jogurt mit etwas Milch glatt rühren. Darauf achten, dass er nicht schon erhitzt war (das muss aus dem Etikett ersichtlich sein), da seine Kulturen sonst bereits abgetötet sind (2).

Milch ohne Butter

Bei der Herstellung von Butter wird – als Abfallprodukt sozusagen – Buttermilch gewonnen. Sie ist auf ein Prozent Fett reduziert – alles Übrige ist ja in die Butter gewandert –, enthält aber trotzdem die wichtigen Nährstoffe der Milch. Besonders reich ist sie an B-Vitaminen, Magnesium und Eiweiß. Ein Glas pro Tag, am besten morgens, und der Körper verheizt überschüssiges Fett.

Man unterscheidet „Reine Buttermilch" und „Buttermilch", in der bis zu 10 Prozent Wasser oder 15 Prozent Magermilch enthalten sein dürfen. Manche Buttermilcherzeugnisse sind auch mit Sahne verfeinert, was sich natürlich auf den Fettgehalt auswirkt.

Milch mit Geschmack

Nicht jeder mag Milch pur. Aber deshalb auf die wertvollen Inhaltsstoffe verzichten? Mit raffinierten Mixgetränken lassen sich vor allem Kinder, aber auch Erwachsene zum Milchgenuss verführen. Für Zwischenmahlzeiten außer Haus eignen sich fertig gekaufte Milchdrinks mit Kakao, Erdbeeren oder Vanille, die auch so manche kalorienreiche Knabberei ersetzen können. Noch besser zaubert man aber eigene bunte Milch-Mix-Kreationen, für die sich vor allem auch die kalorienarmen sauren Milchprodukte anbieten.

Zucker, Honig und Kakao werden schon seit eh und je in die Milch gerührt, doch mit fantasievollen Zutaten lassen sich aus Milch, Jogurt oder Kefir noch viel raffiniertere Drinks zaubern, die dem Auge und dem Gaumen schmeicheln und sich auch als originelle Partydrinks anbieten. Ob nun mit Früchten oder Nüssen, mit Kernen oder Haferflocken, ob als Flip mit Ei verquirlt, als pikanter Kräuter-Gemüse-Mix oder als Milchmix mit Eiscreme, der Fantasie sind keine Grenzen gesetzt!

Manche mögen's heiß

Nicht nur mit kalten, auch mit heißen Getränken lässt sich der Körper verwöhnen. Der Deutschen liebstes Heißgetränk ist zweifellos der Kaffee.

Schwarzes Wasser aus Afrika

Kaffee, das „schwarze Wasser", das aus Afrika stammt, aber heute in allen tropischen Zonen der Erde angebaut wird, wurde im Europa des 17. Jahrhunderts als der „große Ernüchterer" begrüßt, mit dem der verbreitete Alkoholmissbrauch bekämpft werden sollte. Die Früchte des Kaffeebaums enthalten meist zwei Kerne, die als Kaffeebohnen geröstet und dann gemahlen werden. Das Ganze mit heißem Wasser aufgegossen, ergibt ein belebendes Getränk, das je nach Herkunft unterschiedlich duftet und schmeckt.

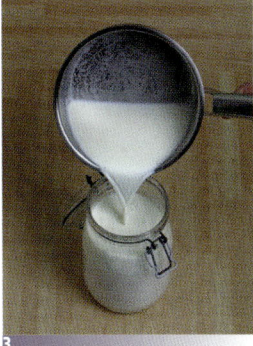
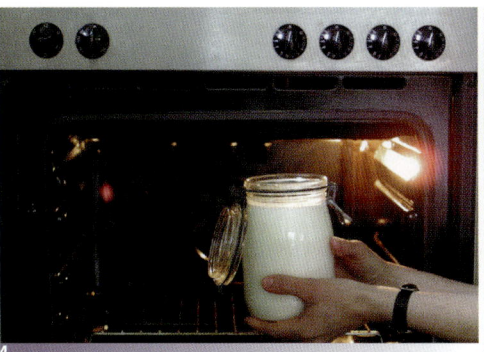
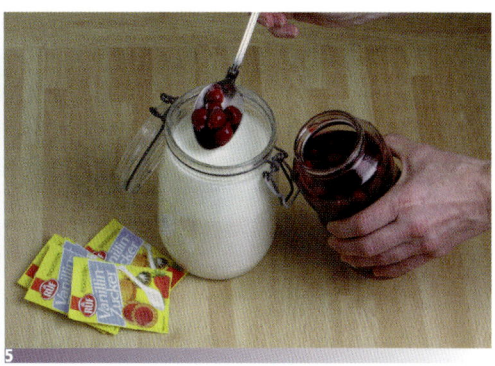

3 Den Jogurtmix in die Milch einrühren und alles in ein großes Glas füllen (3).

4 Über Nacht im vorgewärmten, aber ausgeschalteten Backofen warm stehen lassen. Falls dies nicht möglich ist, reicht auch eine gut isolierte Plastik-Box oder etwas Anderes, das die Wärme gut hält (4).

5 Man kann den so gewonnenen Naturjogurt nun mit fünf Päckchen Vanillezucker süßen und mit etwa einem halben Glas Sauerkirschen „befruchten". Je nachdem, wie viel Saft man zugibt, erhält man festen Fruchtjogurt oder aber Trinkjogurt (5).

Als Dosierung wird empfohlen, pro Tasse sechs bis acht Gramm Kaffeemehl zu nehmen. Das entspricht einem gehäuften Kaffeelöffel. Die ideale Dosierung richtet sich aber letztlich nach dem persönlichen Geschmack.

Aufgrund seines Koffeins wirkt Kaffee anregend und belebend auf Herz, Kreislauf und das zentrale Nervensystem. Koffein ist ein Alkaloid, das in der Medizin als Kreislauf-, Anregungs- und Migränemittel Verwendung findet. Der schnelle Muntermacher kann aber bei übermäßigem Genuss auch den Magen belasten. Ohnehin sollte Kaffee nicht als Durstlöscher getrunken werden, weil das Koffein dem Körper zusätzlich Wasser entzieht. Der Genuss von drei bis vier Tassen im Lauf des Tages ist aber durchaus vertretbar. Allerdings sollte man wegen der durch Kaffee gesteigerten Harnausscheidung pro Tasse Kaffee zusätzlich zwei Gläser Wasser trinken.

> „Wenn Sie eine Leiche am Halse haben und es sich dabei um ihren Mann handelt, der tot im ersten Stock liegt, und Sie nicht wissen, was Sie damit machen sollen, dann kochen Sie sich am besten erst einmal eine Tasse starken Tee."
>
> Anthony Burgess

Kaffee oder Tee?

Nach Wasser ist Tee, für den die getrockneten Blätter der Teepflanze mit Wasser aufgebrüht werden, das weltweit meist konsumierte Getränk. Seine wesentlichen Wirkstoffe sind Koffein und Gerbstoffe. Ersteres belebt, verstärkt die Gehirndurchblutung und steigert die Konzentrations- und Reaktionsfähigkeit. Diese Wirkung bremsen aber die Gerbstoffe, so wird das Koffein vom Körper langsamer aufgenom-

men als beim Kaffee. Es wirkt auch nicht über Herz und Kreislauf, sondern über das Gehirn und das zentrale Nervensystem, und die Gerbstoffe wirken zusätzlich beruhigend auf den Magen-Darmtrakt. So hat Tee die scheinbar widersprüchliche Doppelwirkung, anregend und zugleich beruhigend zu sein. Seine Belebung setzt langsam ein, hält lange an und klingt nur allmählich ab, sodass es nicht zu so abrupten Ermüdungszuständen kommen kann wie nach dem Genuss von Kaffee. Hinzu kommt, dass Tee Vitamine der B-Gruppe und Mineralstoffe wie Fluor, Kalium und Magnesium enthält.

Grün, braun oder schwarz?

Schwarzer Tee durchläuft bei der Herstellung fünf Verarbeitungsschritte: Welken, Rollen, Fermentieren, Trocknen, Sieben. Bei grünem Tee dagegen werden die Keime und Mikroorganismen abgetötet um eine Fermentation zu

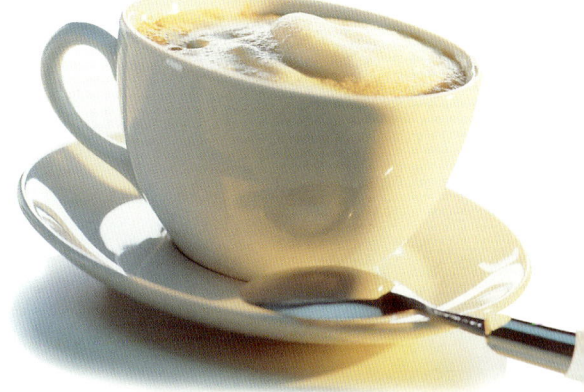

verhindern. Die Blätter bleiben olivgrün und der Tee behält mehr Flavonoide und Gerbstoffe als der schwarze. Die wichtigsten Schwarzteesorten sind Darjeeling, Assam und Ceylon. Beim Grüntee kennt man vor allem Chun Mee, Gunpowder und Lung Ching aus China sowie Sencha, Bancha und Matcha aus Japan. Der chinesische Oolong liegt irgendwo zwischen schwarzem und grünem Tee, ein halbfermentierter, sozusagen brauner Tee.

Ein Zaubertrunk

Unfermentierter grüner Tee enthält Vitamine und Flavonoide, die das Immunsystem anregen. Man hat außerdem Inhaltsstoffe darin gefunden, denen vorbeugende Wirkung gegen Krebs, vor allem Darmkrebs, zugeschrieben wird. Obwohl er einst, als die Holländer ihn nach Europa brachten, als Medizin verabreicht wurde, ist Grüntee natürlich kein Allheilmittel, aber allemal ein gesundes, weil kalorienfreies und magenfreundliches Getränk. Mit ihren Gerbstoffen enthält eine Tasse Grüntee überdies nur halb so viel Koffein wie die entsprechende Menge Kaffee.

Alles Geschmackssache!

Hinsichtlich Dosierung und Ziehdauer kann man bei Tee eigentlich nichts völlig falsch machen. Vor allem bei feineren Sorten sollte man sich aber an folgende Faustregel halten:

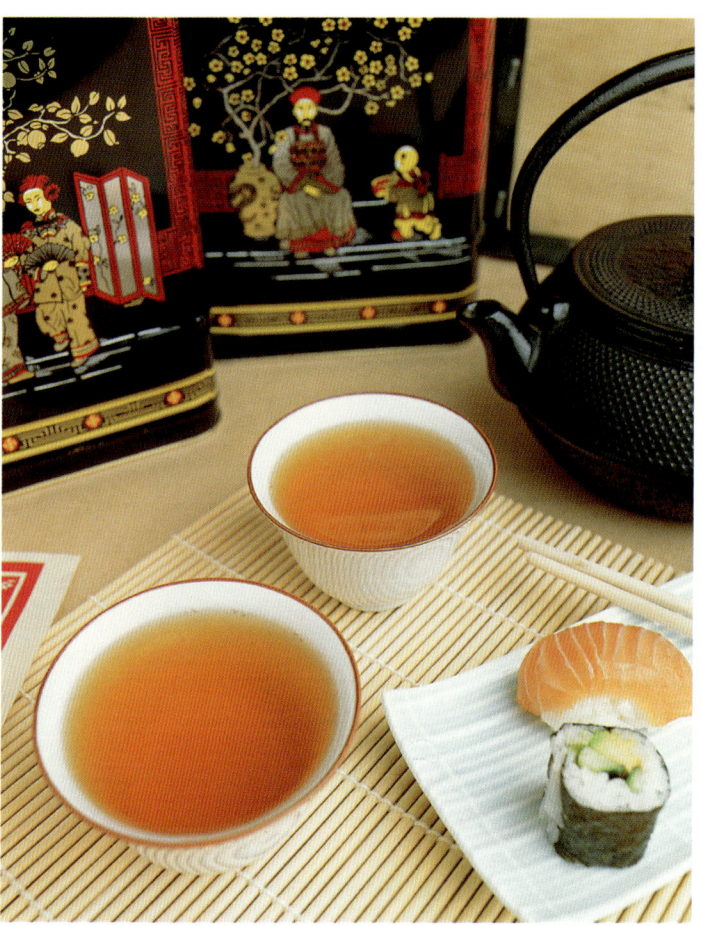

● Man nimmt pro Tasse Schwarztee einen Teelöffel Tee-

TEEBEUTEL

Als lose Waren kann Tee sein Aroma am besten entfalten, aber überall, wo es schnell gehen soll, ist die Handhabung von Teebeuteln natürlich praktischer. Beuteltee ist nicht unbedingt schlechter als lose Ware. In der Regel enthalten die Aufgussbeutel kräftige Sorten in kleineren Blattgraden, die schnell färben und ihr Aroma rasch entfalten.

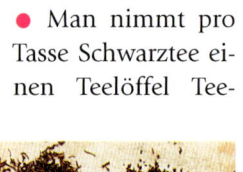

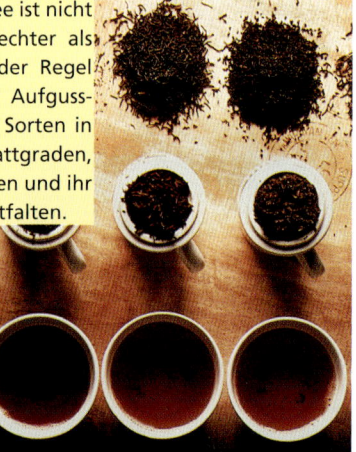

blätter oder einen Teebeutel. Für eine ganze Kanne kann man einen Teelöffel extra zugeben.

● Schwarztee soll mit kochend heißem Wasser übergossen werden und drei bis fünf Minuten ziehen, da sich das Koffein in den ersten drei bis vier Minuten fast vollständig löst. Danach wirken sich nur noch die Gerbstoffe aus, und die können nach sechs bis sieben Minuten sogar unangenehme Bitterstoffe entfalten.

Grüner Tee muss auf jeden Fall schwächer dosiert werden.

● Nehmen Sie von losem grünen Tee nur etwa zwei Drittel der Menge, die Sie normalerweise bei schwarzem nehmen.

● Grüner Tee sollte nicht mit kochend heißem, sondern nur mit 70 °C warmem Wasser übergossen werden, damit die bei der Verarbeitung bewahrten Inhaltsstoffe nicht doch noch zerstört werden.

● Ziehen soll grüner Tee nur kurz, maximal zwei Minuten. Manche Kenner empfehlen gar nur 30 Sekunden.

Grüner Tee kann für zwei bis drei weitere Aufgüsse verwendet werden, wodurch er seine beruhigende Wirkung noch besser entfalten kann. Kenner schütten sogar den ersten Aufguss weg, um nur den zweiten und dritten zu genießen.

Wellness mit Kräutern und Früchten

Mit Sicherheit bekömmlich, der Name sagt es, sind die so genannten „Gesundheitstees". Ihre Wirkung beruht auf ätherischen Ölen, Vitaminen, Bitterstoffen, Saponinen, Flavonoiden, Gerbstoffen, Mineralstoffen und Spurenelementen in Heilpflanzen und -kräutern.

Kräuter gegen Krankheit

Aus getrockneten Pfefferminzblättern, Baldrianwurzeln, Fenchelfrüchten oder Teilen anderer Pflanzen, die in aller Welt gesammelt oder geerntet werden, bereitet man Aufgüsse. Pfefferminze ist die in Deutschland meistverwendete „Droge" – so der Fachausdruck für die Heilkräuter –, der Tee daraus hilft bei Magen- und Darmbeschwerden, Blähungen und Übelkeit. Gegen Blähungen hilft auch Fencheltee, ein wesentlicher Bestandteil von Tees für Säuglinge und

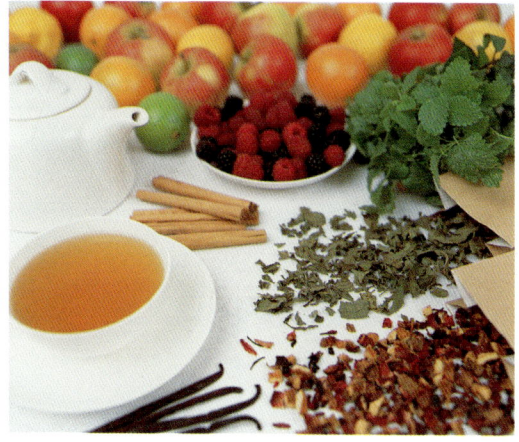

Kleinkinder. In Kombination mit Brennnessel wird er auch als Milchbildungstee für Stillende angeboten. Kindertees enthalten oft auch Anis, der ebenfalls gegen Blähungen wirkt und zusätzlich die Blutzirkulation fördert. Kamille wirkt entzündungshemmend, krampflösend und antibakteriell, deshalb kann sie als Aufguss auch äußerlich angewandt werden. Krampflösend und beruhigend wirkt auch Melisse.

Früchte aufgegossen

Schmackhafte Tees, die den Durst löschen, gut schmecken und den Organismus weder durch Koffein noch andere Inhaltsstoffe beeinträchtigen, lassen sich auch aus vielerlei Früchten breiten. Es gibt die unterschiedlichsten Zusammenstellungen: Tees von Äpfeln, Brombeeren, Erdbeeren, Heidelbeeren, sogar aus tropischen Früch-

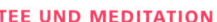

Diese Pflanzen eignen sich zur eigenen Herstellung von Tee				
Pflanze	**Inhaltsstoffe**	**Geschmack**	**Wirkung**	**Besonderheiten**
Baldrian	Ätherisches Öl, Alkaloide u. a.	Intensiver Eigengeschmack, süßlich-würzig, etwas bitter	Beruhigend bei nervöser Erregung, Herzklopfen, Schlaflosigkeit	Pro Tasse 2 TL Baldrianwurzel mit heißem Wasser übergießen, 8 bis 12 Stunden stehen lassen, durchsieben und trinken.
Brennnessel	Ameisensäure, Histamin, Chlorophyll, Eisen u. a.	Schwach mild	Blutreinigend, harntreibend, gut bei Rheuma	Auch als Aufguss aus einer Hand voll frischer Blätter pro Tasse
Fenchel	Ätherische und fette Öle, Fenchon und Anethol	Süßlich, leicht würzig	Magenberuhigend bei Durchfall, Blähungen, Darmkrämpfen, auswurffördernd bei Husten	Auch milchbildend für Stillende
Hagebutte	Hoher Vitamin C-Gehalt	Fruchtig-mild, säuerlich	Schutz vor Infektionskrankheiten, gut für Nieren bei Gicht und Rheuma	Eventuell mit Hibiskus mischen
Holunder	Ätherische Öle, Glykoside, Schleimstoffe und Flavone	Schleimig, süßlich	Schweißtreibend, abwehrsteigernd	Als Mischung mit Lindenblüten und Kamille gegen Erkältungskrankheiten
Huflattich	Schleimstoffe, Bitterstoffe, Gerbstoffe, Glykoside u. a.	Schwach, schleimig, süßlich	Schleimlösend, zur Behandlung von Bronchitis	1 TL Blüten mit heißem Wasser übergießen, 5 Minuten ziehen lassen, bei Bedarf mit Honig süßen
Johanniskraut*	Hypericin, Hyperisod, Gerbstoffe u. a.	Mild und blumig	Nervenberuhigend	Pro Tasse 2 TL
Kamille (echte)	Ätherisches Öl, Azulen u. a.	Mild, blumig, leicht bitter	Entzündungshemmend, krampflösend, antibakteriell	Bei Schnupfen Kamillendampfbäder, äußerlich zu Mundspülungen, als Umschlag bei Wunden
Lindenblüten	Ätherisches Öl, Glykoside, Flavone, Hesperidin	Lieblich, krautig	Schweißtreibend, abwehrsteigernd, beruhigend	Mischung mit Holunder gut geeignet für Schwitzkuren

* die Art mit den durchscheinenden Punkten der Blätter und zweikantigem Stängel

ten. Eine Besonderheit sind aromatisierte und vitaminisierte Mischungen mit so fantasievollen Namen wie Feierabendkräutertee, Kaminfeuer, Schneeflocke, Sterntaler oder Tropentraum.

In Pulver- oder Granulatform gibt es außerdem Instanttees für die einfache und schnelle Zubereitung. Aber Vorsicht: Sie enthalten meist Zucker und sind daher nicht kalorienfrei wie die aufgebrühten Tees.

So schmecken Kräuter- oder Früchtetees

Auch bei Kräuter- und Früchtetees kommt es auf die richtige Menge an. Genaue Angaben finden sich meist auf der Verpackung.

● In der Regel reichen ein bis zwei Teelöffel oder ein Teebeutel für eine bis zwei Tassen.

● Mindestens acht Minuten sollten Kräuter- und Früchtetees ziehen. Mehrmaliges Umrühren zwischendurch hilft das Aroma besser zu entfalten.

Flüssigkeitsbedarf pro Tag entsprechend Alter und Gewicht				
Alter	**Jahre**	**Menge pro kg Körpergewicht**	**z. B. Körpergewicht**	**Flüssigkeitsbedarf**
Säuglinge	bis ½	120 bis 180 ml	5 kg	0,5 bis 0,9 l
	bis 1	120 bis 145 ml	8,5 kg	1,0 bis 1,3 l
Kinder	1 bis 3	115 bis 125 ml	13 kg	1,5 bis 1,6 l
	4 bis 6	100 bis 110 ml	20 kg	2,0 bis 2,2 l
	7 bis 9	90 bis 100 ml	27 kg	2,4 bis 2,6 l
	10 bis 12	70 bis 85 ml	38 kg	2,7 bis 3,2 l
	13 bis 14	50 bis 60 ml	50 kg	2,5 bis 3,0 l
Jugendliche	15 bis 18	40 bis 50 ml	50 kg	2,0 bis 2,5 l
			65 kg	2,6 bis 3,3 l
Erwachsene	Ab 19	35 bis 45 ml	60 kg	2,1 bis 2,7 l
			75 kg	2,6 bis 3,4 l

Aus: Jean Pütz, Kordula Werner, Marcus Werner:
Das Hobbythekbuch vom Trinken. Vgs verlagsgesellschaft Köln, 1999.

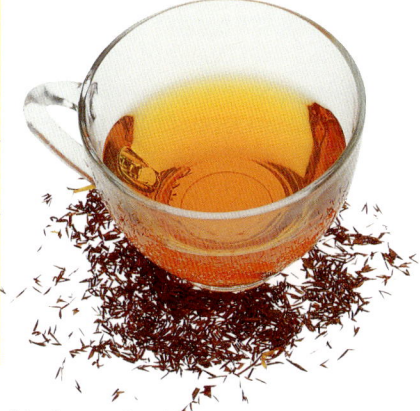

● Frisch zubereitet schmecken Kräuter- und Früchtetee am besten. Man sollte sie nicht längere Zeit stehen lassen und nur ausnahmsweise in der Thermoskanne aufbewahren.

DUNKLER FILM AM TASSENRAND?

Wenn sich am Tassenrand ein dunkler Film absetzt, sollte Sie das nicht beunruhigen. Im Gegenteil: Es ist eher ein Zeichen dafür, dass Sie einen guten Schwarztee vor sich haben, denn es sind die Reste der Pflanzeninhaltsstoffe, die sich dort absetzen. Bei weniger guten Tees ist der Film schwächer.

Geheimtipp aus Südafrika

Rooibusch heißt eine Neuentdeckung unter den Kräutertees. Sie wird aus den nadelartigen Blättern einer rotbraunen Buschweidenart in Südafrika gewonnen. Rooibusch-Tee ist ein Geheimtipp für alle, die Tee mögen, aber kein Koffein vertragen. Er schmeckt fast wie Schwarztee und ist reich an Kalium, Kalzium und Magnesium. Außerdem enthält er Vitamin C und Spurenelemente wie Eisen, Mangan und Fluor. Den Bantus gilt er als Heiltrank, und tatsächlich lindert er Magenbeschwerden und wirkt gegen Allergien wie Heuschnupfen.

Man nimmt pro Tasse einen Teelöffel voll Rooibusch und lässt ihn drei bis fünf Minuten ziehen. Wegen seiner warmen rötlichen Farbe

und des frischen, fruchtigen Geschmacks kommt er bei Kindern sehr gut an und ist als Kaltgetränk eine gesunde Alternative zu süßen Limonaden.

Statt heiß auf Eis!

An heißen Sommertagen löscht zwar auch heißer Tee den Durst, aber vielen steht der Sinn dann doch nach Kaltgetränken. Wenn man Früchtetee stärker dosiert und nach dem Ziehen in ein eisgekühltes Gefäß gibt, damit er schnell abkühlt, behält er Farbe und Aroma. Ein paar zusätzliche Eiswürfel machen den Genuss vollkommen.

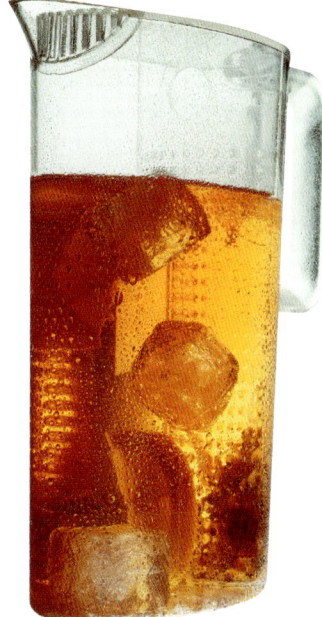

Zum Wohl mit Alkohol?

In fast allen Kulturen ist Alkohol ein geschätzter „Ehrengast". Bereits 3000 v. Chr. war Wein, besonders Rotwein, bei Ägyptens Königen sehr beliebt. Berühmte Fresken aus dem Grabmal des Nakht zeigen die Ernte, die Kelter und das Abfüllen des Fruchtsaftes in Gärkrüge. Auch Griechen und Römer schätzten den Wein, und die Germanen berauschten sich mit Met. Zu kultischen Handlungen, man denke an das christliche Abendmahl, gehören seit jeher alkoholische Getränke. Auch in der Medizin wurde Wein schon früh genutzt, die Römer setzten ihn zum Beispiel in der Kriegschirurgie und zu Seuchenbekämpfung ein. Cäsars Soldaten mussten täglich einen Liter Wein gegen ansteckende Krankheiten trinken.

Genuss- oder Lebensmittel?

Heute spielen alkoholische Getränke im Alltag eine wichtige Rolle: Sie werden gegen den Durst getrunken und als Begleiter zum Essen gereicht, vor allem sind sie mit den Vorstellungen von Genuss und Geselligkeit verbunden. In Deutschland wird besonders Bier konsumiert, etwa sieben Mal so viel wie Wein. Auch wenn es gerne als „Gerstensaft" oder „flüssiges Brot" bezeichnet wird, enthält es wie alle anderen Alkoholika außer Alkohol und Zucker kaum Nährstoffe. Mit seinem verschwindend geringen Protein- und Vitamingehalt besteht es mehr oder weniger aus leeren Kalorien. Ein Gramm Alkohol enthält immerhin 7 Kilokalorien. Ohne nennenswerte Nährstoffe sind alkoholische Getränke also reine Genussmittel. Da Alkohol die Flüssigkeitsausscheidung fördert, sind sie auch nicht als Durstlöscher geeignet, die ja die Flüssigkeitsdepots des Körpers auffüllen und nicht erneut leeren sollten.

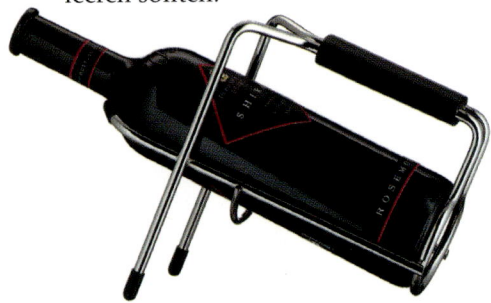

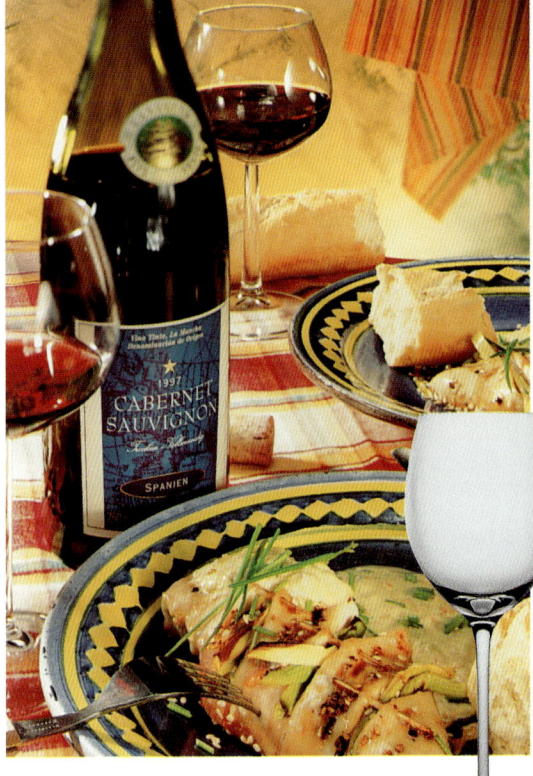

Gefährliche Wirkungen

Jeder Schluck Alkohol verändert den Menschen. Bereits ab einer Konzentration von 0,2 Promille im Blut beginnt eine Veränderung der Persönlichkeit, zwanglose Fröhlichkeit setzt ein und die Risikobereitschaft steigt. Je mehr Alkohol ins Blut gelangt, umso enthemmter wird man, der Rededrang nimmt zu, aber auch die Reizbarkeit steigt, das selbstkritische Urteilsvermögen lässt nach und die Bewegungskoordination verschlechtert sich. Man überschätzt sich selbst, die Seh- und Hörleistung lässt nach, das Zusammenspiel von Nerven und Muskeln ist gestört.

Bei etwa 1 Promille beginnt das Rauschstadium mit unsicherem Gehen und Stehen, Sprachstörungen und Verlust der Selbstkontrolle. Bei etwa 2 Promille setzt das Betäubungsstadium mit Verwirrtheit, Gedächtnis- und Bewusstseinsstörungen ein. Bei 3 Promille ist schließlich das Lähmungsstadium erreicht, die Atmung flacht ab, der Körper kühlt aus und ein Übergehen ins Koma ist die mögliche Folge.

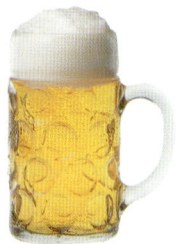 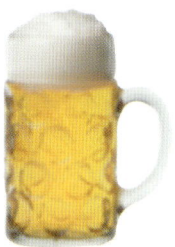 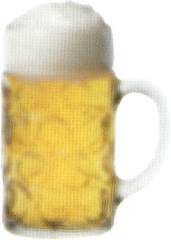 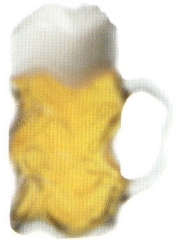 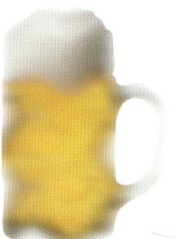

Dieser trüben Aussichten ungeachtet braucht man nicht vollkommen abstinent zu leben, aber verantwortungsvoller Umgang mit Alkohol ist sehr wohl angebracht. Man sollte erst trinken, wenn man genügend gegessen hat, und immer etwas weniger, als man vertragen kann. Um der Suchtgefahr zu entgehen, darf man nicht aus Langeweile zum Alkohol grei-

Magen und Darm angreifen und so die Aufnahme von Mineralstoffen, Vitaminen und anderen Nährstoffen behindern kann. Aufgrund der hohen Kalorienzufuhr durch zu viel Alkohol verfettet die Leber und verliert zunehmend ihre Fähigkeit, Gifte aus dem Körper auszuscheiden. Leberzirrhose und Leberkrebs könnten die Folge sein.

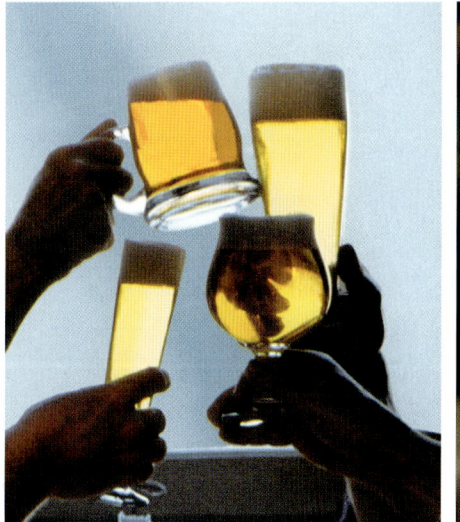 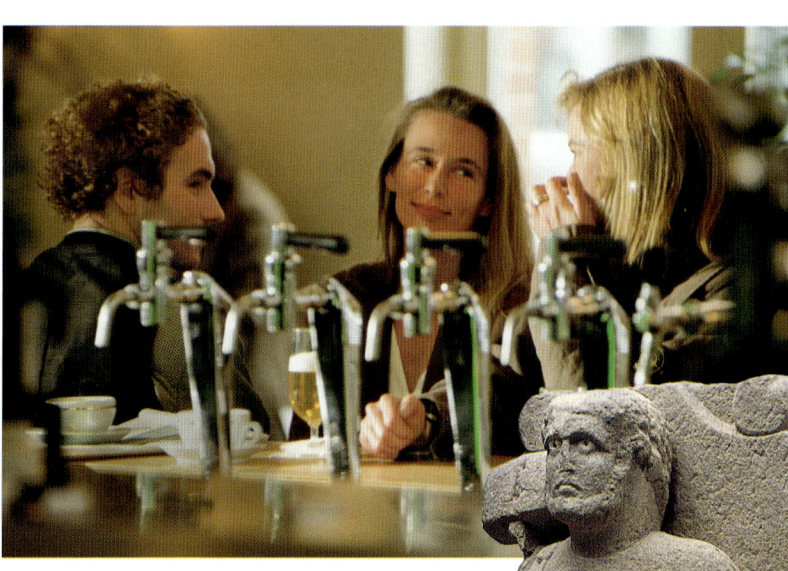

fen und keinesfalls sollte man sich von anderen zum Trinken drängen lassen. Mit Sicherheit ist es der Gesundheit zuträglich, hin und wieder eine Zeit lang auf Alkoholika zu verzichten.

In Maßen genießen

Natürlich ist gegen ein Glas Wein bei Tisch oder das Bier in geselliger Runde nichts einzuwenden. Alkohol in Maßen ist durchaus erlaubt und die Inhaltsstoffe der roten Traube im Rotwein wirken sogar positiv auf Herz und Kreislauf. Gefährlich ist gewohnheitsmäßiger Konsum, der auf Dauer die Schleimhäute von

Tabaluga

Dieser exotische Mineralwasser-Mix besticht das Auge durch seine unterschiedliche Farbtönung und schmeckt zudem äußerst erfrischend.

- 3 cl Maracujasirup
- 6 cl Orangensaft
- 3 cl Limejuice
- 1 cl Erdbeersirup
- 8 cl Mineralwasser
- Honig-Melonenecke
- Cocktailkirsche
- Cocktailspieß

Maracujasirup, Orangensaft, Limejuice und vier Eiswürfel in einen Shaker geben, kräftig schütteln und in ein Longdrinkglas abseihen. Mit Mineralwasser auffüllen. Erst jetzt den Erdbeersirup dem fertigen Getränk zugeben, er setzt sich am Glasboden ab. Den Sirup vorsichtig mit einem Rührstäbchen oder Barlöffel aufrühren, sodass der Drink unten rötlich wird und nach oben noch gelb bleibt (wie bei Tequila Sunrise). Aus der Honigmelone eine Ecke herausschneiden, mit einem Schnitt versehen und auf den Glasrand stecken. Cocktailkirsche mit einem Cocktailspieß an der Melonenscheibe befestigen. Mit einem Strohhalm servieren.
(pro Portion 85 kcal; weniger als 1 g Fett; 1 g Eiweiß; 18 g Kohlenhydrate)

Drei Fitnessdrinks mit Brottrunk

Mit Brottrunk als Grundlage und wenigen weiteren Zutaten lassen sich minutenschnell diese Drinks ganz unterschiedlicher Geschmacksrichtung mixen.

- 0,15 l Gemüsesaft
- 0,1 l Kanne Brottrunk
- weißer Pfeffer
- 1 Partytomate

ergeben einen „Vitamindrink", indem man Gemüsesaft und Brottrunk verquirlt, mit dem weißen Pfeffer abschmeckt und das Ganze mit einer Partytomate garniert.
(pro Portion 47 kcal; 2 g Eiweiß; 0,1 g Fett; 7,9 g Kohlenhydrate)

- 0,1 l Kanne Brottrunk
- 0,1 l Rote-Bete-Saft
- 1 Prise Muskat

werden zu „Red Ruby" verquirlt, mit einem Hauch Muskat gewürzt und kühl serviert.
(pro Portion 44 kcal; 2,1 g Eiweiß; 8,1 g Kohlenhydrate)

- 0,1 l Möhrensaft
- 0,1 l Kanne Brottrunk
- 1 TL Honig

mischt man zu „Bugs Bunny"
(pro Portion 62 kcal; 2,0 g Eiweiß; 13,1 g Kohlenhydrate)

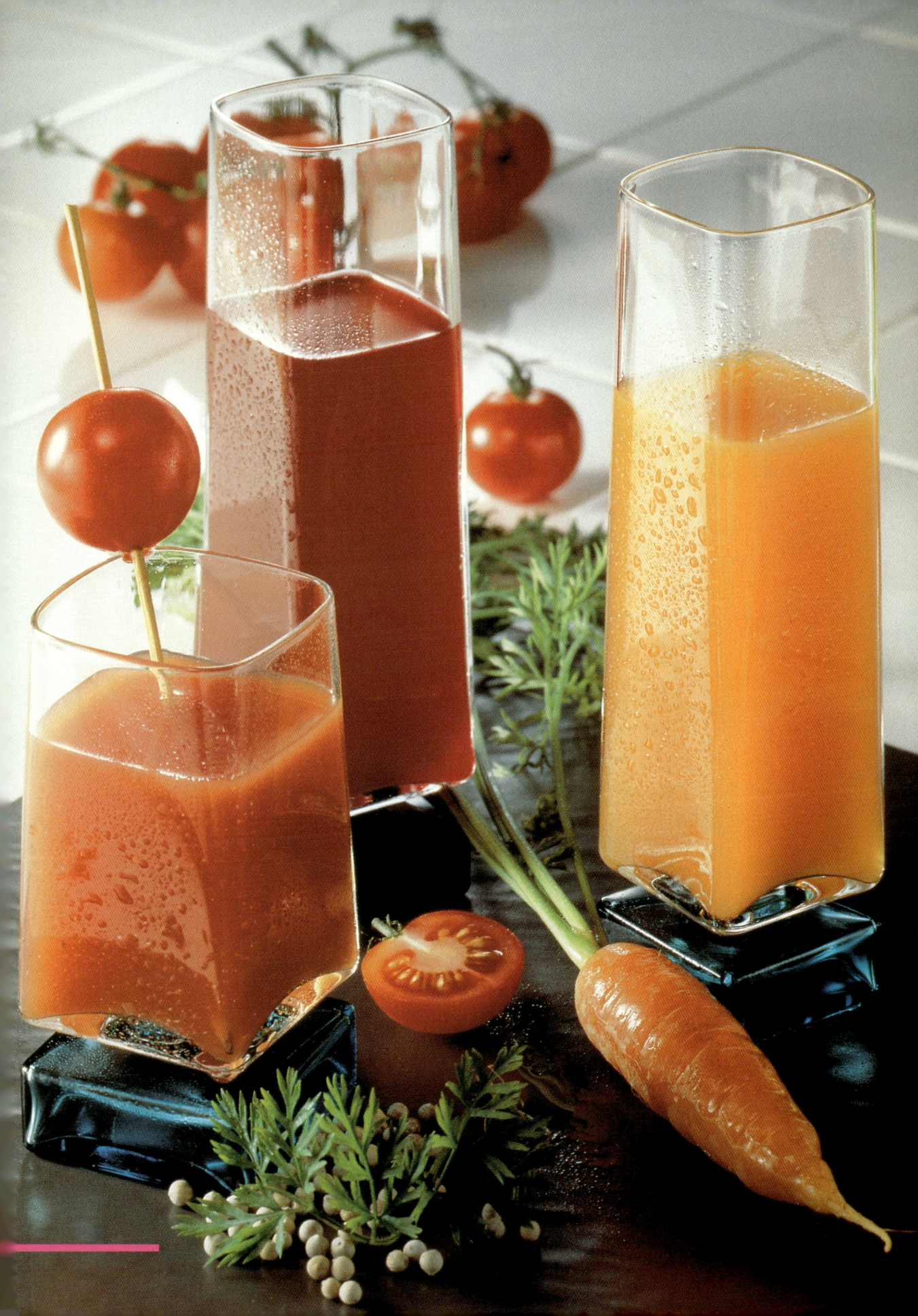

La Mer

Apfelsaft ist ein sehr vielseitiger Bestandteil von Mixgetränken. Eine extravagante Abwandlung der Apfelsaftschorle, die sich bei jeder Party sehen lassen kann, ist dieser alkoholfreie Cocktail:

- 7 cl Apfelsaft
- 2 cl Lime Juice
- 2 cl Erdbeersirup
- 1 Cocktailspieß
- 1 Cocktailkirsche
- 1 Orangenscheibe
- 1 kleiner Zweig Zitronenmelisse
- Mineralwasser-Eiswürfel
- kohlensäurehaltiges Mineralwasser (medium)

Apfelsaft, Lime Juice und Erdbeersirup in ein Mixgerät geben und kräftig mixen. Mineralwasser-Eiswürfel in ein Glas geben, den Fruchtmix daraufgießen und mit Mineralwasser auffüllen. Die Orangen-Scheibe an einer Seite auf den Cocktailspieß stecken, dann die Cocktailkirsche und die „herabhängende" Seite der Orangenscheibe aufspießen, sodass die Cocktailkirsche in der Mitte der gewölbten Orangenscheibe steckt. Den Spieß über das Glas legen und mit der Zitronenmelisse dekorieren. Mit Strohhalm servieren.

Pink Panther

Ein exotisch anmutender Longdrink, der ohne Alkohol auskommt und als spritziger Durstlöscher an heißen Tagen viel Anklang findet.

- 2 cl Grenadinesirup
- 2 cl Kokossirup
- 5 cl Grapefruitsaft
- 2 cl Zitronensaft
- 10 cl Mineralwasser
- Baby-Ananas
- Cocktailkirsche
- 1 Zweig Zitronenmelisse
- Cocktailspieß

Die Zutaten bis auf das Mineralwasser mit vier Eiswürfeln in einen Shaker geben, kräftig schütteln und in ein Longdrinkglas abseihen. Mit Mineralwasser auffüllen. Aus der Baby-Ananas von unten nach oben eine Ecke herausschneiden und bis zur Hälfte einschneiden, dann auf den Glasrand stecken. Die Kirsche mit dem Cocktailspieß an der Ananasscheibe befestigen. Den Zweig Zitronenmelisse über das Glas legen und mit einem Strohhalm servieren.

WEITERE REZEPTE

Milch-Punsch

Ein erwärmmender Genuss an kalten Tagen. Ein Schuss Alkohol steigert die wohltuende Wirkung dieses Punsches.

- 0,4 l Milch
- 4 TL Zucker
- 1 Likörglas Rum
- 1 EL Weinbrand
- 1 EL Orangenlikör
- 1 Zimtstange
- etwas Sahne
- etwas Zimtpulver für die Sahne

Zucker und Rum werden mit einer Zimtstange auf kleiner Flamme erwärmt. Dann kommen Weinbrand und Orangenlikör hinzu und werden bis vor dem Sieden erhitzt. Diese Mischung sofort in einen Krug gießen und mit der ebenfalls erhitzten Milch auffüllen. Mit einem Tupfer Sahne versehen und etwas Zimtpulver darüber streuen.

Fruit Delight

Gar nicht ohne, diese Kombination aus Tee und Jogurt! Die Milchsäure in Sauermilcherzeugnissen ist besonders bekömmlich und schont den Magen. Außerdem enthält Jogurt viel wertvolles Kalzium. Für vier bis sechs Gläser benötigen Sie:

- 12 TL Früchtetee mit dem Aroma von Waldbeeren
- 1 l Wasser
- 150 g eisgekühlten Heidelbeerjogurt
- 1 TL Honig
- Eiswürfel
- frische Beeren nach Belieben

Früchtetee mit Wasser in einem Topf zum Sieden bringen. Fünf Minuten ziehen lassen, dann abseihen und kühlstellen. Jogurt und Honig mit den Quirlhaken eines Handrührgeräts verrühren. Nach und nach den eiskalten Früchtetee hinzugießen. Die Mischung einmal kräftig durchmixen und dann in hohen Gläsern servieren. Geben Sie in jedes Glas zusätzlich einen Teelöffel frische Beerenfrüchte, etwa Brombeeren, Heidelbeeren, Himbeeren oder Johannisbeeren.

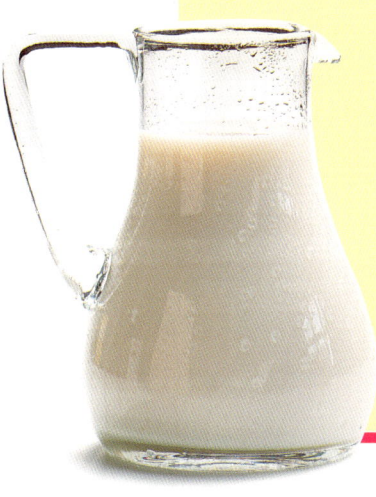

Früchteglut

Eine Feuerzangenbowle, genau das Richtige für kalte Tage. Statt mit Rotwein wird sie mit aromareichem Früchtetee zubereitet.

- 1,5 l Wasser
- 8 EL Früchtetee (z. B. Milford Family Früchtetraum)
- 3 Orangen
- 2 rosa Grapefruits
- 10 Gewürznelken
- 5 bis 7 Kardamomsamen
- 1 kleiner Zuckerhut (250 g)
- 0,375 l Rum (54 Vol.%)

Den Tee mit dem kochenden Wasser aufgießen und etwa acht Minuten ziehen lassen, dann durch ein Sieb gießen und auffangen. Zwei Orangen und eine Grapefruit auspressen. Die restlichen Früchte heiß abwaschen, abtrocknen und in dünne Scheiben oder in Stücke schneiden. Den heißen Früchtetee mit Saft, Fruchtstückchen und Gewürzen in ein feuerfestes Gefäß geben und auf ein brennendes Rechaud stellen. Nun legen Sie auf einer Feuerzange den Zuckerhut über das Gefäß, tränken ihn mit etwas Rum und zünden ihn an. Den übrigen Rum gießen Sie nach und nach über den Zuckerhut, verwenden Sie dazu stets eine Kelle, da Hochprozentiges leicht entflammbar ist! Wenn der Zuckerhut abgebrannt ist, rühren Sie die Bowle um und gießen sie in die Gläser.

Grüner Fitness-Drink

Je wärmer das Wetter, umso mehr schwitzen Sportler und ihr Körper ist auf rasche Ergänzung von Wasser und Mineralien angewiesen. Dem entspricht unser Fitness-Drink mit Salz und einem Anteil Mineralwasser. Die Zutaten für einen halben Liter fertiges Getränk:

- 0,6 l Wasser
- 3 TL grüner Tee
- 1 Zitrone
- 0,2 l Mineralwasser
- 1 Messerspitze jodiertes Speisesalz

Das Wasser kurz aufkochen und fünf Minuten abkühlen lassen. Die Teeblätter in der Kanne mit der Hälfte des Wassers (0,3 l) übergießen. Den ersten Aufguss 90 Sekunden ziehen lassen, dann abgießen. Mit dem übrigen Wasser (die restlichen 0,3 l) einen zweiten Aufguss zubereiten, diesen drei Minuten ziehen lassen, dann durch ein Teesieb oder einen Filter in die Trinkflasche abseihen. Einige Tropfen Zitronensaft, das Mineralwasser und das jodierte Speisesalz hinzugeben und gut durchschütteln.

WEITERE REZEPTE

Beach Club

Weißer Traubensaft kombiniert mit eiskaltem Kefir weckt die Lebensgeister und bringt neuen Schwung durch eine Fülle an Vitaminen und Mineralstoffen. Die pürierten Aprikosen sorgen für kleine Farbtupfer und außergewöhnlichen Geschmack. Für 4 bis 6 Gläser benötigen Sie:

- 500 ml weißen Traubensaft
- 1 Dose Aprikosenhälften (425 g)
- 1 EL Ahornsirup
- 1 Zitronenspirale
- 500 ml Kefir
- Melissenblättchen zum Garnieren

Aprikosen im Saft grob pürieren. Mit Ahornsirup und der Zitronenspirale in ein Bowlengefäß geben und eine Stunde ziehen lassen. Vor dem Servieren mit eiskaltem Kefir und Traubensaft aufgießen und umrühren. Mit Melissenblättchen garnieren und kalt servieren

Himbeer-Shake

Hier gehen die positiven Eigenschaften von Himbeersaft und Jogurt eine überraschende Verbindung ein. Mit Mineralwasser aufgegossen ergibt sich ein fruchtiger Durstlöscher für zwischendurch.

- 100 g Himbeeren (Tiefkühlkost)
- 2 EL Naturjogurt (50 g)
- 1 TL Zitronensaft
- 100 ml Mineralwasser
- ein kleiner Holzspieß

Zunächst werden die Himbeeren mit dem Naturjogurt und dem Zitronensaft püriert. Die Masse in ein hohes Glas füllen, das Mineralwasser zugießen und gut umrühren. Einige Himbeeren auf einen kleinen Holzspieß stecken, der zur Hälfte in Naturjogurt getaucht wird. Dieser rot-weiße Himbeerspieß kommt als Dekoration quer über das Glas.

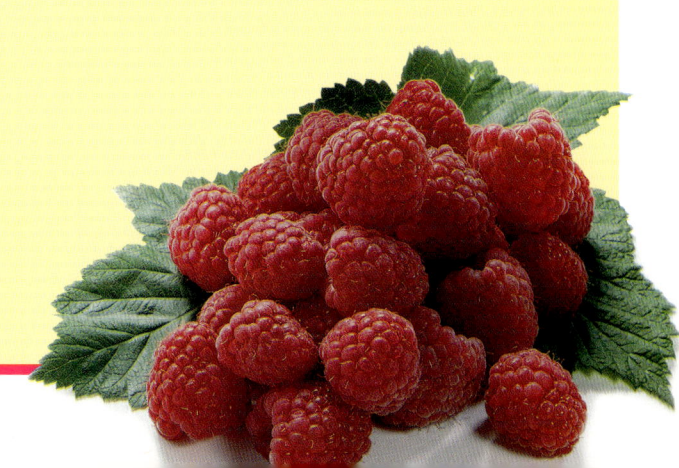

Power Drink

Genau das Richtige für den Energieschub zwischendurch! Vitamine, Mineralstoffe und leicht verfügbare Kohlenhydrate wecken die Lebensgeister. Ballaststoffe ergänzen diesen Powercocktail und machen die Mischung besonders wertvoll.

- 150 ml Orangensaft
- 150 mg Vollmilchjogurt, natur
- 4 EL Haferflocken, instant
- 1 TL Honig

Alle Zutaten in einen Mixer geben und ca. 30 Sekunden auf höchster Stufe mixen. Zur Dekoration den angefeuchteten Glasrand vorsichtig in Haferflocken tauchen.

Frozen Apple-Daiquiri

Ein südländisch inspirierter Apfelsaft-Cocktail, der vorzüglich zur Gartenparty passt. Pro Glas benötigen Sie:

- ½ Zitrone
- 2 EL Zucker
- 5 bis 7 Eiswürfel
- 100 ml Apfelsaft
- 2 EL saurer Apfelkorn
- 1 TL Limettensaft
- 1 bis 2 TL Zuckersirup oder milder Honig
- Zitronenmelisse zum Garnieren

Reiben Sie den Rand des Cocktailglases mit der Zitronenhälfte ein und tauchen Sie es dann in Zucker. Nun drei bis vier Eiswürfel in einem Küchenhandtuch zerstoßen und ins Glas geben. Apfelsaft, Apfelkorn, Limetten-Konzentrat und Zuckersirup mit zwei bis drei Eiswürfeln in einen Shaker geben, gut durchmixen und ohne diese Eiswürfel in das Glas gießen. Mit Minze garnieren.

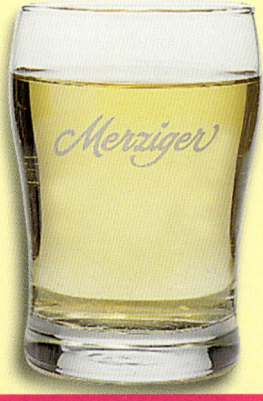

WEITERE REZEPTE

Holunder-Shake (2 Personen)

Eine erfrischende Milchmix-Variante, die als Partydrink ebenso gut ankommt wie als aufbauende Zwischenmahlzeit!

- 0,5 l Milch
- 0,25 l Holundersaft
- Saft von 2 Zitronen
- Geriebene Schale einer ungespritzten Zitrone
- 6 Eiswürfel
- 2 EL brauner Farinzucker

Milch, Holunder- und Zitronensaft, letzteren mit Fruchtfleisch und der abgeriebenen Schale, im Mixer gut verquirlen. Tauchen Sie die Ränder der gekühlten Gläser erst in Zitronensaft, dann in den Farinzucker, der dekorativ daran haften bleibt. Die Eiswürfel vorsichtig in die Mitte der Gläser geben und die Holunder-Zitronen-Milch mithilfe eines Trichters einfüllen.

Friesenpunsch (für 4 Gläser)

Friesen mögen ihren Tee gerne kräftig. Hier verleihen ihm Rotwein und Johannisbeernektar zusätzlich eine markant fruchtige Note.

- ½ l Wasser
- 4 TL Ostfriesen-Mischung
- 75 g weißer Kandis
- 75 ml roter Johannisbeernektar
- 75 ml Rotwein
- 2 Zimtstangen
- 1 Karambole (Sternfrucht)

Übergießen Sie die Teemischung mit dem sprudelnd kochenden Wasser, vier Minuten ziehen lassen, dann abgießen. Kandis mit Johannisbeernektar, Rotwein und Zimtstangen erwärmen. Den heißen Tee unter die Nektar-Wein-Mischung rühren, dabei die Zimtstangen entfernen. Verteilen sie den Friesenpunsch auf vier Gläser. Die Karambole in dünne Scheiben schneiden und die Gläser damit dekorieren.

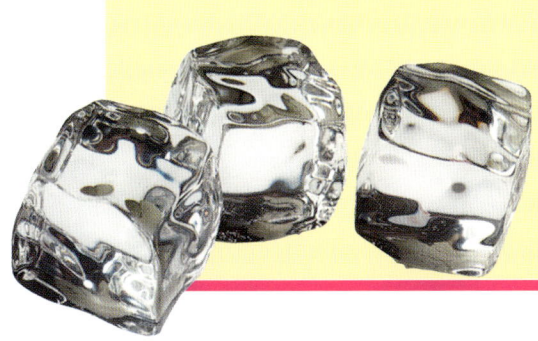

Ernährung je nach

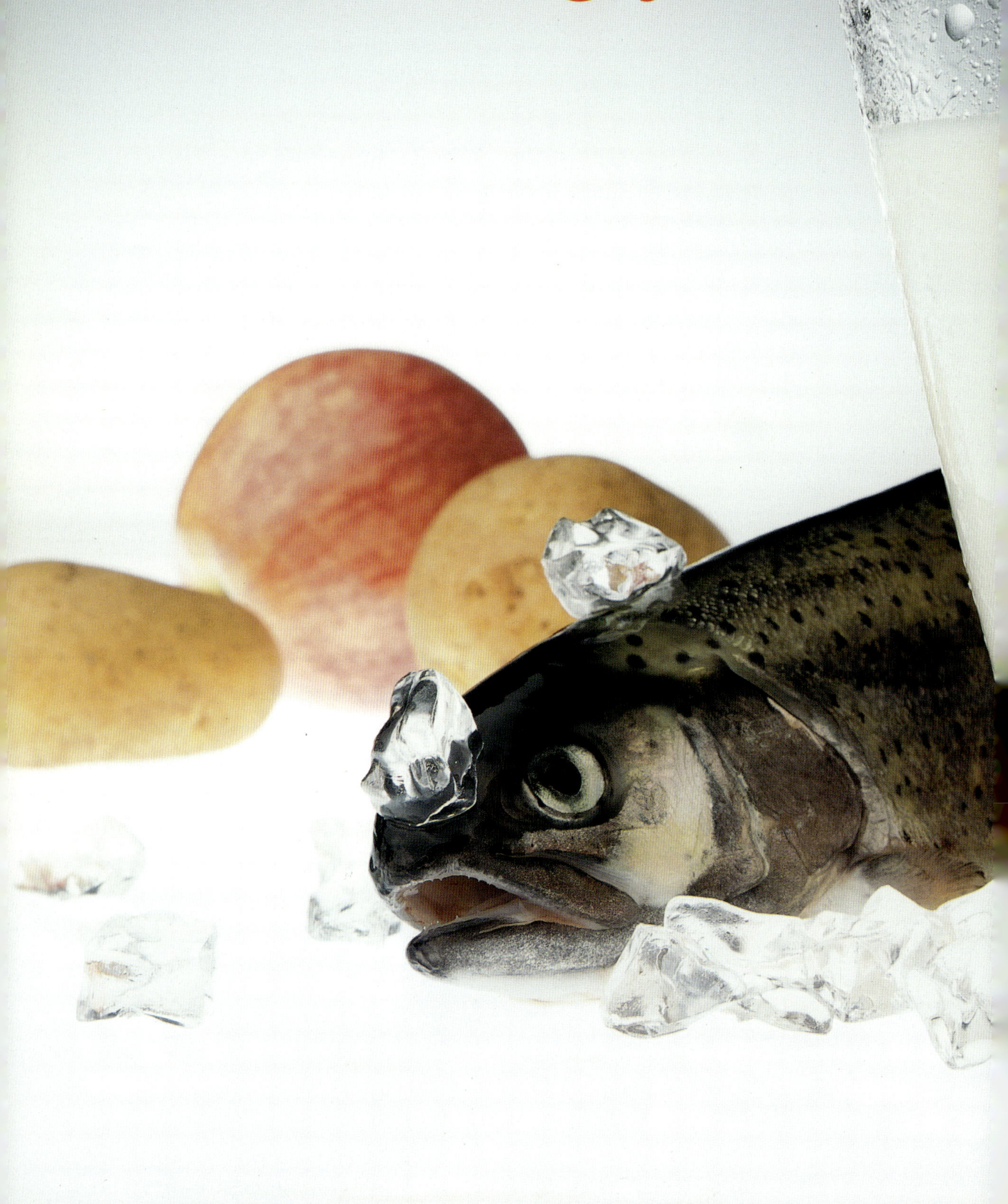

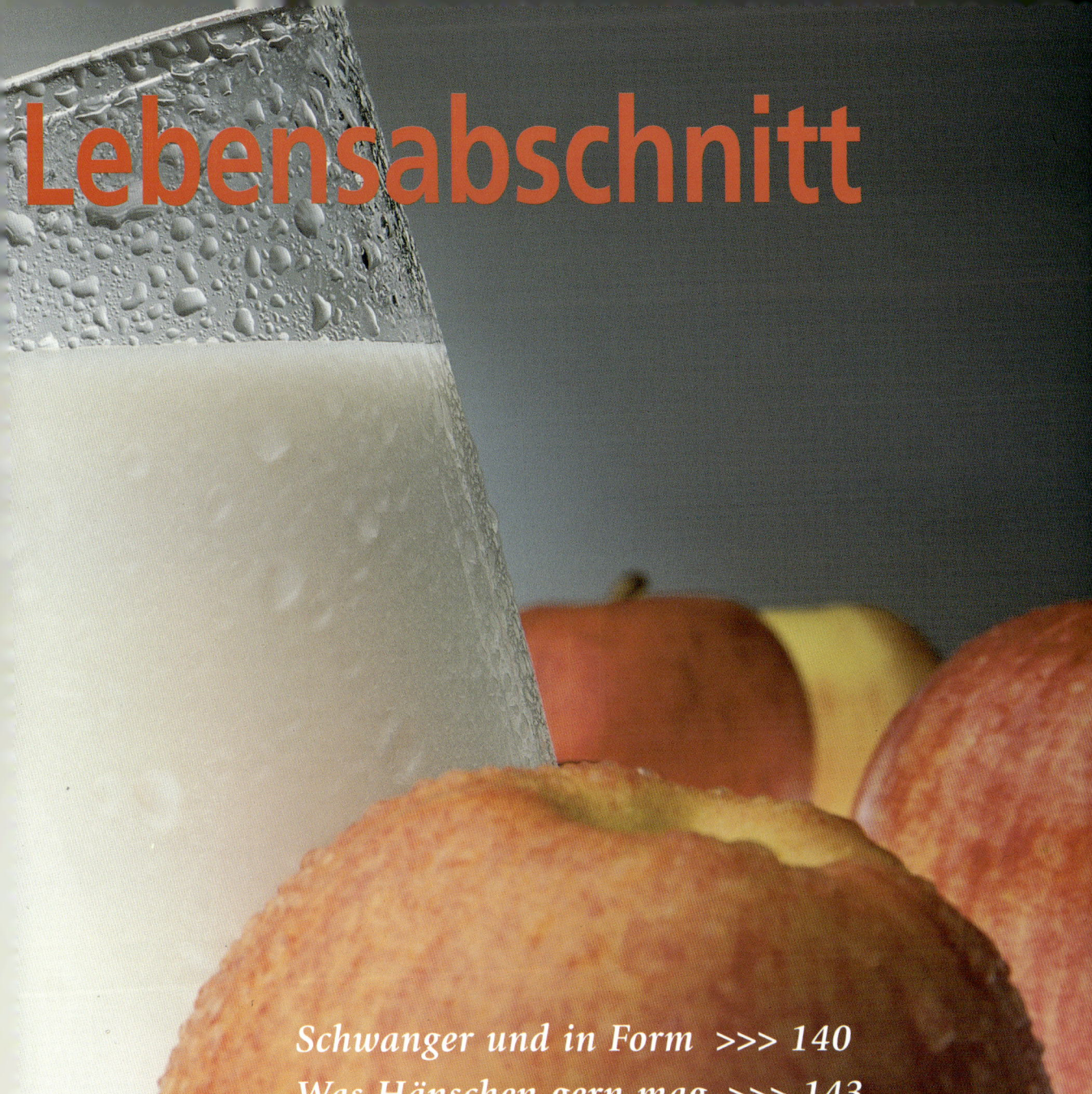

Lebensabschnitt

Schwanger und in Form

Mit der Schwangerschaft beginnt ein neuer Lebensabschnitt, den viele Frauen sehr bewusst erleben. Dennoch gehören besonders zur ersten Schwangerschaft auch Unsicherheiten und Ängste. Von allen Seiten hagelt es Empfehlungen und Ratschläge, wie frau sich denn nun zu verhalten habe – und was sie essen solle! Diese Sorge leuchtet ein, spielt doch Mutters Ernährung für das Kind eine zentrale Rolle, denn sein Körper wird ganz und gar aus den Nährstoffen aufgebaut, die sie ihm liefert. Da sich der Nährstoffbedarf stark erhöht, der Energiebedarf aber kaum, wird eine gesunde Entwicklung durch vitamin- und mineralstoffreiche, aber fettarme Ernährung am besten gewährleistet. Bewusste Ernährung ist also eine wichtige Voraussetzung sowohl einer glücklichen Schwangerschaft als auch eines gelungenen Starts in die neuen Lebensumstände.

Ruhe beim Blick auf die Waage!
Jede Schwangerschaft sollte Anlass sein, seine Ernährungsgewohnheiten unter die Lupe zu nehmen und sie gegebenenfalls zu verändern. Heißhungerattacken auf Süßes, Süßsaures oder richtig Deftiges gehören unter Umständen dazu, frau sollte ihnen aber nur in Maßen nachgeben, denn der Blick auf die Waage begleitet sie während der neun Monate – schon weil der Arzt den Gewichtsverlauf genau protokolliert. Nervosität ist aber völlig fehl am Platz. Wer sich an ein paar Grundregeln hält, wird keine wesentlichen Probleme bekommen. Ohnehin bestehen ganz unterschiedliche Ansichten darüber, wie viel Gewicht frau zulegen darf. In Deutschland gelten zehn bis zwölf Kilogramm als optimal, während amerikanischen Schwangeren bis zu 14 Kilogramm zugestanden werden, Skandinavierinnen sogar 13 bis 16 Kilogramm! In der Praxis sieht das ohnehin völlig anders aus: Da wird die eine um 25 Kilogramm schwerer, während andere nicht einmal die „erlaubte" Obergrenze erreichen – und dennoch geht es Mutter und Kind in beiden Fällen gut.

Kein Fett, sondern Flüssigkeit
Falsch, aber schier unausrottbar ist die Annahme, ein Großteil der Gewichtszunahme bestehe aus Fett. Hauptsächlich ist es vielmehr Flüssigkeit, die sich im Organismus von Mutter und Fötus ansammelt. Außerdem nimmt die Blutmenge deutlich zu, damit das heranwachsende Kind optimal mit Nährstoffen versorgt wird. Kommt es zu stärkeren Wasseransammlungen, so genannten Ödemen, sollte hin und wieder ein Apfel-Reis-Tag zur Entwässerung eingelegt werden. Insgesamt jedoch können Empfehlungen und Statistiken zur Gewichtszunahme in der Schwangerschaft nur Orientierungshilfen sein. Fragen und Probleme sollte frau am besten direkt mit ihrem Arzt klären!

Für zwei denken – aber nicht essen!
Für zwei zu denken bedeutet: Nicht mehr, sondern qualitativ hochwertiger zu essen! Vom Beginn der Schwangerschaft an ist der Nährstoffbedarf erhöht, aber noch nicht der Energiebedarf. Er steigt erst ab dem vierten Monat um 300 kcal pro Tag, die Frau verbraucht dann durchschnittlich 2300 statt 2000 kcal. Ein zusätzliches Früchtemüsli oder ein Käsebrot mit Apfel decken das ohne weiteres ab. Schwangere sollten im Übrigen mehr Obst, Gemüse, Kartoffeln, Vollkorn- und Milchprodukte verzehren, dazu viel trinken, hingegen fett- und kalorienreiche Lebensmittel wie Süßigkeiten meiden.

Die Ernährung in der Schwangerschaft hat nicht nur Auswirkungen auf die Geburt, sondern langfristig auch auf das Leben des Kindes. Unabdingbar sind reichlich Mineralstoffe, denn der Bedarf, vor allem an Kalzium, Eisen

SCHWANGERE AUFGEPASST!

Auf rohes Fleisch und Hackfleisch sollten Sie ebenso verzichten wie auf das „medium" gebratene Steak; denn mit der ansonsten harmlosen Toxoplasmose ist jetzt nicht zu spaßen. Eine Infektion in den ersten drei Schwangerschaftsmonaten kann schwere Folgen für das Kind nach sich ziehen! Auch Rohmilch und daraus hergestellte Frisch- oder Weichkäse können gefährlich werden. Sie enthalten unter Umständen Listeristen, Bakterien, die eine Fehlgeburt auslösen können! Auch Alkohol, besonders Hochprozentiges, schadet dem Fötus. Kinder von Alkoholikerinnen kommen häufig mit Missbildungen oder starkem Untergewicht zur Welt.

und Jod, ist während der neun Monate stark erhöht. Für den Knochenaufbau benötigt das werdende Kind vor allem Kalzium, das in Milch und Milchprodukten steckt.

Wenn Eisenmangel droht

Die Kontrolle des Eisenwertes ist Teil der regelmäßigen Untersuchungen beim Arzt. Infolge ihrer monatlichen Regelblutungen leiden viele junge Frauen ohnehin unter Eisenmangel und selten werden die täglich notwendigen 15 Milligramm über die Nahrung zugeführt. Das ist bedenklich, denn in der Schwangerschaft erhöht sich der Bedarf um 100 Prozent auf 30 Milligramm! Der Fötus benötigt für seine Blutbildung große Mengen dieses Minerals.

Das Ergebnis regelmäßiger Kontrolluntersuchungen wird im Mutterpass in der Spalte HB (Ery) registriert. Untersucht wird speziell das Hämoglobin, der rote Blutfarbstoff, der für den Sauerstofftransport eine wichtige Rolle spielt. Dieser Wert lässt Rückschlüsse auf die Versorgung mit Eisen zu, sollte er unter 11 g/dl sinken, verschreibt der Arzt ein Eisenpräparat. Dem kann je-

doch durch gezielte Nahrungsaufnahme vorgebeugt werden: Linsen, Nieren, Hirse, Sojabohnen, Haferflocken, grüne Erbsen, Lauch etc. enthalten viel Eisen. Nach wie vor bilden Fleisch und Wurst eine besonders ergiebige Quelle, und in dieser Form ist das Eisen auch leicht verwertbar – dennoch sollten am Tag nicht mehr als 150 Gramm Fleischprodukte verzehrt werden.

Deutlich lässt sich die Eisenaufnahme durch Vitamin C verbessern, sodass zu jeder Mahlzeit Vitamin C-haltige Beilagen oder ein frisch gepresster Orangensaft serviert werden sollten, außerdem kann man rote Paprika in den Salat geben oder Vitamin C-Pulver unter das Essen heben.

Jod, wichtig fürs Gehirn des Kindes

Immens wichtig ist auch die Versorgung Schwangerer mit Jod, denn Jodmangel kann Ursache sowohl einer Unfruchtbarkeit als auch einer Fehlgeburt sein. In der Schwangerschaft erhöht sich der Bedarf deutlich, zumal in dieser Lebensphase gleichzeitig vermehrt Jodid über die Nieren ausgeschieden wird. Frauen, die Probleme mit ihrer Schilddrüse haben, sollten dies ihrem Arzt also unbedingt mitteilen. Für das Ungeborene ist Jod im Zusammenhang mit dem Gehirnwachstum und der so genannten Basisintelligenz von größter Bedeutung. Ausreichende Jodversorgung lässt sich gewährleisten, indem mit jodiertem Salz gekocht und dreimal wöchentlich Fisch gegessen wird. Wenn es besonders schnell gehen muss, bieten sich zum Beispiel eingelegte Heringe mit Pellkartoffeln an. Auch weitere Quellen wie jodiertes Brot können genutzt werden. Da sich der erhöhte Jodbedarf auch in der Stillzeit fortsetzt, wird der Arzt unter Umständen eine zusätzliche Gabe verordnen.

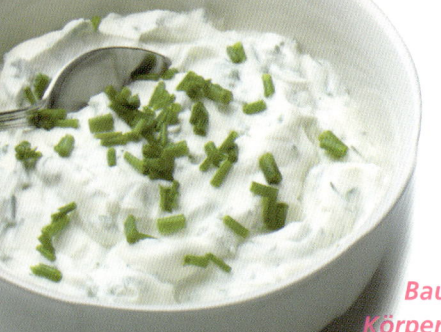

Baustein des Körpers: Protein

Die Aminosäuren, die das Eiweiß bilden, sind die Bausteine des Körpers. Sie bilden die Hauptelemente von Zellen und Gewebe, aus denen unsere Muskeln, Knochen, Bindegewebe und viele unserer Organwände bestehen. Um den während einer Schwangerschaft erhöhten Eiweißbedarf zu decken, sollte in dieser Zeit mindestens die Hälfte des Eiweißes tierischer Herkunft sein. Also greifen Sie zu Milch, Quark, Dickmilch oder Käse sowie zu magerem Fleisch oder Fisch.

Doppelte Dosis Folsäure empfohlen!

Ernährungswissenschaftler verweisen darauf, wie wichtig Folsäure für eine gesunde körperliche und geistige Entwicklung des Kindes ist. Ein Mangel an diesem Vitamin beschwört die Gefahr eines Neuralrohrdefektes herauf, das heißt, die Hauptbahnen des Zentralnervensystems werden nicht richtig ausgebildet, was zum Fehlen wichtiger Gehirnteile, zu Bewegungsstörungen bis hin zu Lähmungen führen kann. Bei Frauen, die Fehlgeburten erlitten haben, wurden immer wieder extrem niedrige Folsäurespiegel festgestellt.

Die Deutsche Gesellschaft für Ernährung und viele Ärzte raten deshalb Frauen, die schwanger werden möchten, ihren Folsäurebedarf durch regelmäßigen Verzehr von Weizenkeimen, Sojabohnen, Blattgemüse, Obst und Vollkornprodukten zu decken oder in Abstimmung mit dem Arzt zu einem Ergänzungspräparat zu greifen. Empfohlen werden 300 bis 400 µg Folsäure als normale Tagesdosis, Schwangeren dagegen mehr als 600 µg.

Über die Nahrung nehmen wir aber nur 200 bis 250 µg zu uns, bei auf die Schwangerschaft abgestimmter ausgewogener Ernährung nur unwesentlich mehr.

In engem Zusammenhang mit der Folsäure wirkt Vitamin B_{12}, das nur in tierischen Lebensmitteln wie Fisch, Fleisch, Geflügel, Milch, Ei und Käse enthalten ist. Insbesondere für Vegetarierinnen gilt deshalb die Empfehlung, ein Zusatzpräparat einzunehmen, um die gesunde und angemessene Entwicklung des Kindes zu garantieren.

Einem trägen Darm auf die Sprünge helfen

Aufgrund der Hormonlage in der Schwangerschaft kommt es häufig zu Verstopfungen. Da hilft vor allem zweierlei: Ausreichend trinken und auf genügend Ballaststoffe achten, also reichlich Vollkornprodukte, Hülsenfrüchte, Gemüse, Salate, Obst und Trockenfrüchte essen!

Und natürlich Bewegung! Einen normalen Schwangerschaftsverlauf vorausgesetzt, können Sie weiterhin ausgedehnte Spaziergänge unternehmen oder Sport treiben.

Tipps und Tricks

Viele Frauen sind besonders während der ersten Monate ihrer Schwangerschaft durch morgendliche Übelkeit oder Erbrechen beeinträch-

ERBE DER AZTEKEN

Den spanischen Eroberern unter Hernando Cortez haben wir die Avocado zu verdanken. Sie wird in Mexiko und Südamerika, in Kalifornien, Asien, Afrika, aber auch in Israel und anderen Mittelmeerländern kultiviert und hat es auf fast 400 Sorten gebracht. Wer sie für ein Gemüse hält, irrt jedoch: Das birnenförmige Gewächs ist eine tropische Beerenfrucht mit besonders viel Vitaminen des B-Komplexes, vor allem B6 und B3, die für psychisches Wohlbefinden und einen guten Nervenstoffwechsel sorgen. Schwangere profitieren zusätzlich davon, dass eine mittelgroße Avocado dreimal mehr Folsäure zu bieten hat als 100 Gramm Rinderfilet oder Scholle. Das cremig-nussige Fruchtfleisch beugt außerdem Herz-Kreislauferkrankungen vor, denn seine essenziellen Fettsäuren verbessern nachhaltig die Fließeigenschaften des Blutes. Manche Indianerstämme setzen Avocadomus zur Wundbehandlung ein, in Asien wird es gegen Magen- und Darmkrankheiten verordnet.

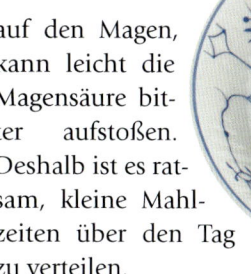

tigt. Sie sollten es sich zugestehen, morgens langsamer zu starten und sich ein wenig zu verwöhnen. Einfach etwas länger liegen bleiben! Überhaupt ist es ratsam, das Tempo zu drosseln und sich Zeit zu nehmen, um alle Veränderungen bewusst zu erleben und zu genießen! Am Tagesanfang honoriert es der Magen, wenn er mit einer Tasse Tee und vielleicht etwas Zwieback an die veränderten Verhältnisse gewöhnt wird. Tagsüber helfen kleine Snacks, die Übelkeit in Schach zu halten, ein Rat, der übrigens auch bei Sodbrennen gute Dienste leistet. Denn drückt die Gebärmutter auf den Magen, kann leicht die Magensäure bitter aufstoßen. Deshalb ist es ratsam, kleine Mahlzeiten über den Tag zu verteilen.

Ein bewährtes Mittel sind auch fein zerkaute Haselnüsse oder hin und wieder ein Schluck Milch. Viele Frauen entwickeln ihre eigenen Strategien, um die Beschwernisse ihrer Schwangerschaft im Griff zu behalten.

Was Hänschen gern mag

Kinder lieben den Rosaroten Panther. Und Erwachsene kaum weniger, weil viel versprechende bunte Packungen über das hinwegtäuschen, was tatsächlich in Jogurts, Riegeln und dergleichen steckt. Pausenschnitten, Würstchen, Cornflakes und Getränke werden auf „gesund" getrimmt, indem ihnen „gute" Zusatzstoffe wie Milch, Honig, Vitamine und/oder Mineralstoffe zugefügt werden. Damit wird aber vielfach nur verschleiert, wie viel Zucker, Salz oder Fette sich in diesen Mahlzeiten verstecken.

Auf Kinderbedürfnisse abgestimmt?
Die Suggestion spezieller Kindernahrung wirkt ausgezeichnet, glauben doch bereits über dreißig Prozent der Eltern, dass diese Angebote den Bedürfnissen ihrer Kinder besonders entgegenkommen. Die Einschätzung der Verbraucherzentralen spricht jedoch eine klare Sprache. Sie weisen immer wieder darauf hin, dass diese Nahrungsmittel meist stark verarbeitet und aufgrund ihrer Verpackung besonders teuer sind. Zudem können angesichts des hohen Zucker- und Fettgehaltes die zugesetzten Vitamine oder Mineralstoffe wenig Wirkung entfalten. Problematisch ist auch, dass Vitamine oder Mineralstoffe den Kindern hier nach dem Gießkannenprinzip zugeführt werden, leicht kann so eine Überdosierung oder ein Ungleichgewicht entstehen.

Mit voller Kraft ins Leben
Ist unsere Nahrung etwa wirklich so schlecht, wie uns die Werbung glauben machen will?

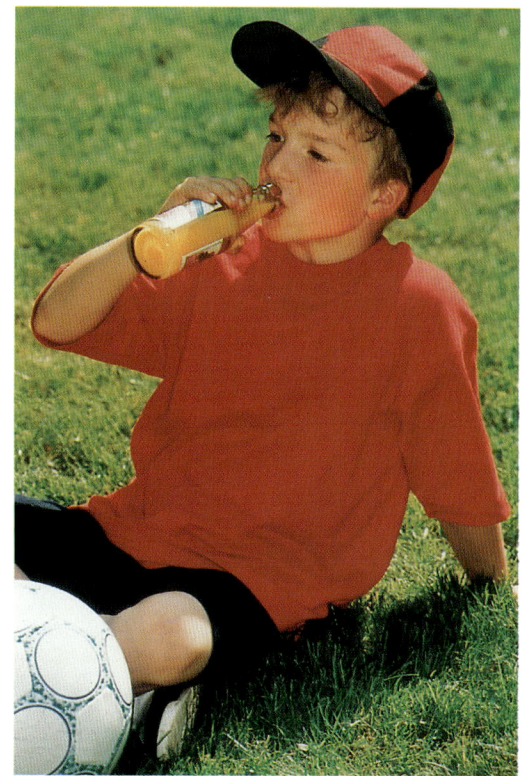

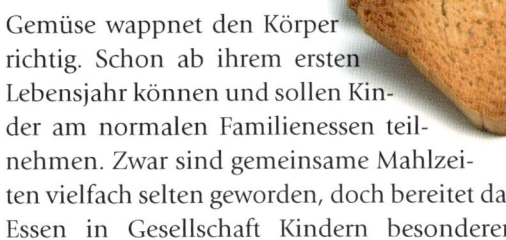

Eher stellt sich die Frage, wer denn Marketing für Vollkornbrot, Milch und Apfel macht. Kinder brauchen, um sich zu entwickeln, eine hochwertige Ernährung. Der kleine Körper will wachsen, lernen und hochaktiv sein – und dazu benötigt er Mineralstoffe, Vitamine, besonders hochwertiges Eiweiß und anderes mehr.

Beeindruckend ist der Energieverbrauch, den Kinder und Jugendliche tagtäglich ausgleichen müssen. So verarbeitet ein siebenjähriges Kind etwa 2000, ein Jugendlicher im Alter von 18 Jahren 2400 bis 3000 Kilokalorien am Tag.

Gleichzeitig Übermaß und Mangel?

Dennoch sind hierzulande Kinder im Alter bis zu zehn Jahren im Allgemeinen so gut versorgt, dass keinerlei zusätzliche Gaben erforderlich sind. Die meisten haben eher mit einem Zuviel als einem Zuwenig zu kämpfen, vor allem Zucker und Fett kommen im Übermaß auf den Teller. Dagegen besteht unter Umständen Mangel an Jod und Fluor, Kalzium und einigen B-Vitaminen, die sich in Vollkornprodukten, Hülsenfrüchten sowie in Obst und Gemüse reichlich verstecken.

Achtung ist geboten, wenn Kinder unter Müdigkeit, Verstopfung, Nervosität, Konzentrationsschwäche oder Depressionen leiden, dann fehlen womöglich lebenswichtige Vitamine, Mineralstoffe und Spurenelemente.

Möglichst früh mit der Familie essen

Um richtig durchstarten zu können, benötigen Kinder eine ausgewogene Ernährung, denn alle Zusätze helfen nur bedingt. Das Kalzium der Milch wird einfach leichter aufgenommen als zusätzliche Gaben. Und Vitamin C alleine stärkt noch keine Abwehrkräfte, erst das Zusammenspiel mit den sekundären Pflanzenstoffen aus frischem Obst und

DAS EISEN IM SPINAT

Der Schweizer Wissenschaftler Gustav von Bunge hat sich Anfang des 20. Jahrhunderts um eine Stelle verrechnet, deshalb lernte man, 100 Gramm Spinat enthielten 41 Milligramm Eisen. Generationen von Kindern mussten fortan, um genügend Eisen aufzunehmen, Spinat essen, auch wenn er ihnen nicht schmeckte. Tatsächlich enthalten 100 Gramm Spinat nur ca. 4 Milligramm Eisen!

Gemüse wappnet den Körper richtig. Schon ab ihrem ersten Lebensjahr können und sollen Kinder am normalen Familienessen teilnehmen. Zwar sind gemeinsame Mahlzeiten vielfach selten geworden, doch bereitet das Essen in Gesellschaft Kindern besonderen Spaß und viel Genuss. Verführen Sie in diesem Zusammenhang zur ausgewogenen Ernährung! Das können gemeinsam gepellte Kartoffeln ebenso bewirken, wie zwischendurch die etwas aufwändigeren Fondues oder Raclettes. Häufig gehören Vollkornnudeln, Müsli, Kartoffeln, Gemüse, Hülsenfrüchte, Obst, Milch und Milchprodukte auf den Tisch. Gut dosiert werden sollten Fisch, Fleisch, Eier, Fette sowie Öle.

Mit Obst, Rohkost, Milch, Jogurt und Brot werden Kinder auch zwischendurch gesund und optimal mit Nährstoffen versorgt. Der Verzicht auf „Kinderlebensmittel" ist auf jeden Fall die bessere Alternative.

Auch Spaß soll sein

Ginge es nach den Kleinen, könnten sie wochenlang nur Spaghetti, Pommes frites oder Waffeln essen. Mitunter fällt es wirklich schwer, sie für etwas anderes zu begeistern. Deshalb ist elterliche Fantasie auch im Bereich der Ernährung gefragt, etwa in Sachen Pausenbrot. Die

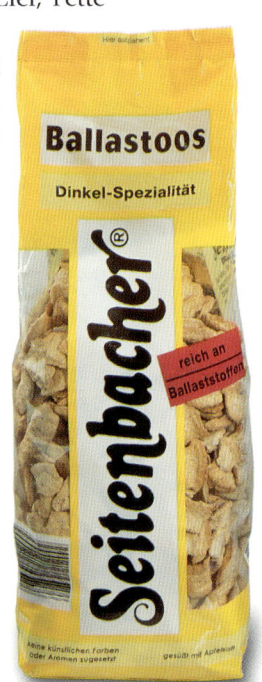

Stulle mit dem Radieschen oder der Tomate drauf ist zum Beispiel um einen Tick anders, bunter. Eine Orange passt immer, und in der warmen Jahreszeit sorgt frisches buntes Obst für Abwechslung. Motivierend sind auch kleine Überraschungen in der Frühstücksbox, ein Flummi zum Beispiel oder anderen Kleinigkeiten. Hin und wieder kann man den Hunger auf Süßes mit Vollkorngebäck, Trockenobst oder einem Ballaststoffriegel stillen. Dies sollte natürlich nicht die Regel werden, erhöht aber den Reiz am mitgenommenen Pausenbrot ungemein.

Energie für die grauen Zellen

Gehirn und Nerven, die zentrale Schaltzentrale unseres Organismus, wollen gut und konstant mit Glukose oder Traubenzucker versorgt werden.
Im Vergleich zu anderen Körperzellen, die ihre Energie auch aus Fett oder Eiweiß ziehen, verbrennen das Gehirn und die Nervenzellen nur Glukose. Dieser Energieträger wird auch Blutzucker genannt, weil er ausschließlich über das Blut bereitgestellt wird. Und der Verbrauch kann sich sehen lassen: Rund ein Viertel des Gesamtaufkommens aller Nährstoffe, die wir aufnehmen, verbraucht das Gehirn.
„Ein voller Bauch studiert nicht gern und ein leerer noch viel weniger", diese sprichwörtliche Schulweisheit hat auch heute noch Gültigkeit, denn Gehirn- und Nervenzellen sind ständig aktiv und deshalb auf einen konstant hohen Blutzuckerspiegel angewiesen. Der ideale Wert liegt bei 100 Milligramm Glukose pro Deziliter Blut. Um geistig leistungsfähig, frisch und kreativ zu bleiben, muss also permanent und angemessen Glukose zugeführt werden. Sinkt der Spiegel um etwa die Hälfte ab, sind Nervosität, Gereiztheit und Konzentrationsmangel die Folge.

Paradoxe Wirkung

Verständlich, dass viele ihrem Heißhunger auf schnell lösliche Kohlenhydrate, beispielsweise Zucker, Nudeln, polierten Reis oder Weißbrot, in dieser Situation allzu gerne nachgeben. Daraufhin tritt zwar eine rasante Erhöhung des Glukosespiegels ein, jedoch reagiert die Bauchspeicheldrüse darauf mit einer Insulinausschüttung und das Hormon transportiert nun die überschüssige Glukose in die Körperzellen. So kann Unterzuckerung eintreten, weil zu viel Insulin im Blut ist. Sie dauert an, bis es den Gegenspielern des Insulins gelingt, wieder ein Gleichgewicht herzustellen.
Wie also muss die richtige Definition von Voll oder Leer lauten, wie lässt sich der Blutzuckerspiegel auf einem konstant hohen Niveau halten?

Was Geistesarbeiter brauchen

Kohlenhydrate sind Nervennahrung, vorausgesetzt, sie werden zusammen mit Ballaststoffen und B-Vitaminen aufgenommen. Auch deshalb kann man nur empfehlen, ausreichend Vollkornprodukte und Obst in Kombination mit Eiweiß zu verzehren. Auch mehrere kleinere Mahlzeiten am Tag halten den Blutzuckerspiegel und damit die Gehirn- und Nervenleistung konstant!
Ein stabiles Nervenkostüm benötigt Magnesium, das in Gemüsen, Vollkornprodukten und Mineralwasser enthalten ist. Beruhigend auf die Nerven wirkt sich Kalzium

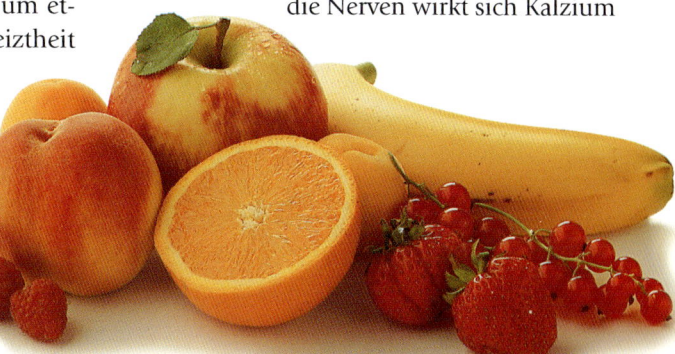

aus, das Milchprodukte wie Jogurt oder Käse in großen Mengen enthalten.

Mit Vitamin C, das an der Bildung von Überträgersubstanzen im Gehirn und in den Nervenbahnen beteiligt ist, versorgt man sich durch Obst, frisch gepresste Säfte, Salate und Gemüse. Sportliche Bewegung regt die Durchblutung an und versorgt das Gehirn mit Sauerstoff. Darüber hinaus werden Stresshormone abgebaut und Glückshormone ausgeschüttet, das gibt mentale Kraft.

Stresssituationen, etwa einer Prüfung, begegnet man am besten mit einem guten vollwertigen Frühstück aus Müsli oder Vollkornbrötchen und zwischendurch ein paar leckeren Happen.

Das Gute-Laune-Vitamin

Die Vitamine des B-Komplexes haben im Stoffwechsel eine besondere Bedeutung, spalten sie doch als Coenzyme die in der Nahrung vorhandenen Kohlenhydrate zu Glukose auf und tragen so zur Versorgung von Gehirn und Nerven bei. Ohne sie funktioniert auch in der neuronalen Kommunikation, genauer im Neurotransmitter-Stoffwechsel, nichts. Neurotransmitter sind Substanzen, die Informationen im Nervensystem auf chemischem Wege weiterleiten, als Boten gleichsam. Vitamin B_1 steuert die Erregbarkeit der Nerven sowie die Reizweiterleitung. Vitamin B_6 wiederum ist an der Bildung des Neurotransmitters Serotonin beteiligt. Ihm wird nachgesagt, als Gedächtnisstütze zu wirken.

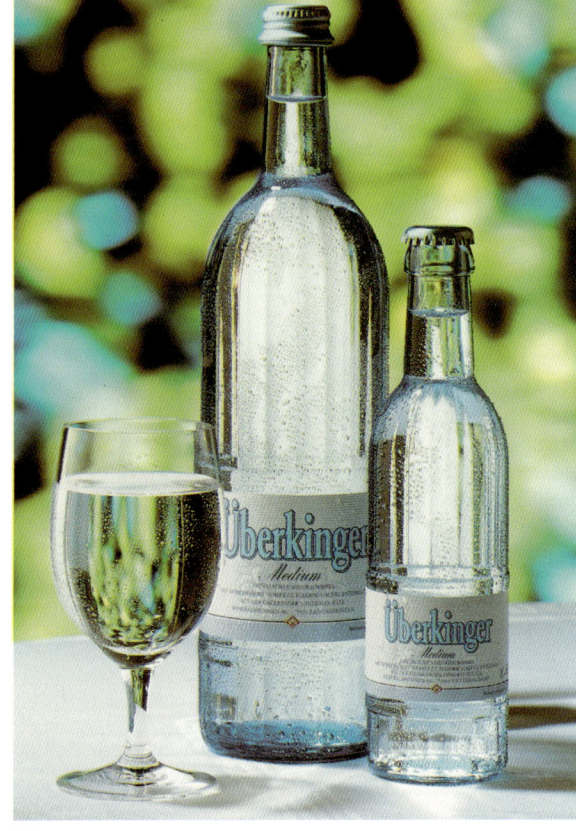

Vitamin B_{12} hingegen ist für die Reparatur beschädigter Zellen zuständig und beugt damit Alterungsprozessen vor, die zu Senilität, Demenz oder Alzheimer führen. Für eine ausreichende B_{12}-Versorgung ist besonders mit zunehmendem Alter zu berücksichtigen, dass dieses Vitamin aus der Nahrung nur mithilfe des „Intrinsic factor", einem „Vermittler", der in der Magenschleimhaut gebildet wird, aufgenommen werden kann. Und genau hiervon haben wir mit zunehmendem Alter immer weniger.

Zur Ernährung muss die Fitness kommen

Ideen, Intelligenz oder Kreativität lassen sich aus keinem Fitness-Cocktail gewinnen, noch sind sie in der Apotheke zu erwerben. Auf der Grundlage einer ausgewogenen Ernährung mit reichlich Vollkornprodukten, Haferflocken, Kartoffeln, Hülsen-

TIPPS FÜR SNACKS

Vollkornbrot oder -brötchen, mal mit Butter, mal mit Margarine oder Frischkäse bestrichen. Dazu als Belag magerer Schinken, fettarme Wurst oder Käse (bis 45 Prozent Fett i. Tr.).

Vegetarischer Brotaufstrich mit Gurkenscheiben, Tomaten, Paprika oder Salatblättern garniert.

Frisches Obst und Gemüse

Und nicht vergessen: Mineralwasser, ungezuckerte Kräuter- oder Früchtetees, Malzkaffee und Fruchtsaftschorle.

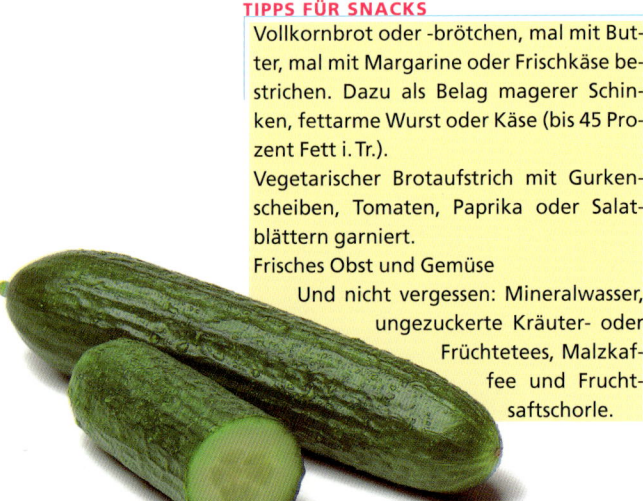

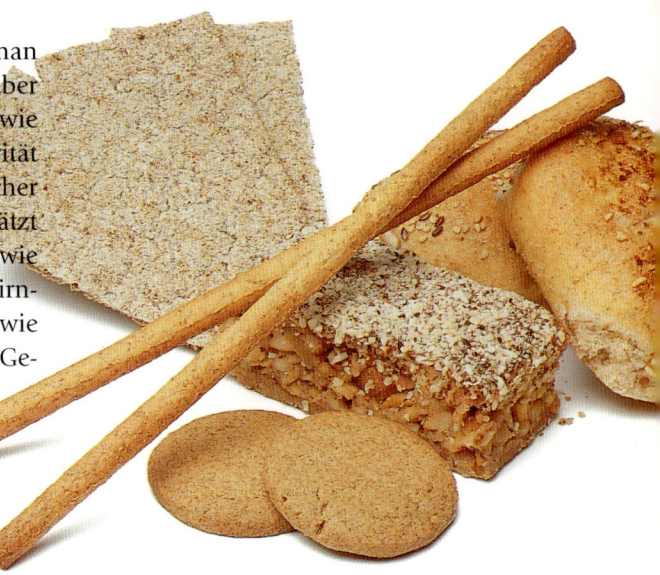

früchten und magerem Fleisch schafft man sich jedoch eine gute Ausgangsbasis. Darüber hinaus gehören Gedächtnistraining sowie konstante geistige und körperliche Aktivität dazu. Das Wechselspiel zwischen körperlicher und geistiger Fitness darf nicht unterschätzt werden, denn bei sportlicher Betätigung wie zum Beispiel Radfahren sind alle Hirnabschnitte in Aktion. „Denksportarten" wie Rechnen fordern dagegen nur bestimmte Gehirnregionen. Durch körperliche Betätigung gelangt außerdem aufgrund der besseren Durchblutung viel Sauerstoff ins Gehirn.

In Form sein ist alles

Fitness und körperliche Leistung setzen richtige Ernährung voraus. Das gilt für Breiten- und Leistungssportler gleichermaßen. In manchen Köpfen spuken immer noch das blutige Steak oder Kohlenhydrate pur als allein selig machende Sportlernahrung herum. Diese Einstellung ist nicht mehr haltbar. Allerdings muss deutlich zwischen den Bedürfnissen von Spitzensportlern und Fitnessfans unterschieden werden. Leistungssport muss differenziert betrachtet werden, je nachdem ob es sich beispielsweise um Ausdauer- oder Kraftsport handelt. Auch muss berücksichtigt werden, an welchem Punkt die Leistungsfähigkeit des Sportlers steht. Das bedeutet letztlich, dass es für Leistungssportler individuelle und sehr differenzierte Speisepläne und Empfehlungen gibt.

Aktiv durch Vitalstoffe

Der Speiseplan eines Breitensportlers weicht dagegen nur unwesentlich von der Norm ab, er darf sich lediglich ein paar Kalorien mehr genehmigen. Wohldosiert, versteht sich! Ein guter Morgen beginnt auf alle Fälle mit frischem Obst, mageren Milchprodukten und eventuell ein paar Haferflocken. Und alle vier Stunden sollte an die Eiweißzufuhr gedacht werden, damit die Aminosäuren direkt zum Muskel kommen. Hier sind die Empfehlungen der Deutschen Gesellschaft für Ernährung ganz eindeutig: Weder für Breiten- noch für

Leistungssportler müssen besondere Ratschläge im Hinblick auf die Proteinzufuhr formuliert werden. Vielseitige und ausgewogene Ernährung enthält mehr als die erforderliche Menge. Deshalb kommt es weniger auf die Masse als auf die Klasse an: Ein biologisch hochwertiges Menü besteht je zur Hälfte aus pflanzlichem und tierischem Eiweiß, sollte neben Getreide, Kartoffeln und Hülsenfrüchten also auch Milch, Käse, Fisch, Fleisch oder Ei enthalten.

TOP FIVE

Fitnesskost besteht aus Lebensmitteln, die Kohlenhydrate und gleichzeitig Vitamine enthalten. Einige besonders wichtige Energielieferanten und ihr Gehalt pro 100 Gramm:

	Kohlenhydrate	Vitamine
Naturreis	73,4 g	B1, B6, Folsäure, Biotin, Pantothensäure
Vollkornnudeln	64 g	E, B1, B6, B12, Folsäure, Pantothensäure
Kartoffeln	15,4 g	C, B1, B6
Vollkornbrot	41 g	B1, B2, B6, Folsäure, Niacin
Müsli	67 g	E, B1, B2, B6, Niacin, Folsäure

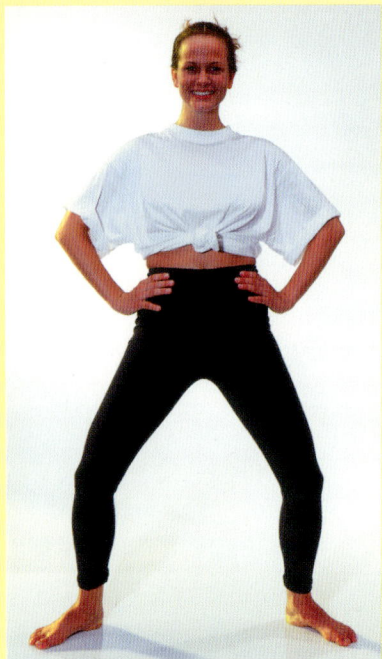

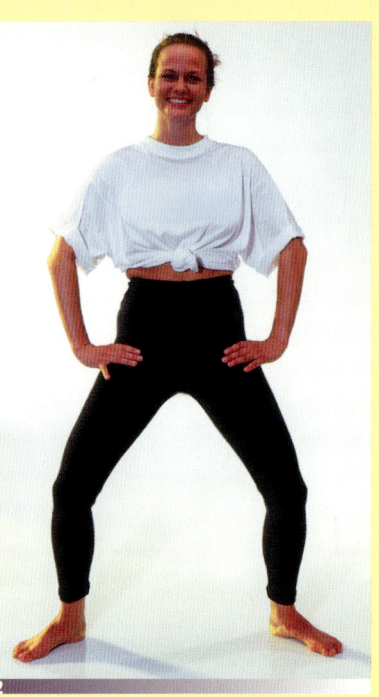

Zur richtigen Ernährung muss ein Mindestmaß an sportlicher Bewegung kommen. Sie regt den Appetit an und verbrennt zusätzliche Kalorien. Nehmen Sie sich täglich eine Viertelstunde und wiederholen Sie die folgenden Übungen einige Male:

Beine etwas grätschen und leicht in die Knie gehen. Hände in die Hüften stützen und mit dem Oberkörper leicht nach beiden Seiten pendeln (1).

Beine leicht grätschen, Hände auf den Oberschenkeln abstützen und in die Knie gehen. Den Oberkörper nach hinten und vorne beugen und anschließend locker nach den Seiten pendeln lassen (2).

Im Sitzen die Beine grätschen, die Hände im Nacken verschränken und den Oberkörper abwechselnd nach links und rechts drehen (3).

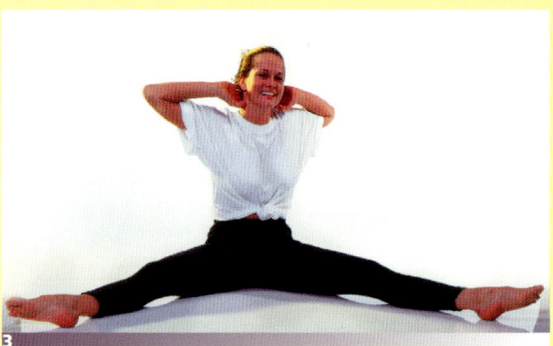

Auf dem Boden sitzen, die Beine gestreckt nach oben ziehen, zehn Sekunden in dieser Position halten, dann langsam wieder senken (4).

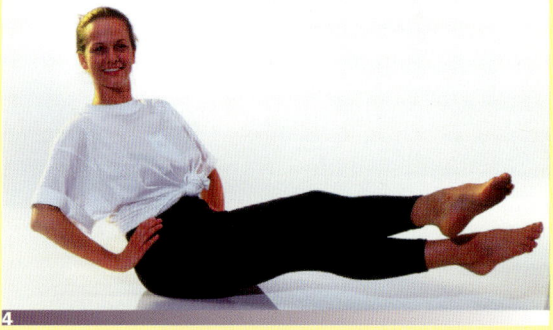

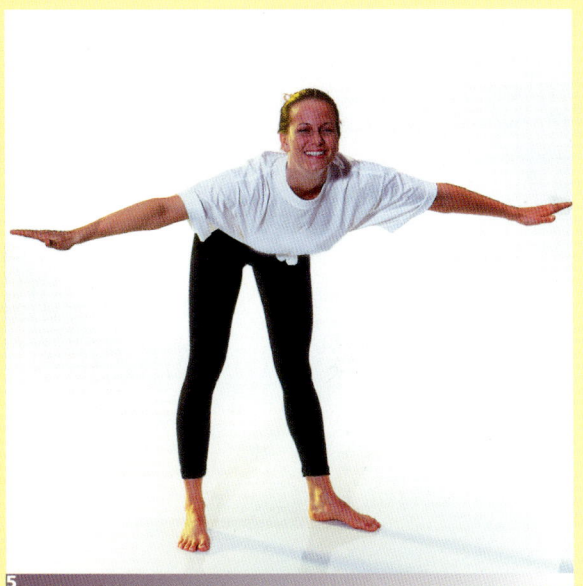

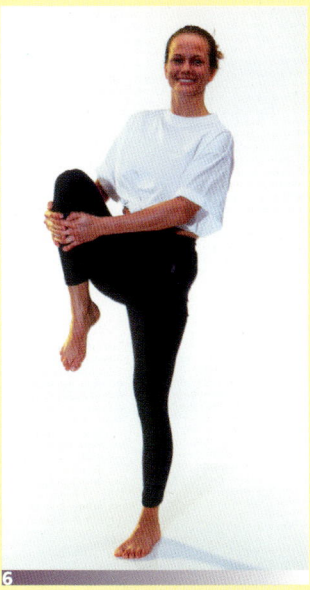

Beine leicht grätschen, Arme seitlich strecken und den Oberkörper so weit als möglich nach vorne beugen (5).

Abwechselnd links und rechts: Ein Knie hochziehen und mit beiden Händen halten, dabei den Fuß strecken (6).

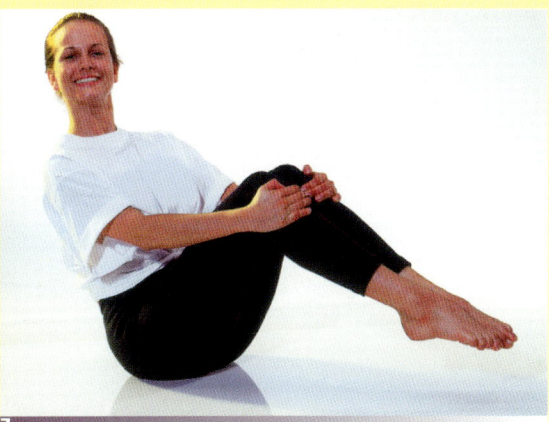

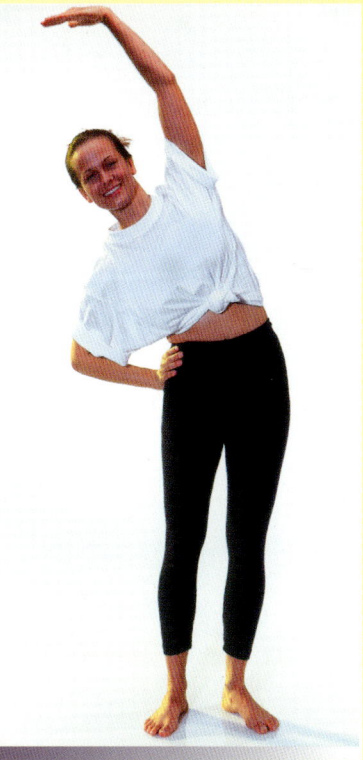

Auf den Boden setzen, beide Knie mit den Armen in Richtung Brust ziehen, strecken und wieder anziehen, ohne mit den Füßen den Boden zu berühren (7).

Einen Arm in der Hüfte abstützen, den anderen Arm über dem Kopf anwinkeln. Den Rumpf leicht zur Seite beugen. Mehrmals wiederholen, dann den anderen Arm in der Hüfte abstützen (8).

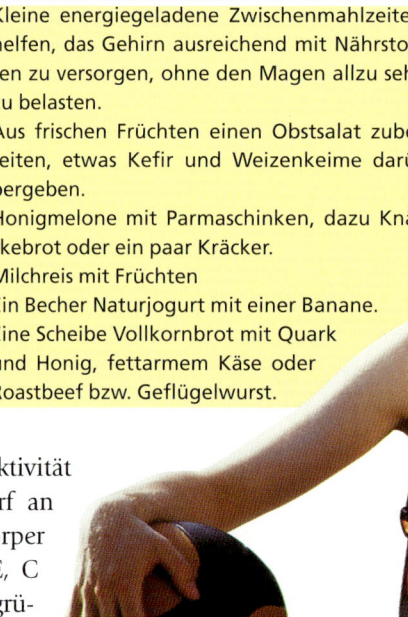

Aus Obst und Gemüse zieht der Körper die Mineralstoffe Kalium und Magnesium sowie die stoffwechselaktiven Bioflavonoide, so wird Hochleistung möglich. Muskeln werden leistungsfähig, denn Kalium reichert den Kohlenhydratspeicher an, organisiert den Wasserhaushalt und kontrolliert die Muskeln. Für Schnelligkeit und Konzentration – ob beim Laufen oder am Schreibtisch – ist hingegen Magnesium verantwortlich. Muskeln verbrauchen viel Magnesium, nicht zuletzt wird es mit dem Schweiß ausgeschieden.

Mit jedem Gramm, das der Aktive an Muskelmasse zulegt, braucht er mehr Eisen. Zu wenig Eisen hat Leistungsminderung und schlappe Muskeln zur Folge, denn beim Sport nimmt die Fettverbrennung zu und dabei verbrauchen die Enzyme zusätzliches Eisen. Mit Innereien, Sojabohnen, Fleisch, Geflügel oder Rotwein sollte man es sich bewusst zuführen, dann erst ist Leistung, vor allem Ausdauerleistung möglich!

Sportler müssen trinken

Damit die Leistungsfähigkeit des Gehirns nicht aus Muskeleiweiß gewonnen wird, kommt die Energie des Sportlers aus natürlichen Kohlenhydraten wie Vollkornbrot, Nudeln, Reis, Obst und Gemüse. Und weil aktiv sein gleichbedeutend ist mit einem agileren Stoffwechsel und mehr Schweiß, ist auch der Bedarf an Mineralstoffen und Vitaminen erhöht. Beim Sport und vor allem danach muss deshalb viel getrunken werden. Mineralwasser mit Apfelsaft, die so genannte Schorle, ist der Fitnessdrink schlechthin! Als Richtwert gilt, dass der Körper pro Stunde Sport ungefähr ein bis anderthalb Liter zusätzliche Flüssigkeit benötigt.

Vitamine und Mineralien

Mit steigender körperlicher Aktivität geht auch ein erhöhter Bedarf an Antioxidanzien einher. Der Körper braucht den Schutz der Vitamine E, C und Beta-Carotin, die vor allem in grünem und gelb-rotem Gemüse enthalten sind. Für ihre optimale Verwertung sorgen die wertvollen essenziellen Fettsäuren aus Keim- oder Olivenöl, die zudem zusätzliche Energie liefern.

AUSDAUER UND KONZENTRATION

Kleine energiegeladene Zwischenmahlzeiten helfen, das Gehirn ausreichend mit Nährstoffen zu versorgen, ohne den Magen allzu sehr zu belasten.

Aus frischen Früchten einen Obstsalat zubereiten, etwas Kefir und Weizenkeime darübergeben.

Honigmelone mit Parmaschinken, dazu Knäckebrot oder ein paar Kräcker.

Milchreis mit Früchten

Ein Becher Naturjogurt mit einer Banane.

Eine Scheibe Vollkornbrot mit Quark und Honig, fettarmem Käse oder Roastbeef bzw. Geflügelwurst.

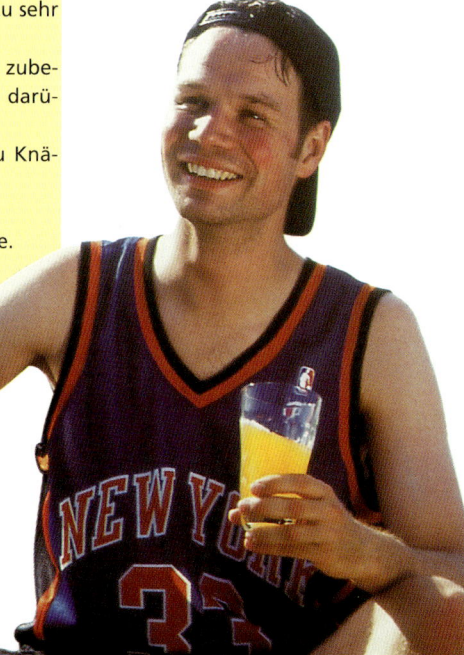

Synergien allenthalben

Zwischen Bewegung und Ernährung besteht eine positive Wechselwirkung. Darauf weist das Sprichwort „Bewegung ernährt den Knochen" hin. Ernährt und schützt, muss man ergänzen, nämlich im Zusammenspiel mit kalziumreicher Ernährung vor Osteoporose, der Knochenentkalkung. Sport unterstützt den Knochenaufbau und die Wirkungsweise von Vitamin D, das die Einlagerung von Kalzium in den Knochen fördert. Vor allem Sportarten, die in freier Natur ausgeübt werden, steigern die Vitamin D-Bildung in der Haut.

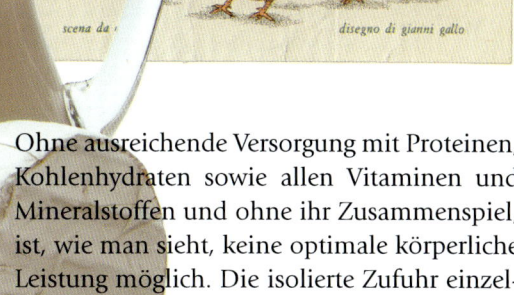

Ohne ausreichende Versorgung mit Proteinen, Kohlenhydraten sowie allen Vitaminen und Mineralstoffen und ohne ihr Zusammenspiel, ist, wie man sieht, keine optimale körperliche Leistung möglich. Die isolierte Zufuhr einzelner Nähr- oder Wirkstoffe bewirkt nichts (außer im Falle eines echten Mangels). Deshalb gilt: Sieger essen mit Verstand!

Von Jungbrunnen und Illusionen

Ewiger Jugend galt zu allen Zeiten die Sehnsucht der Menschen. Was im Mittelalter der Jungbrunnen war, kommt heute unter dem Etikett „Forever young" daher. Doch gibt es immer noch kein Wundermittel, wir haben lediglich unsere Erwartungen und Hoffnungen von den Kräuterhexen auf die moderne Wissenschaft projiziert. An der Tatsache, dass Altern ein biologischer Vorgang ist, der mit der Geburt beginnt, lässt sich ohnehin nicht rütteln. Deshalb konzentriert sich die Wissenschaft auch zunehmend darauf, dem Menschen in jeder Hinsicht zu höherer Lebensqualität zu verhelfen. Die Grundlage dafür schaffen im Wesentlichen drei Faktoren: gute medizinische Versorgung, hohe Hygienestandards und ausgewogene, gesunde Ernährung. In den Industrieländern schlägt sich dies in einer hohen Lebenserwartung nieder, die vielfach mit Lebensfreude und Vitalität bis ins hohe Alter einhergeht.

Dass wir überhaupt „alt" werden können, verdanken wir der Tatsache, dass die Körpersubstanzen sich täglich erneuern und das Immunsystem funktioniert. Der genetische Code, der in der DNS (Desoxyribonukleinsäure) gespeichert ist, steuert beispielsweise präzise die Zellerneuerung. Wird dieser Prozess durch Freie Radikale gestört, kommt es zu typischen Alterserscheinungen, etwa grauen Haaren bei Stress und anderen charakteristischen Veränderungen des Alterns.

Früh die Weichen stellen

Damit in der zweiten Lebenshälfte alles gut funktioniert, sollte man in der ersten die Weichen dafür stellen. Insbesondere Herz-Kreislauf-Probleme hängen eng mit dem persönlichen Lebensstil zusammen. Gut gelebt, im Sinne von übermäßig und falsch gegessen, geraucht und viel getrunken oder einfach ständig auf der Überholspur gefahren? Das rächt sich meist, wenn auch mit zeitlicher Verzögerung.

Ein Beispiel dafür ist das Knochengerüst, für das bis zum 30. Lebensjahr die Basis gelegt sein muss. Der maximale Aufbau in jungen Jahren und möglichst geringer Abbau von Knochenmasse im Alter beugt der Osteoporose vor. Die Deutsche Gesellschaft für Ernährung (DGE) hat deshalb die Kalzium-Referenzwerte für Kinder zwischen zehn und 15 Jahren und für die Altersgruppe der über 51-Jährigen um jeweils 200 Milligramm erhöht; denn gerade Jugendliche und Senioren erweisen sich als anfällig für eine Mangelerscheinung. Auf der Jahrespressekonferenz der DGE im Sommer 2000 wurde darauf hingewiesen, unzureichende Kalziumaufnahme Jugendlicher sei nicht in erster Linie darauf zurückzuführen, dass der Bedarf nicht mit Lebensmitteln gedeckt werden kann, sondern auf teilweise unzureichende Nahrungsaufnahme und falsche Lebensmittelauswahl. Die von der DGE empfohlene Kalziumzufuhr könne durch ausgewogene Mischkost ohne weiteres erreicht werden. Neben Milch und Milchprodukten sind Gemüse wie Grünkohl, Brokkoli und Lauch sowie kalziumreiche Mineralwässer (<150 mg/l) geeignete Lieferanten. Für Menschen, die gegen Kuhmilch allergisch sind und auf Milchprodukte verzichten müssen, wurden mit Kalzium angereicherte Fruchtsäfte als Alternative vorgeschlagen.

Die Ausnutzung von Kalzium im Verdauungstrakt lässt sich verbessern, wenn mehrere kleinere Mahlzeiten über den Tag verteilt werden. Eine kalziumreiche Mahlzeit am späten Abend kann dazu beitragen, den nächtlichen Knochenabbau zu verringern.

Defizite leichter managen

Lebensfreude und Lust am Essen gehören zusammen, beides sollte man sich erhalten. Und eine besondere Altersdiät gibt es ohnehin nicht. Ihre persönlichen Schwachstellen kennen die meisten recht gut und der Ratschlag des Arztes ist in kritischen Situationen mitunter sehr hilfreich. Für ältere Menschen gilt, was alle berücksichtigen sollten, ganz besonders: Abwechslungsreich und vollwertig essen, genügend trinken. Im Mittelpunkt sollten vor allem pflanzliche Nahrungsmittel stehen: täglich Vollkornbrot, eine Portion Kartoffeln, Nudeln oder Reis, dazu ca. 200 Gramm Gemüse, eine Portion Rohkost oder Salat und etwa 200 Gramm Obst. Je frischer alles ist, desto besser!

KRÄUTER UND GEWÜRZE

Die Volksmedizin wusste immer schon, dass Kräuter und Gewürze anregend auf Appetit und Verdauung wirken und Speisen bekömmlich machen. Kümmel etwa entkrampft den Darm. In Indien wird Schwarzkümmel als Mittel zur Entwässerung und gegen Blähungen eingesetzt. Kurzfristig kann damit sogar der Blutdruck gesenkt werden! Gewürze stimulieren aber auch den Geist. So beeinflusst der süß-würzige Kardamom Hirnleistung und Stoffwechsel. Darüber hinaus kann er allen empfohlen werden, die unter niedrigem Blutdruck leiden.

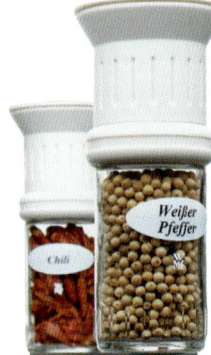

VERGLEICHEN LOHNT SICH

Was steckt tatsächlich im bunten Kinderquark-Becher? 125 Gramm enthalten soviel wie sieben Würfel Zucker, 3 Teelöffel Fett sowie 113 Milligramm Kalzium und 5 Milligramm Vitamin C. Dagegen kommt ein selbst gerührter Jogurt mit frischen Erdbeeren ganz ohne raffinierten Zucker aus, er enthält nur einen Teelöffel Fett, aber 50 Prozent mehr Kalzium und achtmal soviel Vitamin C. Selber rühren macht außerdem ökologisch und ökonomisch Sinn: Es entsteht weniger Verpackungsmüll und der Einkauf ist weitaus billiger!

Die „Extraportion" Milch in 100 g Kinderschokolade entspricht etwa einem Viertelliter. Doch dafür gibt es die dreifache Menge an Zucker und Fett. Auch so genannte Milchschnitten enthalten gerade mal einen einzigen Esslöffel Milch, der allerdings mit drei Stück Würfelzucker gesüßt ist. Süßigkeit bleibt eben Süßigkeit und sollte etwas Besonderes bleiben (Zähneputzen nicht vergessen)!

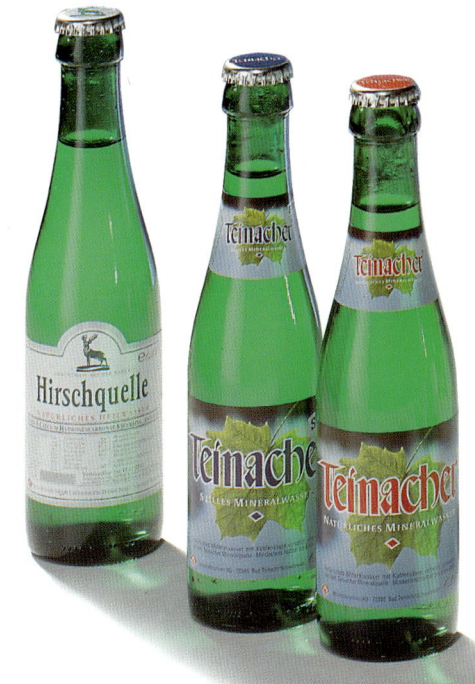

Auch auf Tiefkühlgemüse kann man zurückgreifen, denn Tiefgefrieren ist die schonendste Art der Haltbarmachung von Lebensmitteln. Sie hat den zusätzlichen Vorteil, dass man portionsweise einfrieren oder auftauen kann.

Sich selbst überlisten!

Die Flüssigkeitszufuhr sollte nach wie vor bei mindestens 1,5 Liter täglich liegen. Da aber viele Menschen kaum Durst verspüren, hilft es nur, sich immer wieder selbst zu überlisten: Schon morgens zwei Flaschen Mineralwasser oder eine Kanne Tee bereitstellen, die über den Tag verteilt getrunken werden. Nur so ist eine ausreichende Durchspülung der Nieren garantiert und wird die Verdauung optimal unterstützt. Wasserreiche Lebensmittel wie Gurken, Melonen, Äpfel, Tomaten oder Blattsalate liefern zusätzlich noch ein wenig Flüssigkeit. Vollkorn- und Rohkost gehören auch im Alter dazu, selbst wenn der Kauapparat nicht mehr mitspielt. Auch fein gemahlenes Vollkornmehl ist reich an Ballaststoffen und rohe Gemüse lassen sich ebenso wie Obst raspeln, damit man sie leichter kauen kann. Mit bewusster Umstellung auf Gemüse, Obst und Vollkorn-

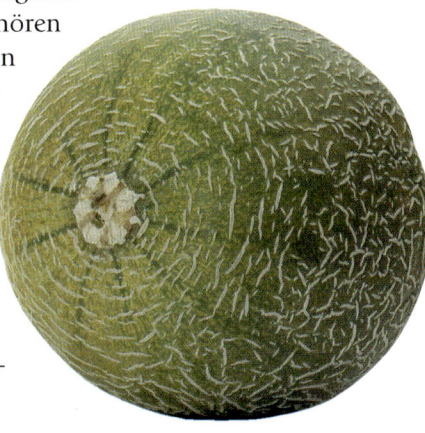

produkte, sparsamen Umgang mit Fett und dem Verzicht auf cholesterinreiche Lebensmittel wie Innereien und fettes Fleisch lassen sich darüber hinaus die Blutfettwerte in Schach halten. Damit wird einem Herzinfarkt vorgebeugt.

Älteren Menschen mit Bluthochdruck und Übergewicht sei außerdem angeraten, mit Salz zu geizen und stattdessen im Kräuterbeet nach Ersatz Ausschau zu halten. Vielleicht finden sie dann auch wieder mehr Freude am Selberkochen, denn insbesondere Fertig- oder Halbfertiggerichte sind häufig stark gesalzen.

Orientalische Hähnchenkugeln auf Fruchtsalat

Eine raffinierte kleine Hauptspeise, leicht verdaulich und rasch auf den Tisch zu bringen:

- 150 g Hähnchenbrustfilet
- ca. 2 cm Ingwerwurzel
- 1 Scheibe Weißbrot
- 1 Ei
- 1 EL Semmelbrösel
- 1 EL Butterschmalz zum Ausbraten
- Salz, frisch gemahlenen Pfeffer, ¼ TL Rosenpaprika

Für die Salatsoße:
- 1 Schalotte
- 1 EL Macadamia-Nussöl
- ½ Kopfsalat
- ½ TL mittelscharfen Senf
- Zucker

Für den Salat:
- 2 Grapefruits
- 2 Avocados

Die Grapefruit schälen, das Fruchtfleisch zwischen den Trennwänden herausschneiden und in Stückchen teilen, den Saft auffangen. Die Avocados halbieren, das Fleisch aus der Schale lösen und in Scheiben schneiden. Den Kopfsalat putzen, waschen und trocknen. Grapefruitstückchen, Avocadoscheiben und die Salatblätter mischen und auf Portionstellern anrichten. Nun das Fleisch in kleine Würfel schneiden, den Ingwer schälen und fein hacken. Die Brotscheibe zerkrümeln und mit Fleisch, Ingwer, Ei und den Semmelbröseln verkneten. Mit Salz, Pfeffer und Rosenpaprika würzen. Zwölf Kugeln formen und im heißen Fett etwa fünf Minuten rundherum braten, dann warmhalten. Für die Soße eine Schalotte abziehen und fein hacken, mit Grapefruitsaft, Öl und Senf verrühren, dann mit Salz, Pfeffer und Zucker abschmecken. Den Salat beträufeln und mit den Geflügelkugeln servieren. (pro Portion 291 kcal; 23 g Fett; 13 g Eiweiß; 9 g Kohlenhydrate)

Blaubeer-Grießdessert

In Wäldern und Mooren und auf alpinen Matten gedeihen Blau- oder Heidelbeeren. Wer Wege und Mühen scheut, um selbst zu sammeln, sollte sich im Spätsommer auf Wochenmärkten umsehen und bedenken, dass die blauen kleinen Früchte ihren Preis haben, weil sie mühsam zu ernten sind.

- ½ l Milch
- 50 g Grieß
- 225 g Dr. Grandel Weizenkeime
- 40 g Zucker oder Süßstoff-äquivalent
- 0,1 l Schlagsahne
- 200 g Blaubeeren
- 1 TL Zucker zum Wälzen

Die Milch aufkochen, Grieß und Weizenkeime einstreuen und die Masse kurz aufkochen lassen. Mit Zucker oder Süßstoff süßen und im Wasserbad abkühlen lassen. Die Sahne steif schlagen und unter die Masse ziehen. Blaubeeren waschen, eventuell von den Stielen befreien und in Zucker wälzen. Den Sahnegrießbrei abwechselnd mit den Blaubeeren in vier Gläser schichten. Das Grießdessert mit Weizenkeimen bestreut servieren. (pro Portion 282 kcal; 8,2 g Eiweiß; 12,8 g Fett; 30,5 g Kohlenhydrate)

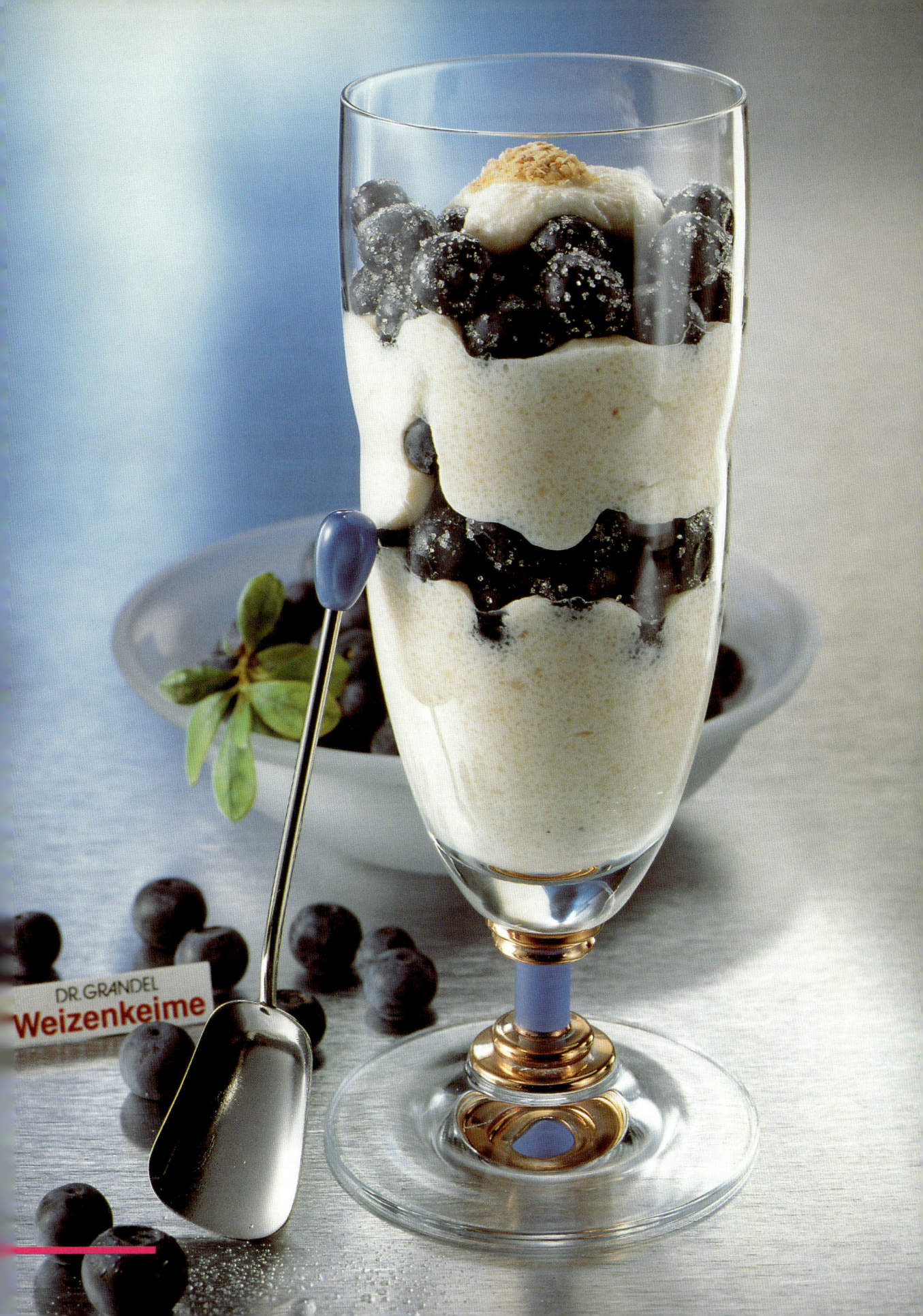

Omelett mit Salbei

Sie brauchen, um nach sportlicher Betätigung rasch die Reserven wieder aufzufüllen:

- 1 TL Pinienkerne
- 4 Eier
- 4 EL Milch
- 1 EL frisch gehobelten Parmesankäse (20 g)
- 6 Blätter frischen Salbei
- 1 TL Olivenöl
- 1 TL Butter
- Salz, frisch gemahlenen Pfeffer

Die Pinienkerne ohne Fett leicht rösten, dann aus der Pfanne nehmen. Eier und Milch verquirlen. Die Hälfte des Parmesans, Salz und Pfeffer unterrühren. Die Salbeiblätter im heißen Öl knusprig braten, die Hälfte davon zum Bestreuen aus der Pfanne nehmen und beiseite stellen. Die Butter in die Pfanne geben, schmelzen lassen und die Eiermilch zugießen. Deckel auf die Pfanne legen und das Omelett bei kleiner Hitze etwa fünf Minuten stocken lassen. Das Omelett auf einen flachen Deckel gleiten lassen, wenden und wieder in die Pfanne geben. Die zweite Seite ebenfalls etwa fünf Minuten bei kleiner Hitze stocken lassen. Das Omelett mit dem restlichen Käse, den zurückbehaltenen Salbeiblättern und Pinienkernen bestreuen. Ein knackiger Salat und eine Scheibe Vollkornbrot runden diese Mahlzeit trefflich ab.

Kürbissuppe

Kürbis sucht man im Supermarkt meist vergebens, aber zur Erntezeit im September/Oktober wird man auf Wochenmärkten fündig, wo Erzeuger eigene Produkte anbieten. Kürbisfleisch ist kalorienarm, aber reich an Karotin, außerdem wirkt es harntreibend. Es lässt sich zu Gemüse, Kompott und eben auch zu Suppe verarbeiten.

- 500g Kürbisfleisch
- 1 Knoblauchzehe
- 1 EL Öl
- 1 TL Gelbwurz
- ¾ l Gemüsebrühe (Instant)
- ⅛ l Sojamilch
- 2 EL Zitronensaft
- 1 kleiner Bund Petersilie
- Salz, ¼ TL Sambal oelek

Kürbis schälen und klein würfeln. Knoblauch abziehen und hacken. Das Öl erhitzen und den Kürbis bei mittlerer Hitze braten, bis er leicht glasig ist. Knoblauch und Gelbwurz zugeben, Brühe angießen und aufkochen. Suppe fein pürieren, mit Zitronensaft, Salz und Sambal oelek abschmecken. Mit der gehackten Petersilie bestreut anrichten.

Pellkartoffeln mit schmackhaften Schmand-Dips

Pellkartoffeln und Hering, das Arme-Leute-Essen von einst, lässt sich fantasievoll abwandeln. Die folgende Variante mit drei unterschiedlichen Dips ist reich an Vitamin C und Eiweiß. Sie ist rasch auf den Tisch gezaubert und liegt bestimmt nicht schwer im Magen.

- 1 kg fest kochende Kartoffeln
- Salz

Lachs-Dip:
- 200 g Räucherlachsabschnitte
- 400 g Schmand
- 1 bis 2 EL Zitronensaft
- 1 Beet Kresse
- frisch gemahlener weißer Pfeffer

Schinken-Dip:
- 150 g Frühstücks-Bacon
- 150 g Blauschimmelkäse
- 300 g Schmand
- 1 Bund Schnittlauch

Avocado-Dip:
- 1 reife Avocado
- 2 EL Zitronensaft
- 200 g Schmand
- Hälfte einer kleinen roten Chilischote
- 1 Bund Koriander

Die Kartoffeln sorgfältig waschen und in Salzwasser etwa 20 Minuten kochen. Für den Lachs-Dip den Fisch klein schneiden. Schmand und Zitronensaft mit einer Prise Salz und Pfeffer nach Geschmack verrühren, dann den Lachs und die abgeschnittene Kresse unterheben. Für den Schinken-Dip wird der Bacon quer in etwa zentimeterbreite Streifen geschnitten, dann brät man ihn in einer Pfanne bei mittlerer Hitze knusprig und lässt ihn auf Küchenkrepp abtropfen. Blauschimmelkäse mit dem Schneidestab des Handrührers pürieren und den Schmand untermischen. Schnittlauch abspülen, trockentupfen und in Ringe schneiden. Mit dem Bacon unter den Käse-Schmand mischen. Für den Avocado-Dip die Frucht halbieren und den Kern entfernen. Das Fruchtfleisch und den Zitronensaft mit dem Schneidestab des Handrührers pürieren und den Schmand untermischen. Chilischote längs aufschneiden, entkernen, mit dem Koriander fein hacken und unter den Avocado-Dip mischen. Mit Salz und Pfeffer abschmecken.

Involtini mit gebackener Polenta

Polenta ist in Italien eine geschätzte und auf vielerlei Art zubereitete Beilage. Involtini sind nichts anderes als Rouladen, die man mit hauchdünnen Speckscheiben, Pancetta genannt, belegt.

- 4 dünne Rinderrouladen à 70 g
- 4 dünn geschnittene Scheiben durchwachsener Speck (Pancetta)
- ½ Bund Basilikum
- 2 kleine Möhren
- 1 kleine Selleriestange
- 2 EL Olivenöl
- 1 TL Tomatenmark
- 1 Knoblauchzehe
- 200 ml Marsala
- 4 EL Fleischbrühe

Für die Polenta:
- ½ l Milch
- 250 g Maisgrieß
- 1 Ei
- 100 g geriebener Parmesan
- je 2 Stängel Petersilie, Oregano und Basilikum
- Salz, frisch gemahlener Pfeffer
- Öl für die Backbleche

Rouladen auf der Arbeitsfläche ausbreiten und mit je einer Scheibe Pancetta belegen. Basilikum abspülen und trockentupfen, die Blätter abzupfen und auf dem Fleisch verteilen. Die Fleischstücke fest aufrollen, mit Küchenfaden zusammenbinden oder mit Holzspießchen zusammenstecken.

Möhren und Sellerie putzen und in feine Würfel schneiden. Das Olivenöl in einem Bräter erhitzen und die Rouladen darin rundherum anbraten. Gemüsewürfel, Tomatenmark und gehackte Knoblauchzehe hinzufügen und kurz mitbraten. 100 ml Marsala beigeben und bei großer Hitze kochen, dabei nach und nach die Fleischbrühe zugießen. Zugedeckt 15 Minuten schmoren lassen. Die Involtini aus dem Bräter nehmen und im Backofen warmstellen. Den restlichen Marsala zum Bratensaft geben und bei großer Hitze zur Hälfte einkochen. Die Milch und einen Liter Wasser aufkochen, den Maisgrieß unter ständigem Rühren einrieseln lassen, etwa fünf Minuten weiter kochen. Die Polenta in eine Schüssel geben und das Ei unterrühren. Die Kräuter abspülen, trockentupfen und hacken, mit der Hälfte vom Parmesan unterrühren. Mit Salz und Pfeffer abschmecken. Mit zwei Esslöffeln Nocken abstechen und auf das geölte Backblech setzen, mit dem restlichen Parmesan bestreuen. Im vorgeheizten Grill oder im auf höchster Stufe vorgeheizten Backofen etwa zehn Minuten überbacken. Zusammen mit den Involtini und der Soße anrichten.

WEITERE REZEPTE

Jogurtcreme mit Zitronenmelisse

Ein sommerlich-leichtes Dessert, das auch optisch Eindruck macht:

- 500 g Vollmilchjogurt
- 60 g Zucker
- 1 Päckchen Bourbon-Vanillezucker
- 6 Blatt weiße Gelatine
- 1 Limette
- 200 g Schlagsahne
- 1 Pflänzchen Zitronenmelisse

Jogurt, Zucker und Vanillezucker verrühren. Die Gelatine nach Packungsanweisung in kaltem Wasser einweichen. Die Limette abspülen und trocknen, zunächst die Schale abreiben und beiseite stellen, dann den Saft auspressen und in den Jogurt rühren. Gelatine ausdrücken, im heißen Wasserbad auflösen und ebenfalls einrühren. Die Creme während zehn bis 15 Minuten im Kühlschrank halb fest werden lassen. Unterdessen die Schlagsahne steif schlagen und anschließend unter die Creme rühren. Einige Blättchen der Zitronenmelisse zum Garnieren beiseite stellen, die anderen mit der abgeriebenen Limettenschale und etwa sechs Esslöffeln Jogurtcreme verrühren. Die übrige Creme in eine große Schale oder gleich in Portionsschälchen füllen, die grüne Zitronenmelissecreme spiralenartig darauf geben und mit einem Esslöffel einmal durchziehen, sodass Schlieren entstehen. Nun die Jogurtcreme im Kühlschrank ganz fest werden lassen. Zum Servieren mit den Zitronenmelisseblättchen garnieren.

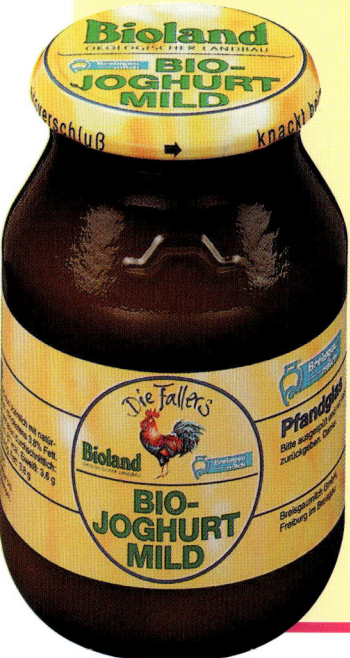

Wohlgeschmack

und Wohlbefinden

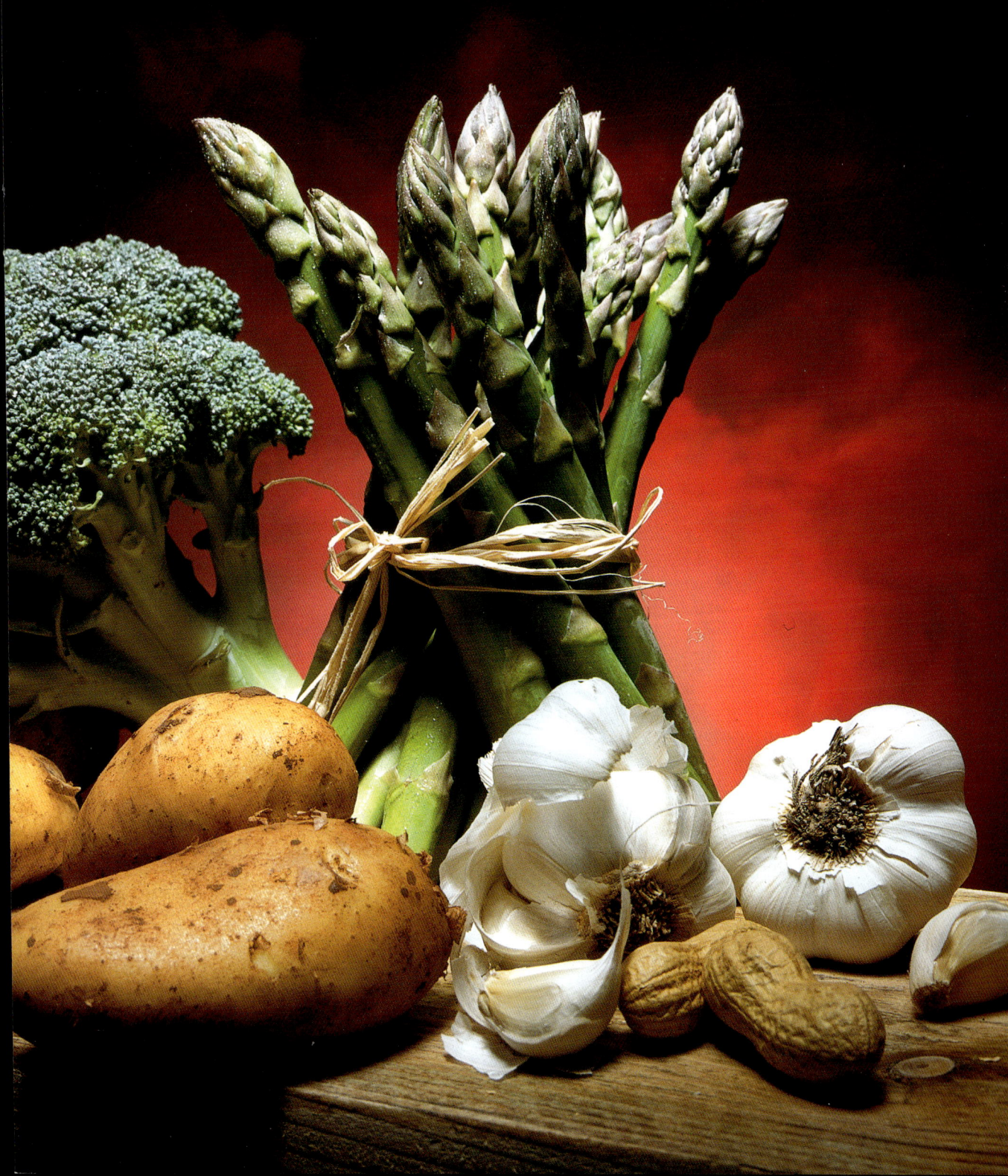

Jedem Leiden ist ein Kraut gewachsen

So manchen Gang zur Apotheke könnte man sich sparen, denn viele Nahrungsmittel wirken auf den Körper wie pure Medizin. Eine Leckerei aus der Küche kann manches Medikament ersetzen. Über die heilsamen Eigenschaften von Milch, Tees und Aufgüssen aus Kräutern wurde im Getränkekapitel schon ausführlich berichtet. Die Natur hält aber noch viel mehr Nahrungsmittel mit positiver Wirkung für uns bereit.

Als Vater der chinesischen Arzneimittelkunde gilt der Kaiser Shen Nung. Er, der auch den Tee entdeckt haben soll, hat 2700 v. Chr. die Wirkungen von 365 Heilpflanzen aufgelistet. Auch die Hexen und Kräuterweiber früherer Zeiten schworen auf heilsame Mixturen aus ihren gesammelten Schätzen.

In der Tat haben Kräuter und Gewürze ihre je ureigene Wirkung. Sie können Schweiß treiben, Schleim lösen, den Appetit anregen oder die Verdauung fördern, manche wirken gar als Bakterienkiller!

Auf der Kenntnis solcher Wirkungen bauen alle Arzneimitteltherapien auf und verwenden Pflanzen, die wegen ihres Gehalts an Wirkstoffen – ätherische Öle, Vitamine, Bitterstoffe, Saponine, Flavonoide, Gerbstoffe, Mineralstoffe und Spurenelemente – heilsame Wirkungen haben. Naturheilkunde und Schulmedizin stimmen in diesem Punkt überein.

Goldene Medizin aus der Natur

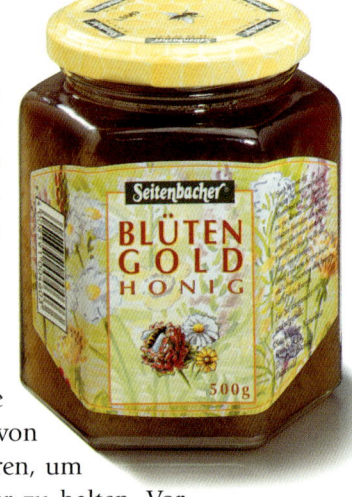

Schon die ältesten Kulturen haben Honig als Arzneimittel eingesetzt. Babylonische Ärzte kannten entsprechende Rezepturen und im alten Ägypten wurde die Bienentracht bereits 2000 Jahre vor unserer Zeitrechnung zur Wundheilung eingesetzt.

Der griechische Arzt Hippokrates (um 460 v. Chr. bis um 370 v. Chr.) gilt als Begründer einer Medizin als Erfahrungswissenschaft. Auch er und die ihm nahe stehende Ärzteschule von Kos setzten Honig zur Wundbehandlung ein, darüber hinaus erkannten sie seine fiebersenkende Kraft. Sie nahmen an, er verdünne und kühle das Blut.

Als natürliches „Dopingmittel" haben griechische Olympioniken sich den Honig zunutze gemacht. Die Germanen genossen ihn als Met, also Honigwein, und ihren Gottvater Odin, glaubten sie, mache die Kraft des Honigs stark, weise und unsterblich. Die emsigen Bienen, die diese süße Tracht bescherten, galten im Übrigen als besonders rein und heilig, in ihrer Gegenwart durfte nicht gestritten werden.

Sprichwörtlicher Fleiß

Tatsächlich sind Bienen besonders reinliche Tiere, die Substanzen zur Bekämpfung von Krankheitserregern produzieren, um damit ihre Umgebung sauber zu halten. Vor allem Propolis, mit dem sie ihren ganzen Stock auskleiden, wirkt wie ein natürliches Antibiotikum oder Desinfektionsmittel gegen Bakterien, Viren und Pilze.

Um den Nektar für ein Kilogramm Honig zu sammeln, muss die Biene etwa 60 000 Ausflüge unternehmen und nicht weniger als drei bis fünf Millionen Blüten anfliegen. Sie sammelt ihn, um sich Vorräte für den Winter anzulegen. Er steckt voller Enzyme, Vitamine, Mineralstoffe, Säuren, Eiweißsubstanzen, Botenstoffe, Gerbstoffe und eine ganze Reihe antibakterieller Wirksubstanzen, sodass er als wahres Wundermittel wirkt.

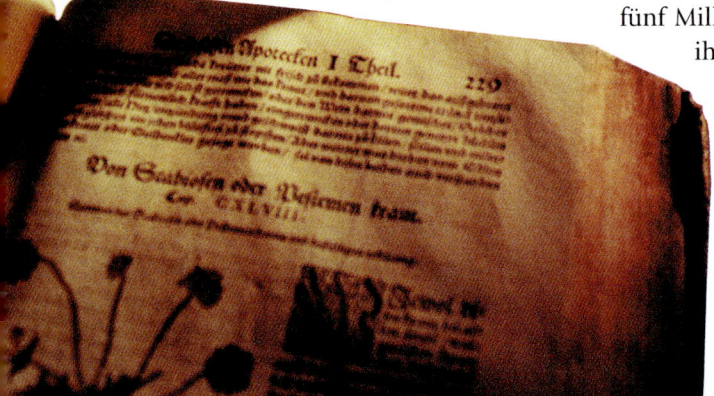

Die Wirkung des Honigs

Honigsorte	Merkmale	Wirkung
Kleehonig	Sehr hell, fast weißlich. Schmeckt süß, cremig und angenehm mild. Kristallisiert sehr fein.	Verdauungsfördernd, beruhigend, bestens geeignet für Säuglinge und Kleinkinder, ein optimaler Einsteigerhonig.
Akazienhonig	Helle Farbe. Sehr süß, mild und cremig, ähnlich wie Kleehonig. Bleibt lange flüssig.	Gegen Erkrankungen des Atemtraktes, nervöse Magenbeschwerden, Sodbrennen, verdauungsfördernd.
Kastanienhonig	Dunkle Farbe. Herb, leicht bitter, etwas eigenartiger, ausgeprägter Geschmack, der von Kennern geschätzt wird. Bleibt lange dickflüssig.	Venenschutz bei Krampfadern und Hämorrhoiden (innerlich und auch äußerlich), regt den Kreislauf an und wirkt gegen Müdigkeit.
Lindenblütenhonig	Grünlich schimmernde Farbe. Köstlich feines Aroma mit Lindennachgeschmack. Sehr flüssig, kristallisiert oft grob und hart aus.	Fieberhafte Erkrankungen, Kopfschmerzen, Stress, nervöse Verdauungsbeschwerden, gut zu kombinieren mit Lindenblütentee.
Lavendelhonig	Spezialität aus der Provence mit aromatischem Duft. Weiße Farbe. Mild, feincremig und sehr fein schmelzend, unverwechselbarer Geschmack.	Bei Atemwegserkrankungen, Krampflösung, Schmerzlinderung, besonders bei kolikartigen Beschwerden wie bei Gallen- oder Nierenleiden oder auch bei Monatsbeschwerden, beruhigend vor dem Schlafengehen.
Rosmarinhonig	Rosmarin blüht ab Februar, daher der erste Honig des Jahres. Milder, fast rauchiger Geschmack.	Aufputschend, macht wach und munter, regt den Kreislauf an, gut für das Frühstücksbrot. Heilsam bei Lebererkrankungen.
Löwenzahnhonig	Hell, kernig, cremig.	Stark harntreibend, blutreinigend, gut für Leber und Galle, als Fastenhonig: Entgiftung und Nahrung fürs Gehirn.
Eukalyptushonig	Etwas scharfer, typischer Eukalyptusgeschmack	Husten, Erkältungen, stark desinfizierend, Erkrankungen der Atemwege.

Qualität durch Fermentreichtum

Entscheidend für die Qualität von Honig ist sein Enzymreichtum, der jedoch durch hohe Temperaturen beeinträchtigt wird. Da die süße Bienentracht zum Kristallisieren neigt und sich besonders auf langen Transportwegen leicht verfestigt, muss sie zum Abfüllen in Gläser erwärmt werden, wodurch die Enzyme ihre Wirkung verlieren. Wer gesundheitsbewusst einkauft, muss bei Importware deshalb besonders kritisch hinschauen. Jedenfalls darf, wer Honig nicht nur genießen, sondern auch seine Heilwirkung nutzen möchte, ihn niemals über 40 °C erhitzen; denn nicht nur die Enzyme leiden dadurch, auch das Aroma schwindet!

Vorsicht Etikettenschwindel!

Leider lässt sich die Qualität nicht auf den ersten Blick erfassen. Zwar gibt es messbare Kriterien – die erwähnte Enzymaktivität, Zeichen für Naturbelassenheit, und den so genannten HMF-Wert, der möglichst niedrig sein sollte. Doch nur selten sind solche Angaben auf den Etiketten vermerkt. Mit Hinweisen wie „Auslese", „Auswahl", „kalt geschleudert", „wabenecht", „feinste", „beste" usw. wird dort nicht gespart, aber sie sagen wenig aus und verwirren nur. Einzig die Kennzeichnung „fermentreich" zeigt wirklich Qualität an und diese Bedingung müssen alle Produkte des Deutschen Imkerbundes erfüllen. Auch bei manchen Importen ist angegeben, dass sie die Qualitätskriterien des Deutschen Imkerbundes erfüllen oder gar übertreffen. Empfehlenswert sind auch ausgewählte Importe von kleinen Imkereien aus Ländern der Dritten Welt, die als TransFair-Honig vertrieben werden.

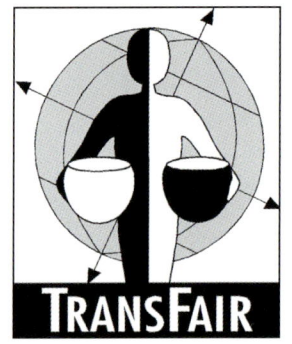

Honig und häusliche Medizin

Natürlich ist auch Honig kein Allheilmittel, aber erfahrungsgemäß kann er bei einigen Erkrankungen unterstützend eingesetzt werden, auch wenn seine Wirkungen wissenschaftlich nicht erwiesen sind. In ärmeren Regionen, das ist bemerkenswert, wird er ganz selbstverständlich als Heilmittel anerkannt und verwendet.

In den reichen Industrieländern dagegen scheint die Pharmaindustrie kein Interesse daran zu haben, die Wirkungen eines vergleichsweise preiswerten Naturprodukts zu erforschen. Die Volksheilkunde jedenfalls kennt Honig als Mittel zur Behandlung so unterschiedlicher Beschwerden wie Kopfschmerz, Nervosität, Schlaflosigkeit, aber auch Anämie, Verstopfung und Darminfektion bis hin zu Krämpfen, fiebrigen Erkrankungen und Bronchialleiden. Die Wirkung verschiedener Honigsorten richtet sich nach den Blüten, aus deren Pollen der Honig gewonnen wurde.

So erweist sich gegen Halsschmerzen ein Salbeitee als angenehm lindernd, in den man ein bis zwei Esslöffel Honig und den Saft einer Zitrone einrührt. Man gurgelt mehrmals täglich ausgiebig mit der lauwarmen Lösung, die dann erst hinuntergeschluckt wird. Auf diese Weise können sich die Inhaltstoffe am besten entfalten.

Vitaminreich, saftig, aromatisch

Fitmacher allerersten Ranges, die voll gesunder Inhaltsstoffe stecken, sind Obst und Gemüse. Bioaktive Pflanzenstoffe, die vor Freien Radikalen schützen, leuchten uns aus der Natur in allen Farben entgegen und laden zum Genießen und „Gesunden" ein. Vitamine und Mineralstoffe tun ein Übriges. Vielen Obst- und Gemüsesorten traut man auf den ersten Blick gar nicht zu, wie wirksam sie gegen bestimmte Krankheiten und Beschwerden sind.

Gut fürs Auge und die Haut

Je nach Landschaft heißen sie Möhren, Karotten, Gelbe Rüben oder einfach Wurzeln. Die Kleinsten bekommen sie als Mus gefüttert, können sie dann beißen, bekommen sie das gelbe Wurzelgemüse als knackigen Snack zwischendurch in die Hand gedrückt.

Karotten sind reich an Beta-Karotin, einer Vorstufe des Vitamin A, das unser Auge braucht,

um Sehpurpur zu bilden – einen Stoff, der Licht- und Nervenreize umwandelt. Auch das in den Wurzeln enthaltene Selen verbessert das Sehvermögen und hilft bei Nachtblindheit. Außerdem wehren Karotten Freie Radikale sowie andere Schadstoffe ab und stärken die Immunkräfte. Sie kräftigen die Schleimhäute im Körper und stärken sie gegen Bakterien und Viren. Karotten kräftigen Herz und Kreislauf, aktivieren den Zellstoffwechsel, wirken verjüngend und stoppen Alterungsprozesse. Darüber hinaus lassen sie Haare und Nägel wachsen und sorgen für schöne Haut.

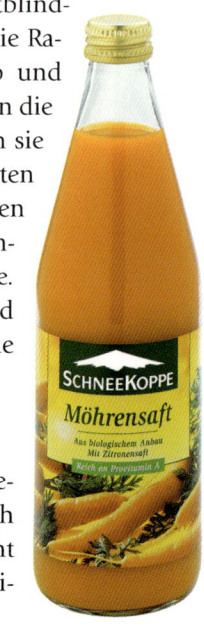

Enzymbombe aus den Tropen

Ursprünglich stammt sie aus Südamerika. Kolumbus und Sir Walter Raleigh brachten Kunde von der süßen Frucht nach Europa, die bald in den tropischen Zonen der ganzen Welt angebaut wurde. Die Rede ist von der Ananas, die mittlerweile sogar schon in Gewächshäusern produziert wird.

Reich an Enzymen und Vitaminen

In den Fünfzigerjahren versprach ein „Toast Hawaii" exotischen Genuss. Unter diesem Namen kam damals ein Schinken-Käse-Ananas-Toast als Delikatesse auf den Tisch. Die saftigsüße Frucht erlebte dank ihrem unverwechselbaren Aroma einen Boom in ganz Europa. Den zweiten Schub bekam sie in den Achtzigerjahren, als man erkannte, wie viel wertvolle Enzyme sie zu bieten hat.

Damals propagierte Ananas-Diäten zum Schlankwerden zeitigten zwar wie alle Reduktionskuren nur bescheidene Erfolge, aber Tatsache bleibt, dass die Enzyme der tropischen Frucht, vor allem Bromelain, äußerst wertvoll für den menschlichen Körper sind. Dieses Bromelain zerstört die harten Eiweißpanzer von Bakterien im Darm, vernichtet dort Würmer und spaltet Nahrungseiweiß in Aminosäuren auf.

TIPP

Hilfe für die Haut

Ananas glättet und strafft die Haut quasi von innen. Außerdem lassen sich Altersflecken mit Ananassaft behandeln. Man tränkt ein Wattebäuschchen damit und betupft die Flecken, sie hellen auf oder verschwinden sogar ganz.

Fettkiller erster Güte

Die frische Frucht enthält außerdem fast alle lebensnotwendigen Vitamine sowie 16 verschiedene Mineralien und Spurenelemente. Dazu kommt, dass auf 100 Gramm Fruchtfleisch nur 57 Kilokalorien kommen. Damit nicht genug, erweist Ananas sich auch noch als Fettkiller erster Güte! Je mehr Vitamin C nämlich im Körper ist, umso mehr schlank machende Hormone und Noradrenalin werden in der Nebenniere produziert. Noradrenalin wandelt Fett in Energie um – genau das Richtige für alle, die auf ihre Figur achten.

Kaum zu glauben, wie vielfältig die gesunden Wirkungen sind, die Forscher nachweisen konnten oder die dem aromatischen Exoten zumindest nachgesagt werden. Halten wir die wichtigsten fest:

● Ananas wirkt harntreibend und baut Wasser im Gewebe ab.

● Ihre Enzyme fördern die Verdauung und regulieren die Darmtätigkeit. Ananassaft regt den Appetit und die Eiweißverdauung an, er wirkt bei chronischer Verstopfung.

● Ananas verbessert die Durchblutung, senkt den Blutdruck, reinigt die Gefäßwände von Ablagerungen, damit schützt sie vor Arteriosklerose.

● Das Bromelain der Frucht hemmt Entzündungen und entspannt die Muskeln, damit wirkt es auch Menstruationskrämpfen entgegen.

● Die Naturheilkunde empfiehlt frischen Ananassaft gegen Fieber, bei Seekrankheit und Sonnenstich.

● In der Karibik wird die Frucht sogar als Aphrodisiakum geschätzt.

Frisch auf den Tisch

Für den lange Zeit so geschätzten Toast Hawaii wurden meist Ananasscheiben aus der Dose verwendet. Konservierte Früchte sind jedoch ihrer Inhaltsstoffe weit gehend beraubt, sie enthalten nicht einmal mehr die Hälfte aller Vitamine, Mineralien und Spurenelemente. Auch die empfindlichen Enzyme, die bei Temperaturen über 40 °C untergehen, sind verloren. Deshalb ist es unbedingt empfehlenswert, Ananas roh zu verzehren.

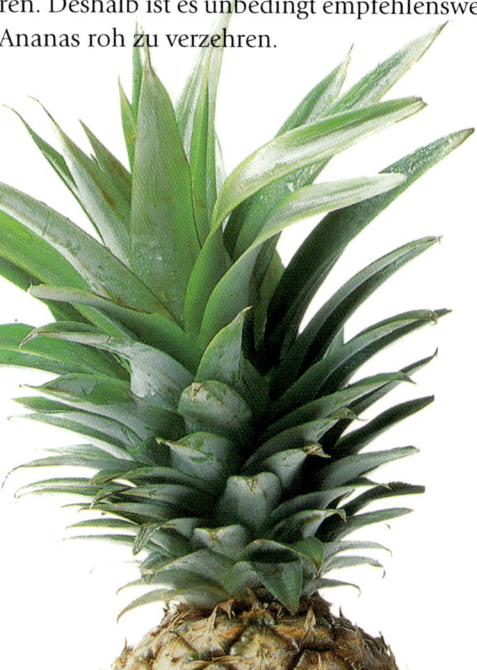

Frische Früchte erkennt man an ihrem aromatischen Duft und dem rötlichen Ton der Schale, die auf Druck leicht nachgibt. Außerdem lassen sich die ausgeprägten Schuppen bei frischer Ware leicht abziehen. Grüne Ananas wurde zu früh geerntet, sie reift leider nicht nach wie andere Obstsorten.

Für die Aufbewahrung der überaus bekömmlichen Exoten gilt: Kühl, aber nicht im Kühlschrank, denn zu tiefe Temperaturen rufen im Fruchtfleisch schwarze Flecken hervor.

Mit Fleisch oder frisch

Die asiatische Küche verleiht Fleischgerichten mit Ananasstückchen Pepp, in Europa reichert man Ragouts mit dem saftigen Fruchtfleisch an und verfeinert süß-saure Gemüsegerichte damit. Eine überraschende Abwechslung sind in Butter knusprig gebratene Ananasscheiben, die man zunächst zart mit Curry und dann mit Mehl bestäubt hat. Ananas lässt sich auch gut zu Marmelade oder süßem Kompott verarbeiten. Als Zutat vieler Drinks und Cocktails ist die vielseitige Exotin ebenfalls unverzichtbar.

Am einfachsten und ursprünglichsten lässt sich Ananas jedoch frisch genießen. Wenn man sie in fingerdicke Scheiben schneidet und schält, kann man sie mit Obstmesser und kleiner Gabel leicht verzehren. Dabei lässt man das holzige Innere übrig.

Man kann die Frucht aber auch längs in Viertel teilen und das harte Innere herauslösen. Das zerkleinerte Fruchtfleisch lässt sich nach Belieben hübsch auf den Schalen der Viertel anrichten.

Besonders dekorativ wirkt ein Obstsalat, für den Sie zunächst den „Hut" der Ananas mit den Blättern abtrennen und dann die Frucht aushöhlen. Das Fruchtfleisch wird gewürfelt und, mit anderem Obst gemischt, in die ausgehöhlte Frucht gefüllt.

Krumme Frucht, gute Laune

Wer denkt sich noch etwas dabei, dass es während des ganzen Jahres Bananen zu kaufen gibt? Und doch ist es erst reichlich hundert Jahre her, dass diese Früchte hierzulande angeboten werden. Gleich nach dem Apfel stehen sie auf Platz zwei der Beliebtheitsskala.

Glaubt man den Bewohnern von Sri Lanka, dann hat die Schlange im Paradies Eva mit einer Banane betört. Fest steht auf jeden Fall, dass die gelbe Frucht zu den ältesten Kulturpflanzen der Welt gehört. Assyrer und Ägypter, ja sogar die Inkas hatten sie schon auf dem Speiseplan.

> **TIPP**
> **Energieschub**
> Den optimalen Kick für alle, die körperlich viel leisten müssen, liefern getrocknete Bananen: Sie enthalten den fünffachen Energiegehalt der frischen Frucht! Sie können Bananen leicht selber trocknen: Schälen und in etwa acht Millimeter dicke Scheiben schneiden. Die Bananenscheiben auf einem Backblech verteilen und bei 60 bis 70 °C über einige Stunden im Backofen trocknen lassen, zwischendurch nachsehen und die Scheibchen auch wenden. Bei konstant warmen und sonnigen Temperaturen kann man Bananen auch an der Luft trocknen lassen. Dazu breitet man die Scheibchen auf einem Gazegitter aus, ohne dass sie sich gegenseitig berühren, weil sie sonst schimmeln könnten, und stellt sie einige Tage an einen warmen Ort.

Mit zehn verschiedenen Vitaminen sowie 18 Mineralstoffen und Spurenelementen enthält sie mehr Powerstoffe als die meisten anderen Nahrungsmittel. Schon drei bis vier Bananen täglich versorgen den Körper mit allen notwendigen Mineralien. Die aromatischen Früchte sättigen, machen munter, fördern Konzentration und gute Laune, sie sind leicht verdaulich und entspannen Nerven und Muskeln nach Anstrengungen.

Die süßen, aromaintensiven Baby-Bananen, die leicht zitronenartig schmecken, kommen in unseren Breiten nur selten auf den Markt, noch rarer sind Kochbananen oder rote Bananen, die in Afrika Grundnahrungsmittel sind.

Ideal für unterwegs

Ihre praktische „Verpackung", die wie mit einem Reißverschluss zu öffnende Schale, macht Bananen zur idealen Zwischenmahlzeit auch

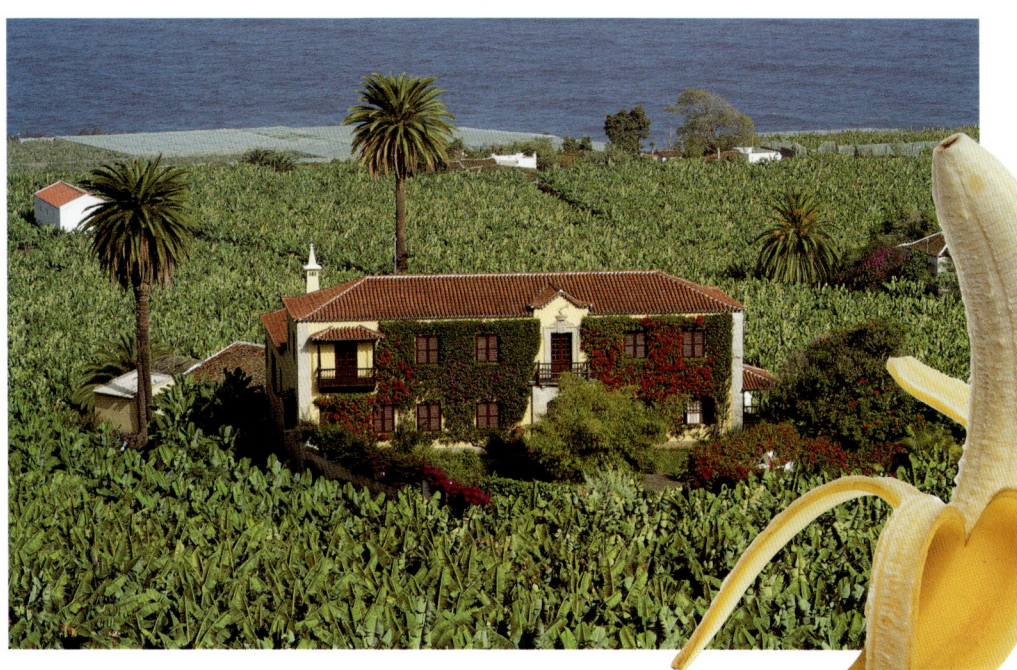

Willkommenes „Doping"

Kurz gesagt, Bananen machen lebendig und sorgen für Ideen. Ihr Fruchtzucker geht schnell ins Blut über und stellt optimale Energie bereit, während ihr Mehrfachzucker für den „langen Atem" sorgt. Kein Wunder, dass Leistungssportler dieses „gesunde Dopingmittel" vor und nach Wettkämpfen schätzen.

Die ursprünglich aus Südostasien stammende Frucht wächst, wo es warm und feucht ist. Hauptsächlich wird sie in Afrika und Lateinamerika angebaut, aber auch in Israel und Europa gedeiht sie, allerdings etwas kleiner und teurer. Selbst in heimischen Gewächshäusern können hin und wieder Bananen geerntet werden, etwa im Stuttgarter Tierpark Wilhelma, wo vor allem Kinder hellauf begeistert sind, Bananen einmal in natura an der Staude hängen zu sehen.

in Schule und Büro. So geschickt das ist, ihre heilsamen Wirkungen stellen das bei weitem in den Schatten:

● Bananen entgiften und entwässern und senken dadurch auch das Gewicht.

● Durch ihr Vitamin C stärken sie die Immunkraft und beugen Infektionen vor.

● Sie beruhigen das Herz, wirken durch Kalium vorbeugend und heilend bei zu hohem Blutdruck, schützen somit auch vor Herzinfarkt.

● Der hohe Mangangehalt von Bananen aktiviert verschiedene Enzyme und senkt den Cholesterinspiegel.

● Bananen schützen die Magenschleimhaut und wirken heilsam bei Schleimhautentzündung, indem sie Säureüberschüsse ausgleichen. Ihr regelmäßiger Verzehr senkt das Darmkrebsrisiko.

● Auch bei Stress, Schlaflosigkeit und Nervosität helfen Bananen. Nach der Avocado haben sie den höchsten Vitamin B_6-Gehalt aller Früchte. Schon eine einzige Frucht deckt den Tagesbedarf an diesem Vitamin, das schwache Nerven stärkt.

● Bananen sind besonders reich an Tryptophan. Aus dieser Aminosäure gewinnt der Körper das Anti-Stress-Hormon Serotonin – den Nervenbotenstoff, der im Blut wie eine Art Glückshormon wirkt.

Am besten satt gelb

Die leicht zu verarbeitenden Früchte eignen sich vortrefflich zur Bereitung von Babybrei, Bananenmilch oder Quarkdesserts, aber es geht auch ganz anders. In der indischen Küche werden sie häufig in Honig oder Butter gebraten und zu scharfen Speisen gereicht.

Nach dem Schälen muss das Fruchtfleisch rasch verzehrt werden, weil die Vitamine und

TIPP

Bananen einfrieren
Bevor Bananen durch zu lange Lagerung braun werden, sollte man sie lieber einfrieren. Dazu müssen die Früchte nur geschält und in Gefrierbeutel verpackt werden.

die Fettsäuren schnell abgebaut werden und das Fruchtfleisch sich im Nu braun verfärbt. Dies lässt sich allerdings verhindern, indem man Zitronensaft darüber träufelt.

Unsere Bananen kommen vor allem aus lateinamerikanischen Ländern wie Ecuador, Kolumbien oder Costa Rica. Bis sie bei uns verkauft werden, haben sie einen komplizierten Weg hinter sich. Um vorzeitige Reife und Verderbnis zu verhindern, werden sie gleich im Herkunftsland mit Gamma- oder Röntgenstrahlen bestrahlt. Noch grün treten sie dann die Reise nach Europa in Kühlschiffen bei genau 13,2 °C an. Bei ihrer Ankunft in Hamburg oder Bremerhaven dürfen die krummen Früchte nicht etwa schon "erwachen", sondern Kühlwagen nehmen sie auf und bringen sie in eine der 150 Reifereien im Land. Hier nehmen sie bei 14,5 bis 18 °C allmählich eine gelb-grüne Farbe an. Dieser Prozess wird durch Zugabe von Äthylen eingeleitet, ein Gas, das die Früchte selbst produzieren.

Dass die Bananenstauden mit Herbiziden und Pestiziden behandelt werden, wirkt sich aufgrund der langen Reifezeit ihrer Früchte besonders ungünstig aus. Wer für Kinder und Jugendliche sorgt oder besonders viel Bananen isst, sollte deshalb erwägen, sie generell im Bioladen zu kaufen.

Am besten schmecken Bananen, wenn die Schale satt gelb ist und kleine braune Sprenkel aufweist, denn nun sind sie besonders reich an Kohlenhydraten und Vitamin C. Vorsicht dagegen, wenn die Früchte noch grün sind, dann können sie Blähungen hervorrufen. Deshalb sollte man grüne Bananen stets nachreifen lassen. Das geht am besten, wenn man sie zusammen mit einem Apfel oder einer Tomate in Zeitungspapier wickelt; denn der Kontakt mit den Inhaltsstoffen der anderen Frucht beschleunigt den Reifeprozess.

Im Kühlschrank werden Bananen fahl und grau, in der Sonne dagegen reifen sie zu schnell. Am besten lassen sie sich bei ungefähr 13 °C an einem Haken aufgehängt oder in einem Korb aufbewahren.

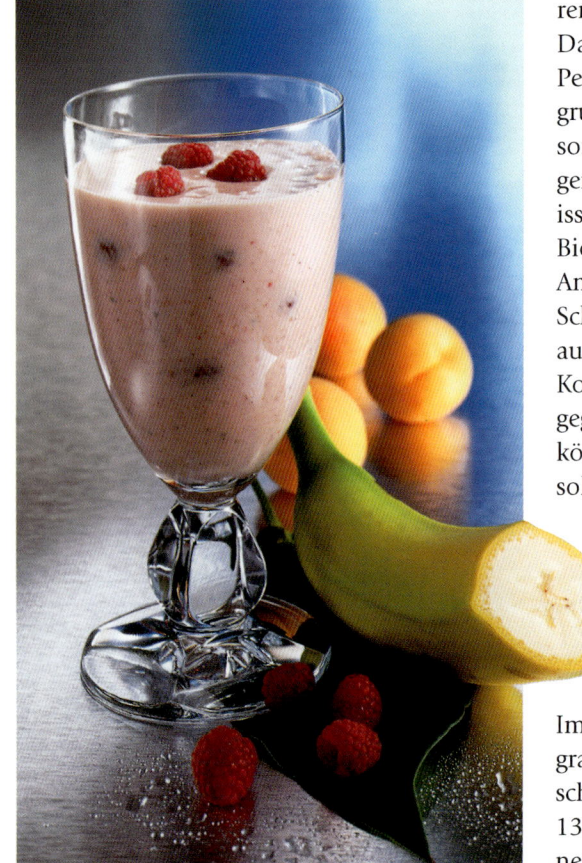

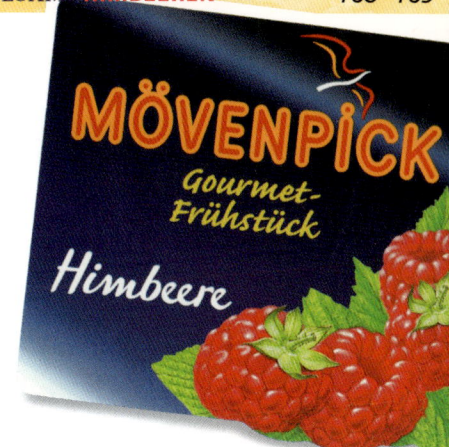

Himbeeren: So schmeckt der Sommer

In fast jedem Nutzgarten stehen Himbeerstauden. Ursprünglich stammt die zarte, aromatisch-süße rote Strauchfrucht aus Südosteuropa. Sie soll schon auf dem Berg Ida auf Kreta üppig gewachsen sein, daher ihr lateinischer Name „rubis idaeus". Es gibt zahlreiche verschiedene Sorten: dunklere, hellere, größere, kleinere – und jedes Jahr kommen neue Züchtungen auf den Markt.

Klein, aber fein

Wegen ihres feinen Eigengeschmacks ist die Himbeere sehr beliebt. Köstliche Marmeladen, Fruchtschalen oder Eis lassen sich mit ihr bereiten. Die empfindlichen Früchte haben allerdings auch ihren Preis, das Kilo kann bis zu 18 Mark kosten. Doch das unvergleichliche Aroma, der hohe Vitamingehalt und zahlreiche

KEIN HEXENWERK, SCHMECKT GÖTTLICH
Nehmen Sie Naturjogurt und rühren Sie mit dem Mixer Himbeeren ein.
Das Ganze stellen Sie drei Stunden zum Durchziehen in den Kühlschrank. Wer will, kann noch etwas Zucker dazugeben.

heilsame Inhaltsstoffe sind es durchaus wert, tiefer in die Tasche zu greifen. Es ist kaum zu glauben, welche Kräfte in dieser kleinen Frucht stecken.

● Himbeeren enthalten reichlich Vitamin C, das die Immunkräfte stärkt und dessen Wirkung durch den Beerenfarbstoff noch verstärkt wird.

● Gegen Sehschwäche und Nachtblindheit hilft der hohe Vitamin-A-Gehalt. Diese Wirkung kannte schon die antike chinesische Naturmedizin.

● Vitamin B und der hohe Biotingehalt fördern des Zellwachstum in Fingernägeln, Haut und Haaren. Dadurch verhelfen Himbeeren dem Haar zu mehr Glanz und Fülle, außerdem machen sie die Haut weich und geschmeidig, auch bringen sie Hilfe bei leichteren Hautleiden.

● Schmerzen, vor allem Kopfschmerzen, werden durch die Wirkung von Salizylsäure der Früchte gelindert, die auch fiebersenkend wirkt.

● Das Zusammenwirken von Rutin und Vitamin C bremst Nasen- und Zahnfleischbluten ebenso wie starke Menstruationsblutungen.

● Himbeeren lindern Nieren- und Blasenbeschwerden, da ihr hoher Kaliumgehalt den Körper entwässert und die Nierenfunktion anregt.

● Die Sammelfrucht Himbeere besteht aus winzigen Steinfrüchtchen, die in einer Art Traube zusammenhängen. Dadurch ist sie ballaststoffreich und schon 150 Gramm Beeren decken ein Fünftel des Tagesbedarfs an Ballaststoffen.

● Die Knochen- und Zahnsubstanz kann durch das Kalzium der Himbeere verbessert werden, das vom Vitamin C noch unterstützt wird.

● Tee aus Himbeerblättern enthält Gerbstoffe und wirkt dadurch entschlackend. Er hat außerdem adstringierende Wirkung und kann bei Entzündungen im Rachen gut zum Gurgeln verwendet werden.

Am besten von der Hand in den Mund

Beim Kauf kommt es darauf an, dass die Beeren frisch, also fest und trocken sind. Deshalb prüft man die Schale von unten. Wenn sie 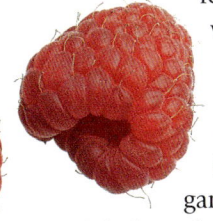 feucht oder verfärbt ist, weil Fruchtsaft durchgesickert ist, darf man keinesfalls mehr kaufen. Jeder Händler, der wirklich frische Ware hat, wird sogar zulassen, dass man die Schale ausleert, um sich ein Bild vom Zustand der Früchte zu verschaffen.

Himbeeren sind ungemein druckempfindlich und dürfen daher nicht lange gelagert, sondern sollen bald nach dem Pflücken verzehrt oder verarbeitet werden. Am besten schmecken sie ohnehin direkt vom Strauch, also von der Hand in den Mund. Vor dem Verarbeiten muss man die Beeren sorgfältig verlesen. Bei Früchten aus dem eigenen Garten kann man aufs Waschen eventuell ganz verzichten, aber auch sonst sind Zurückhaltung und Vorsicht geboten. Am besten taucht man die Früchte nur mit einem Sieb ein bis zwei Minuten in ein Wasserbad, hebt sie vorsichtig wieder heraus und lässt dann abtropfen.

Falls rascher Verzehr unmöglich oder nicht geplant ist – weil die Beeren etwa am Sonntag auf den Tisch kommen sollen –, legt man sie einzeln auf einen Teller aus, so hält frische Ware einen Tag länger. Auch lassen sich Himbeeren gut einfrieren, dazu werden sie einzeln auf einem Blech ausgebreitet. Aus den gefrorenen Früchten lässt sich selbst im Winter frische Marmelade bereiten, oder man püriert sie für Fruchtshakes – ein überraschendes und hocharomatisches Stück Sommer in der unfreundlichen Jahreszeit.

Abwehrkräfte vom Gemüsebeet

Gemüse trägt genau wie Obst mit wichtigen Mineralstoffen und Vitaminen zur allgemeinen Stärkung des Immunsystems bei. Überdies fördern die Ballaststoffe in den bunten Gartenprodukten die Verdauung und beugen damit Erkrankungen des Darmes vor.

Geheimwaffe Brokkoli

Sie heißt auch Spargel- oder Sprossenkohl, die zarte Blumenkohlvariante mit den grünen verästelten Trieben, aber nur der Name Brokkoli hat sich wirklich durchgesetzt. Sie stammt ursprünglich aus Kleinasien, hat aber auch in Europa längst Heimatrecht und wird hier ständig beliebter. Zum Hauptanbaugebiet ist in unseren Breiten Italien geworden.

Seit einiger Zeit gilt dieses Gemüse als eine Art Geheimwaffe im Kampf gegen den Krebs, weil es reichlich sekundäre Pflanzenstoffe enthält. Diese Flavonoide verhindern, dass Körperzellen entarten oder geschädigt werden. Tatsächlich konnte in vielen Brokkoli-Studien nachgewiesen werden, dass sein großer Gehalt an Antioxidanzien in Verbindung mit den Flavonoiden die Entstehung von Tumorzellen hemmt. Kein Gemüse enthält mehr Querzetin, ein Bioflavonoid, das Enzyme aktiviert, die Krebs auslösende Substanzen unschäd-

lich machen. Dazu kommt, dass Brokkoli ein ausgesprochen leichtes Gemüse ist, enthalten doch 100 Gramm nur 26 Kilokalorien.

Grüne Kraft für die Gesundheit

In Brokkoli stecken die zehn wichtigsten der heute bekannten Schutzstoffe gegen Krebs und machen ihn damit zum gesunden Gemüse schlechthin, wenn nicht gar zu einem richtigen Medikament.

● Er enthält Indole, die das Brustkrebsrisiko um bis zu 50 Prozent reduzieren. Weitere bioaktive Substanzen bieten Schutz gegen Magen-, Darm- und Blasenkrebs. Wer das zarte Gemüse mag, sollte durchaus zweimal pro Woche eine Portion davon genießen.

● Brokkoli beugt Infektionen vor und mobilisiert das Immunsystem durch die Vitamine C und E sowie durch Betakarotine, die unsere Zellen gegen Immungifte panzern. Der hohe Vitamin C-Gehalt wird durch die Flavonoide noch verstärkt.

● Brokkoli kurbelt den Stoffwechsel von Kohlenhydraten und Eiweiß an und wirkt enorm vitalisierend.

● Sein Magnesium ist der Muskelarbeit zuträglich, was besonders für Sport- und Fitness-Fans wichtig ist. Die essenzielle Aminosäure Lysin regt den Fettstoffwechsel an, indem sie die Bildung zahlreicher Enzyme unterstützt – Voraussetzung für die Muskelbildung!

● Der hohe Anteil an Magnesium und Ballaststoffen verbessert die Verdauung und beseitigt Verstopfungen. Brokkoli wirkt vorbeugend gegen Darmerkrankungen, schützt Schleimhäute und kann zur Regeneration zerstörter Darmschleimhaut beitragen.

● Magnesium im Brokkoli bremst die Hautalterung, Kalzium hält die Knochen jung und stabil und schützt vor Knochenschwund. Da dieses Gemüse fast so viel Kalzium enthält wie Milch, ist es bei Milchunverträglichkeit besonders zu empfehlen.

● Herz und Kreislauf werden durch Flavonoide, Magnesium und Kalium gestärkt und entlastet. Letzteres wirkt zudem entwässernd und blutdrucksenkend. Frauen, die mehr als viermal monatlich Brokkoli aßen, konnten ihr Herztodrisiko um fast die Hälfte senken.

● Brokkoli wirkt durch viel Folsäure (Vitamin B_2) auch blutbildend und versorgt die Zellen mit Sauerstoff. Das ist besonders für Schwangere sehr wichtig.

● Als Eisenlieferant lindert Brokkoli Menstruationsbeschwerden.

So vielfältig die Wirkungen dieses Gemüses, so sensibel ist es auch. Länger als eine Woche hält es sich kaum, deshalb kommt Brokkoli vielfach tiefgefroren auf den Markt. Auch dann enthält er noch fast alle wichtigen Nährstoffe, zudem erspart diese Angebotsform die Mühe des Putzens. Kauft man Brokkoli jedoch frisch ein, so ist darauf zu achten, dass die Blütenknospen noch nicht zu stark aufgeblüht oder gar locker sind.

Damit keine wichtigen Vitamine verloren gehen, darf das zarte Gemüse nur kurz gegart werden. Zuvor wird es etwa 15 Minuten mit Salz und Zitronensaft gewässert, um kleine Tierchen aus den Knospen zu treiben. Die dicken Stiele werden geschält, so kann ihr Inneres zusammen mit den Röschen und den dünneren Stängeln verwendet werden. Die Stängel schneidet man über Kreuz ein, damit sie gleichzeitig mit den Röschen weich werden.

Kombinieren Sie Brokkoli mit biotinhaltigem Gemüse wie Tomaten, Avocados oder Spinat. Dadurch kommen seine Nährstoffe am besten zur Geltung.

Heiß ersehnte Spargelzeit

Die alten Ägypter gaben das Sprossengemüse den Toten als Wegzehrung mit auf den Weg ins Jenseits, die Antike hat es als Delikatesse geschätzt und als Arznei verwendet. Der griechische Arzt Dioskurides, dem wir eine ausführliche Heilmittellehre verdanken, schrieb schon im 1. Jahrhundert n. Chr. wild wachsendem Spargel abführende und harntreibende Wirkung zu, auch setzte er ihn gegen Gelbsucht ein.

Mit den Römern kam das Gemüse in unsere Breiten, aber der Anbau wollte damals nicht so richtig glücken. Erst seit dem 16. Jahrhundert breitete sich die Spargelkultur hierzulande richtig aus. Berühmt sind die Schwetzinger Provenienzen, aber auch andernorts wird erstklassige Ware erzeugt, etwa in der Pfalz, um Würzburg, in der Gegend um Schrobenhausen.

In Deutschland ist Spargelzeit von April bis Juni oder Juli – wenn warmes, trockenes Wetter herrscht. Importe aus Frankreich und neuerdings vor allem aus Griechenland und Spanien kommen bereits ab März in den Handel. Anfangs kannte man nur den kräftigeren Grünspargel, der oberirdisch wächst und sich unter Einfluss des Sonnenlichts grün verfärbt. Der hierzulande bevorzugte weiße Bleichspargel kam erst im 19. Jahrhundert auf. Solange sie in der Erde stecken, sind die Stangen der meisten Sorten weiß. Erst wenn die Köpfe aus

TIPP

Spargel und Getränke
Zu einem Spargelgericht passt nahezu jedes Getränk, aber besonders mundet ein leichter Weißwein, etwa ein belebender Riesling von der Mosel oder ein Silvaner vom Main. Rotwein sollten Sie allerdings meiden, er macht das Anti-Stress-Vitamin B_1 des Spargels unwirksam.

TIPP

Spargelfrische bewahren
Sie können Spargel bis zu einer Woche lagern, wenn Sie ihn in ein feuchtes Tuch einschlagen, die Spitzen dabei freilassen. Am besten packen Sie das Ganze dann noch in Frischhaltefolie. So bleibt der Spargel knackig. Geschälter Spargel ist auch gut zum Einfrieren geeignet.

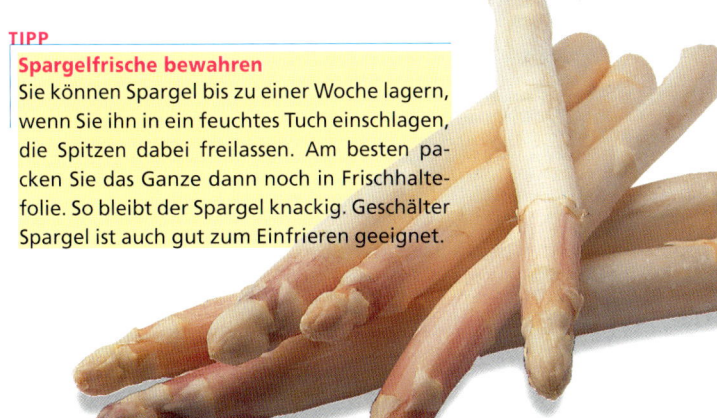

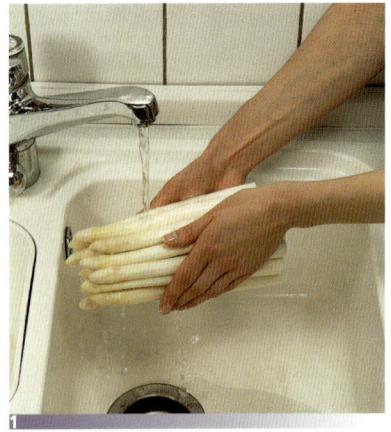

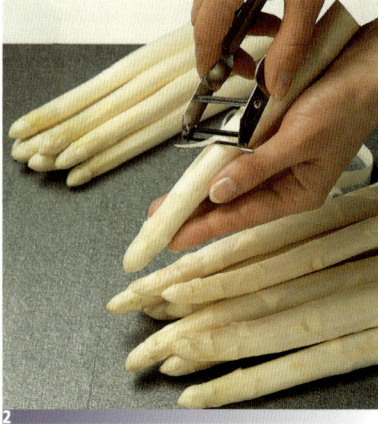

Frischen Spargel erkennt man daran, dass die Spitzen geschlossen und nicht verfärbt sind, außerdem quietscht Spargel leicht, wenn man die Stangen gegeneinander reibt. Keinesfalls dürfen die Schnittflächen ausgetrocknet oder eingeschrumpft sein.

So wird's gemacht:

Die Stangen nur kurz unter lauwarmem Wasser waschen (1).

Den Spargelschäler unterhalb der Spitzen ansetzen und den Spargel vorsichtig zum Stangenende hin schälen (2).

Die holzigen Schnittstellen abschneiden (3).

Die Stangen mit Salz, Zucker, etwas Zitrone und Butter im Spargeltopf mit den Köpfen nach oben 15 bis 20 Minuten kochen (4).

Varinate 1: Die Stangen mit Bindfaden portionsweise zusammenbinden und in einem nicht zu hohen Topf mit großem Durchmesser kochen (5).

Variante 2: Die Spargel in einem Einsatz kochen (6).

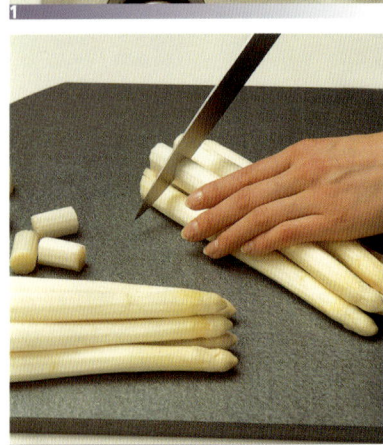

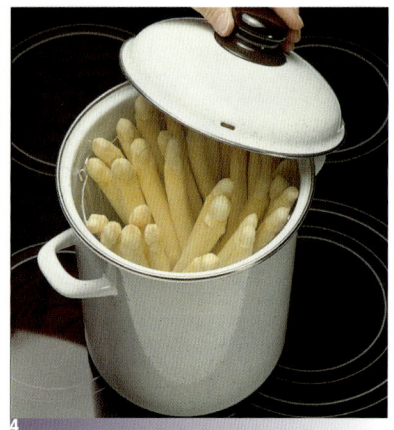

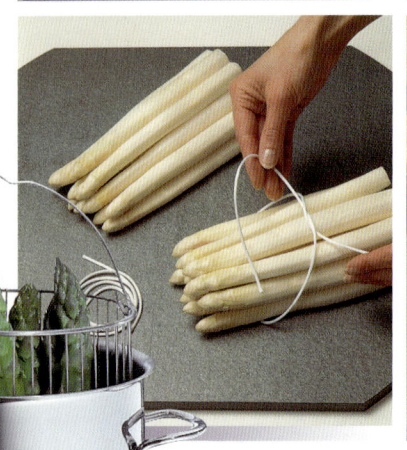

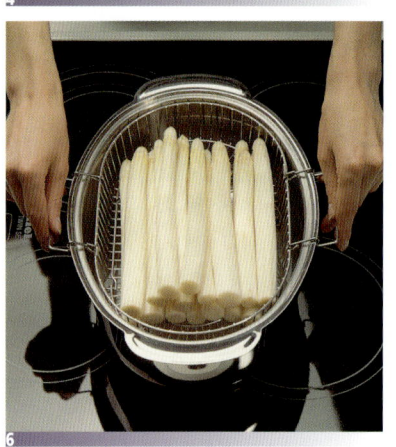

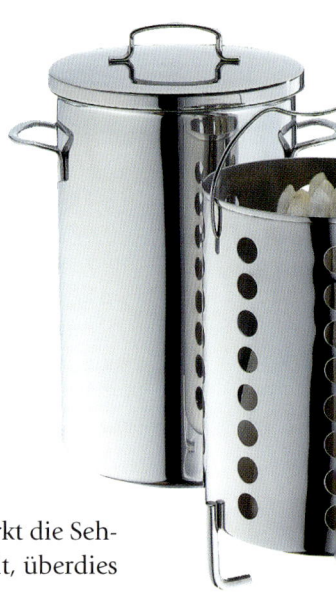

der Erde sprießen, färben sie sich – violett zunächst, dann grün. In Frankreich wird eher grüner und violetter Spargel gegessen, ebenso in Amerika.

Weiß, grün, lila und gesund

Die Zahl der Spargelrezepte ist Legion, aber wie man das köstliche Gemüse auch genießt, immer entfaltet es heilsame Wirkungen in vielerlei Richtung.

● Das Provitamin A im Spargel stärkt die Sehkraft und hilft gegen Nachtblindheit, überdies kräftigt es die Schleimhäute.

● Mit reichlich Ballaststoffen sowie hohen Chrom- und Jodanteilen aktivieren die Gemüsestangen den Kohlenhydrat-, Eiweiß- und Fettstoffwechsel.

● Das Zusammenwirken aller Inhaltsstoffe wirkt auf die Zellen wie eine Verjüngungskur. Speziell Haut, Haare und Bindegewebe werden durch den Genuss von Spargel neu belebt.

● Das Immunsystem wird gekräftigt und Entzündungen vorgebeugt.

● Wie schon beim Brokkoli ist es beim Spargel Folsäure, die Blutbildung und Sauerstoffversorgung in Gang bringt.

● Gegen Gedächtnisschwäche und Konzentrationsmangel hilft das relativ seltene Spurenelement Zink im Spargel, das die Gehirntätigkeit anregt. Zink wirkt auch bei Libidomangel und Impotenz!

● Spargel entwässert und entsäuert den Körper, er regt die Nierenproduktion kräftig an, was man bereits kurz nach dem Essen am charakteristischen Harngeruch bemerkt.

Zartes Aroma

Am besten schmeckt Spargel, wenn die Stangen etwa so dick wie ein Mittelfinger sind, grüne Sorten sind allerdings immer etwas dünner. Die Spitzen müssen geschlossen und dürfen bei hellem Spargel nicht verfärbt sein. Entscheidend kommt es auf die Frische an, denn das unvergleichliche Aroma schwindet rasch dahin und das zarte Gemüse verdirbt in kurzer Zeit. Qualitätsbewusste Lieferanten sorgen deshalb dafür, dass ihre Ware nach spätestens 24 Stunden dem Handel zur Verfügung steht. Frischen Spargel erkennt man daran, dass die Stangen leicht quietschen, wenn sie gegeneinander gerieben werden. Aber Vorsicht, je frischer, desto leichter brechen sie auch! Auf keinen Fall sollte man beim Einkauf den Blick auf die Schnittfläche unterlassen. Wenn Spargel angetrocknet oder gar eingeschrumpft und bräunlich verfärbt ist, kann von frischer Ware keine Rede mehr sein!

Um die begehrten Stangen zu verarbeiten, werden sie zunächst unter lauwarmem Wasser kurz gewaschen. Keinesfalls darf Spargel längere Zeit im Wasser liegen, die Köpfe würden sich voll Wasser saugen und matschig werden! Geschält wird von der Spitze her mit Spezialgeräten, die es im Handel gibt oder mit einem scharfen Küchenmesser. Grüner Spargel hat den Vorteil, dass man ihn nur waschen, aber nicht schälen muss. Die holzige Schnittstelle unten wird aber sowohl beim weißen als auch beim grünen Spargel abgeschnitten.

Im speziellen Spargeltopf werden die Stangen mit dem Kopf nach oben gekocht. Man kann sich aber auch behelfen, indem man die Stangen mit Bindfaden bündelt, sodass sie anschließend leicht aus dem Sud genommen werden können. Dem Wasser gibt man Salz, Zucker, etwas Zitrone und Butter bei. Je nach Dicke sind die Stangen nach 15 bis 20 Minuten gar, farbiger Spargel braucht nur fünf bis zehn Minuten. Um den Bittergeschmack auszugleichen, kann man dem Kochwasser ein Stückchen Weißbrot zugeben.

Spargel lässt sich gut mit Spinat, Karotten oder Avocado kombinieren. Zum Würzen passen Schnittlauch, Ingwer, Kerbel und Curry. Wegen ihres hohen Nitratgehalts sollte man die Stangen niemals aufwärmen, sondern Reste besser mit einer Sauce vinaigrette zu einem Salat verarbeiten, der jedem Menu als Vorspeise zur Ehre gereicht.

Tomate: Vom Schattendasein zur Bilderbuchkarriere

Obwohl sie nur wenig Vitamine enthalten, gelten die prallen, roten Tomaten als gesündestes Gemüse der Welt. Mit 17 Kilogramm Jahresverbrauch pro Kopf stehen sie in Deutschland an erster Stelle. Dabei galten die Früchte bis Anfang des 20. Jahrhunderts aufgrund ihres leicht bitteren Geschmacks noch als giftig. Deshalb wurde das Nachtschattengewächs hierzulande nur als Zierpflanze geschätzt, während es die Indianer Mexikos und Perus schon seit Jahrhunderten kultivierten.

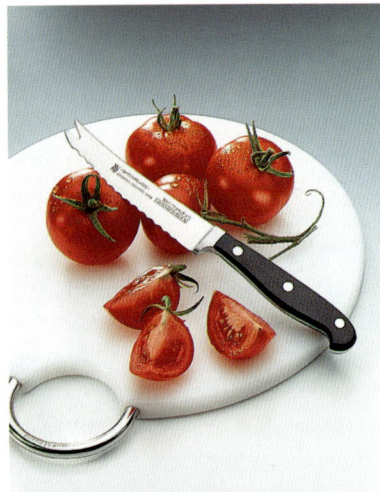

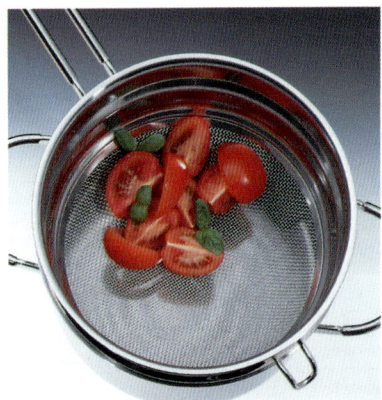

● Tomaten heben den Blutzuckerspiegel, beleben Gehirn und Nerven und wirken chronischer Müdigkeit entgegen. Andererseits fördern sie aber auch gesunden Schlaf. Für diese einerseits belebende, andererseits erholsame Wirkung sorgt Niazin, das Vitamin B_3.

● Durch das Flavonoid der Tomate kann hoher Blutdruck gesenkt werden und das Herz wird gestärkt.

● Die Fruchtsäuren der Tomate lassen die Verdauungssäfte besser fließen und das Lykopin behebt Störungen wie Verstopfung.

● Tomaten wirken wie natürliche Appetitzügler. Einmal täglich zwei kleine Tomaten – und der Heißhunger auf irgendwelche Leckereien bleibt aus. Noch wirksamer ist Tomatenmark, etwa als Brotaufstrich, da es dreifach konzentriert ist.

Vitalität noch in der kleinsten Frucht

Außer runden Tomaten mit glatter Haut, zu denen auch die kleine Cocktail- oder Kirschtomate zählt, gibt es große, gerippte und im

Nach Europa war es 1498 durch Kolumbus gelangt und schon bald in Kräuterbüchern abgebildet worden. Inzwischen werden aus Südeuropa ganzjährig Tomaten importiert, in unseren Breiten beginnt die Ernte im Juli und dauert bis Oktober.

Pluspunkte der Supersaftfrucht

● Ein großes Plus ist der rote Farbstoff Lykopin. Er unterstützt den Körper im Kampf gegen Krebszellen und stimuliert das Immunsystem. Er beugt Infektionen vor, wirkt lindernd und heilend.

● Dank Kalium und Zink stärken Tomaten die innere Zellstruktur; sie fördern die Entwässerung, schützen und regenerieren das Bindegewebe, kurbeln die Hormonbildung an.

● Im ganzen Körper werden aufgrund des Provitamins A die Schleimhäute geschützt und gekräftigt.

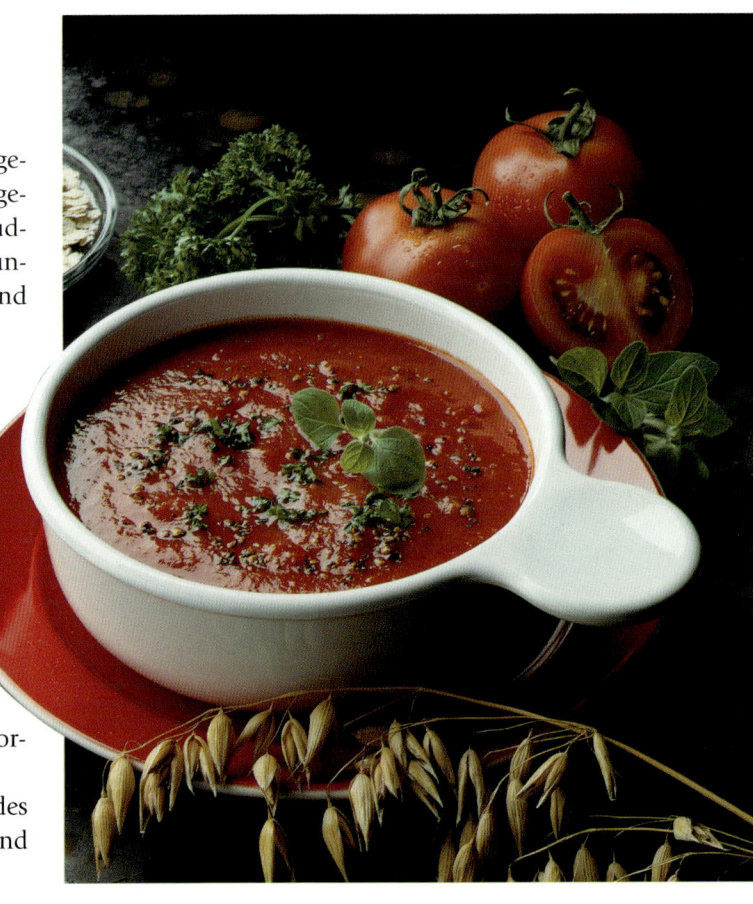

NACHTSCHATTENGEWÄCHS TOMATE

Tomaten sind wie Kartoffeln Nachtschattengewächse, deren Blätter und unreife Früchte das Steroid-Alkaloid Solanin enthalten. Dessen Verzehr wirkt ab 25 Milligramm toxisch und kann zu Kopfschmerzen, Brechreiz, Durchfall und Sehstörungen führen. Eine Dosis vom 400 Milligramm ist tödlich. Solanin ist in allen grünen Teilen dieser Pflanzen enthalten, die daher nicht gegessen werden sollten. Grüne Stellen bei Kartoffeln sollte man großzügig ausschneiden. Und selbst wenn man mindestens ein Kilogramm Tomaten verzehren müsste, damit das Gift wirken kann, sollte man auch hier die grünen Stielansätze entfernen. Vorsicht ist auch bei eingelegten grünen Tomaten geboten, weil 100 Gramm zwischen 9 und 32 Milligramm Solanin enthalten.

Aroma schwächere Fleischtomaten sowie die länglich-ovale Gourmet-Sorte mit besonders intensivem Geschmack. Die kleinen Cocktail-Früchte enthalten übrigens fast doppelt so viel Vitamin C wie ihre normalen Artgenossinnen.

Am besten schmecken Tomaten, die bis zur vollen Reife am Strauch belassen wurden. Die meiste Ware wird jedoch grün geerntet und muss nachreifen. Wohl dem, der abwarten kann, bis die Früchte im eigenen Garten dunkelrot und damit reif geworden sind.

Salate, Suppen oder Pizza

Je dunkler die Früchte, desto eher sollten Sie zugreifen, dabei gilt es aber auch zu beachten, dass sie keine dunklen oder gelben Stellen haben. Unreife Tomaten muss man bei Zimmertemperatur nachreifen lassen, auf keinen Fall gehören sie in den Kühlschrank, weil sie dort im Nu an Geschmack verlieren und glasig werden.

Viele kostbare Substanzen der Tomate wie Lykopene und Karotene sind fettlöslich, das heißt, sie werden erst durch Hitzebehandlung mit etwas Fett geknackt. Auch als Saft oder Ketschup kann der Körper die Früchte leichter verwerten als in rohem Zustand.

Die siliziumreiche Haut sollte man nur bei Biotomaten mitessen, sonst ist sie fast immer mit Pestiziden und anderen Schadstoffen belastet, weshalb man sie besser abziehen sollte. Das geht ganz einfach, wenn man sie kurz in heißes Wasser taucht und dann sofort in möglichst kaltem Wasser abschreckt.

Es gibt unendlich viele Möglichkeiten, schmackhafte Tomatengerichte auf den Tisch zu bringen. Das reicht von Salaten bis Suppen, von Aufläufen bis Eintöpfen und Beilagen. Zu vielen Pizzas gehören Tomaten wie das Mehl zum Brot. Als Hauptgericht kann man sie aushöhlen und mit einer Mischung aus Hackfleisch und Reis oder Grünkern füllen und dann überbacken. Zu Nudelgerichten aller Art gehört Tomatensoße als geradezu klassischer Begleiter. Beim Würzen sind der Fantasie keine Grenzen gesetzt. Petersilie, Schnittlauch, Basilikum, Thymian, Rosmarin, Oregano, Estragon, Salbei, Lorbeer, Muskat, Knoblauch und natürlich Pfeffer – sie alle passen zu Tomaten.

Kleiner Kürbis Zucchino

Zucca ist das italienische Wort für Kürbis, die Verkleinerungsform Zucchino, Mehrzahl Zucchini, bezeichnet ein Gemüse, das seit geraumer Zeit auch von deutschen Gärtnern angebaut wird. Vor allem werden hierzulande jedoch Importe aus dem Mittelmeerraum angeboten, erfreulicherweise während des ganzen Jahres.

Zucchini sind sehr bekömmlich und leicht verdaulich. Das grüne Chlorophyll, Vitamine, Bitterstoffe, Flavonoide sowie Magnesium, Selen und Eisen machen die kleinen Kürbisse zu wertvollen Nährstofflieferanten.

● Ihre Inhaltsstoffe kurbeln den Zellstoffwechsel an.

● Sie ermöglichen Gewichtsreduktion ohne Nährstoffverlust, da sie den Körper entsäuern und entwässern und dabei Giftstoffe ausschwemmen.

● Zucchini entgiften die Leber, ihr Vitamin A beeinflusst im Zusammenspiel mit anderen

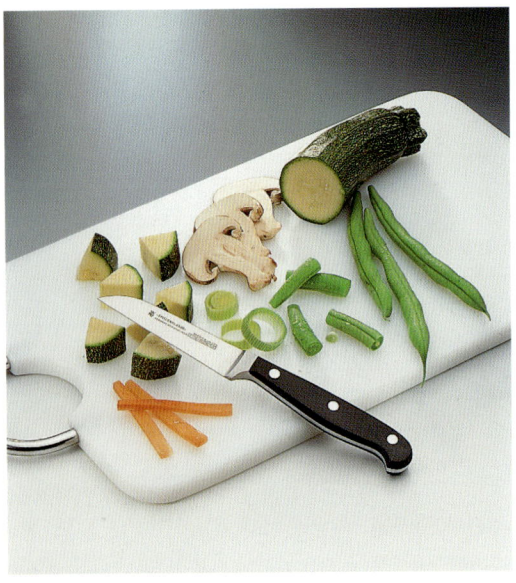

Nährstoffen die Darmflora günstig und aktiviert den Darm.

● Nerven und Gehirn werden gestärkt, Gehirnleistung und Konzentrationsfähigkeit werden gesteigert, Zucchini sind deshalb ein optimales Gemüse für Kopfarbeiter. Dabei bringen sie das Kunststück fertig sowohl stimulierend als auch stressabbauend zu wirken.

● Die Eiweißsynthese in den Zellen wird aktiviert, das steigert die Leistungsfähigkeit und kräftigt Herz und Muskulatur.

● Durch Zucchini werden sämtliche Körperschleimhäute gekräftigt.

● Das Immunsystem wird gestärkt, sodass Eindringlinge wie Bakterien und Viren keine Chance haben.

Schnell geputzt und zubereitet

Zucchini werden bis zu 40 Zentimeter lang und zwei Kilogramm schwer. Für die Küche eignen sich kleinere bis höchstens 20 Zentimeter lange Exemplare. Sie enthalten weniger Wasser, schmecken daher aromatischer und enthalten vergleichsweise mehr Nährstoffe als die größeren. Als Faustregel für den Einkauf gilt: Je kleiner, desto feiner.

Es gibt runde, mehrkantige und walzenförmige Sorten. Die Schalen sind hellgrün, dunkelgrün, gelb, gelb-grün gestreift oder gefleckt, aber ihr Fleisch ist immer weiß mit vielen hellen Kernen. Zucchini sind frisch, solange sie sich fest und prall anfühlen und keine wei-

chen Stellen aufweisen. Im Gemüsefach des Kühlschranks können sie bis zu zwei Wochen gelagert werden.

Die „kleinen Kürbisse" lassen sich leicht verarbeiten. Stiel und Stielansatz werden entfernt, die übrige Frucht schneidet man in Scheiben oder kleine Würfel oder raspelt sie, falls es ein Rohkostsalat sein soll, in feine Streifen.

In Wasser sind Zucchini rasch gegart. Die einfachste Variante der Zubereitung ist jedoch, sie als knapp zentimeterdicke Scheiben in Olivenöl zu dünsten. Besonders vorteilhaft ist es, Zucchini roh zu verzehren; um die fettlöslichen Vitamine aufzuspalten, sollte man jedoch ein wenig Öl zugeben.

Aufgrund ihres zarten zurückhaltenden Geschmacks kommen Zucchini zu den unterschiedlichsten Gerichten als Beilage in Betracht. Sie passen zu Tomaten, Gurken, Paprika, Zwiebeln und Auberginen – den Gemüsen also, die zur provenzalischen Ratatouille gehören. Mit Oregano, Basilikum, Estragon, Zitronenmelisse, Dill oder Knoblauch gewürzt schmecken sie mit fast allen Fleisch-, Fisch- und Geflügelgerichten.

Rote Bete: Fitmacher aus dem Boden

Etwas Gutes für den schmalen Geldbeutel ist Rote Bete. Ein bescheidenes Gemüse, allerdings nicht was die Zahl seiner Namensvarianten angeht. Die Brockhaus Enzyklopädie nennt nicht weniger als sechs: Rote Rübe, Rahne, Rote Beete, Salatbete, Salatrübe und Beta vulgaris. Überraschend ist auch, in wie unter-

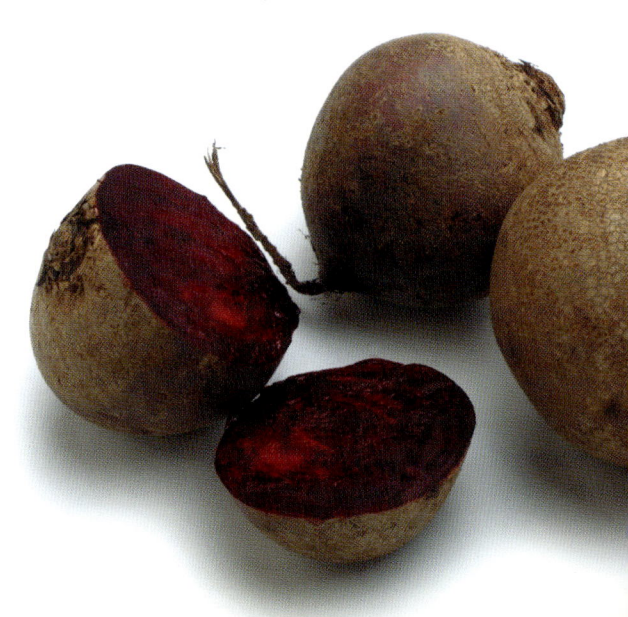

schiedlichen Formen man diese Gemüsepflanze antreffen kann. Da gibt es kugelrunde, rund-platte und längliche Formen, und in Amerika kennt man gar Sorten mit weißen Ringen.

Die etwas unscheinbare Verwandte der Gemeinen Runkelrübe enthält zwar im Vergleich zu anderen Gemüsearten wenig Vitamine, dafür aber reichlich Folsäure, ein Vitamin B, das für Kinder und Schwangere besonders wichtig ist.

Die Folsäure der Roten Beten oder Beeten fördert die Produktion von Hormonen und Nervenreizstoffen wie Dopamin und Noradrenalin, die für mentales Wohlbefinden sorgen. Ohne Folsäure kein Glücksgefühl, kein Optimismus, keine Euphorie!

In allen Ländern mit gemäßigtem Klima werden die roten Knollen heute angebaut. Erntezeit für den Fitmacher, der dem Körper Vitalität und jugendliche Energie verleiht, ist hierzulande der Oktober. Da die Knollen aber gut in kühlen Kellern gelagert werden können,

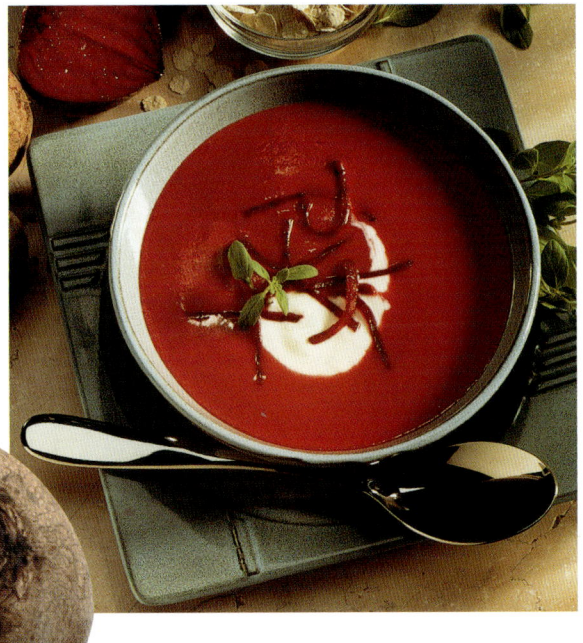

werden sie während der ganzen kalten Jahreszeit im Handel angeboten, während der übrigen Monate steht Importware zur Verfügung. Wer Rote Bete als Salat schätzt und wenig Zeit zum Zubereiten hat, findet im Handel gekochte und abgepackte Knollen.

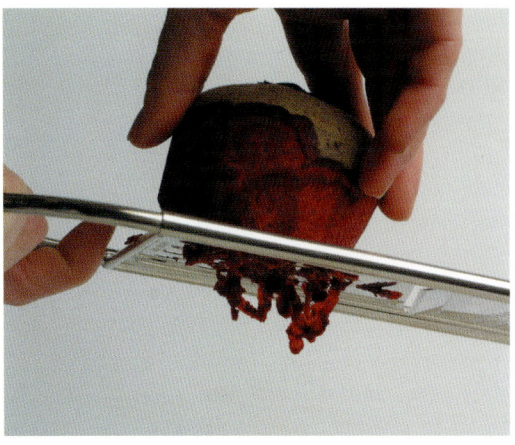

Rote Beten, Rote Backen

Beim Verzehr von Roten Rüben darf man auf eine stattliche Reihe gesundheitsfördernder Wirkungen vertrauen:

● Rote-Rüben-Saft fördert das Wachstum gesunder Zellen und lässt Kranke schneller gesunden.

● Die Knollen enthalten Cholin, das zu hohe Blutfettwerte senkt und Krebserkrankungen vorbeugt.

● Schon eine Stunde nach dem Verzehr setzen positive Wirkungen auf das Bindegewebe ein, dessen Aufbau unterstützt wird.

● Gefäßwände werden gestärkt und abgedichtet, Knochen gekräftigt.

● Giftstoffe, speziell im Gehirn, werden neutralisiert und entfernt.

● Das Zellwachstum wird stimuliert, Zellkerne werden repariert.

● Die Produktion von Magensäure wird angeregt und dadurch eine bessere Eiweißverwertung ermöglicht.

● Rote Blutkörperchen werden vermehrt produziert, das verbessert die Zellversorgung mit Sauerstoff.

● Die Folsäure in den Knollen sorgt für mentale Ausgeglichenheit und Optimismus.

● Haut, Haare und Nägel bekommen Glanz und Geschmeidigkeit.

● Der Körper wird entwässert und überschüssige Säure wird abgebaut.

Lieber klein und fein

Gesunde Rote Rüben erkennt man an einheitlicher Farbe und wenig Seitenwurzeln. Manche Exemplare erreichen 600 Gramm, aber die kleineren sind meist hochwertiger, außerdem sind sie schneller gar gekocht.

Rote Beten passen gut zu allen Arten von Fleisch- und Fischgerichten. Man kann sie auch mit Zucker, Äpfeln, Orangen und Zwiebeln kombinieren. Das Vitamin C aus Zitronen oder Orangen ist bestens geeignet, den oft hohen Nitratgehalt auszugleichen, den die Rüben aus dem Boden aufsaugen.

Die Knollen werden gründlich gebürstet und abgespült. Die Stiele, wenn sie denn noch dran sind, belässt man ihnen. Dann wird gedämpft, am besten im Schnellkochtopf, aber kaum länger als 15 Minuten. Langes Kochen zerstört nämlich die hitzeempfindlichen Folsäuremoleküle fast vollständig. Beim Garprüfen ist Zurückhaltung geboten, weil Rote Beten Saft verlieren, wenn man sie ansticht. Je dünner das verwendete Instrument, desto schonender geht die Prüfung vonstatten. Mit einem Zahnstocher wird man kaum Schaden anrichten.

Der rote Farbstoff Betanin wird übrigens vom Körper kaum genutzt und mit dem Urin rasch wieder ausgeschieden.

WAS DER BAUER NICHT KENNT

dachten die Untertanen des Preußenkönigs skeptisch und wollten die Kartoffel nicht als Nahrungsmittel akzeptieren. Aber der „Alte Fritz" erzwang den Anbau und ließ ihn streng überwachen. Jedem, der sich weigerte, Kartoffeln zu essen, drohten Strafen! Im Endeffekt rettete der König seine Untertanen damit im Siebenjährigen Krieg vor einer Hungersnot.

Der Apfel aus der Erde

Kartoffeln machen dick, meinen viele, und dieser Irrtum ist äußerst zählebig! Dabei enthalten die „Erdäpfel" zahlreiche Substanzen die zum Fettabbau beitragen. Überdies sind die gelben Knollen besonders kalorienarm, dafür aber reich an Nährstoffen.

Es war ein langer und weiter Weg, bis man sich diese Erkenntnisse in unseren Breiten zunutze machte. Dabei wurde aus der Tartuffel, die einer Verwechslung mit der knollenartigen Trüffel diesen Namen verdankte, unsere Kartoffel. Als Proviant für ihre Schiffsbesatzungen haben die spanischen Eroberer sie im 16. Jahrhundert aus den Anden mitgenommen. Aus der Gegend um Sevilla, wo sie erstmals in Europa angebaut wurde, hat der niederländische Botaniker Carolus Clusius sie im 16. Jahrhundert nach Frankfurt gebracht, wo man sie als Zierpflanze im Botanischen Garten bewundern konnte. Als Nahrungsmittel machte das Andengewächs zunächst an Fürstenhöfen Karriere. Im Versailles des Sonnenkönigs hat man es als Delikatesse geschätzt. In den Hungerzeiten nach dem Dreißigjährigen Krieg avancierte es dann allmählich zum Nahrungsmittel auch der ärmeren Bevölkerung. Im sächsichen Vogtland und in der Pfalz entstanden die ersten

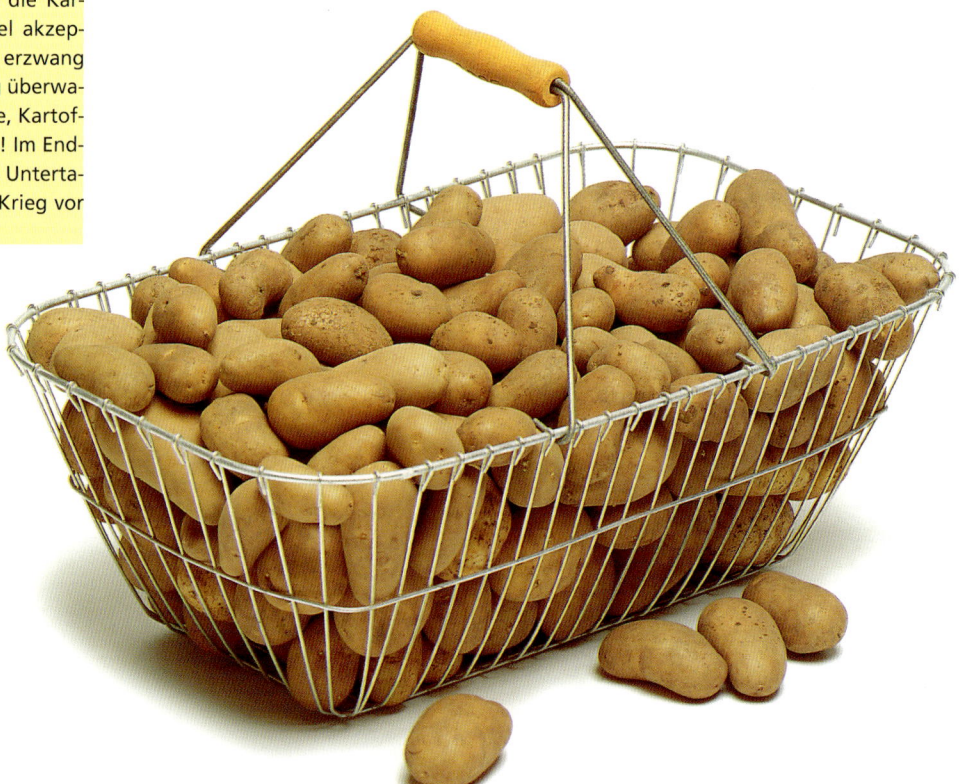

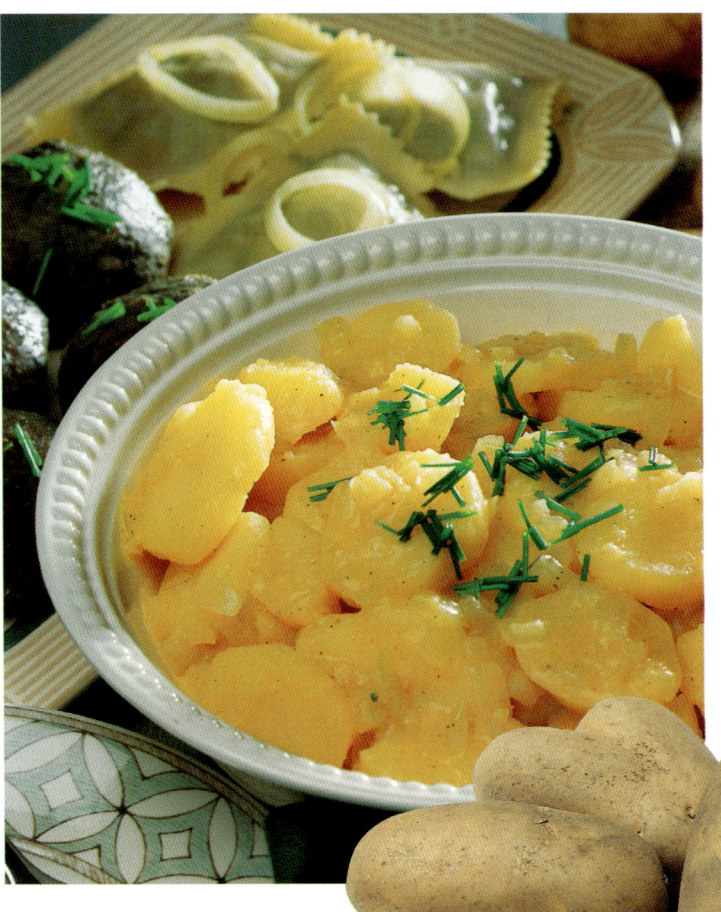

verdaulich und kann in Zucker aufgespalten werden kann. Beim Erkalten geliert sie jedoch und wird widerstandsfähig gegen Verdauungsenzyme. Daher kann sie nur teilweise im Dickdarm abgebaut werden und fungiert wie die Ballaststoffe als Ausputzer. Folglich sind kalte Pellkartoffeln oder Kartoffelsalat besonders empfehlenswert.

● Für Herz- und Nierenkranke sind Kartoffeln ideal, weil sie extrem viel Kalium enthalten, das den Körper entwässert und den Wasserhaushalt reguliert.

● Kalium unterstützt auch die Versorgung der Zellen mit allen anderen Nährstoffen.

● Weil sie Knochenaufbau und Wachstum fördern, sind Kartoffeln für Kinder und Jugendliche besonders empfehlenswert.

● Kartoffelverzehr trägt zur Kräftigung der Muskeln bei.

Anbaugebiete. Pfälzer waren es auch, die Kartoffeln nach Brandenburg brachten und so Friedrich dem Großen Gelegenheit gaben, sich vom Wert der gelben Frucht zu überzeugen und ihren Anbau zu befehlen. Das war 1756 und bedeutete den Durchbruch zum Volksnahrungsmittel – zunächst in Preußen, dann aber in ganz Deutschland.

Tolle Knolle

Außer Selen enthält unsere Erdfrucht fast alle wichtigen Mineralien und Spurenelemente: Magnesium, Kalium, Phosphate, Natrium, Kalzium, dazu die Vitamine C und B. Auch mit Ballaststoffen ist die Kartoffel reichlich versehen, überdies schmeckt sie gut und macht satt. Alles in allem eine tolle Knolle, die zahlreichen Beschwerden vorbeugt.

● Vor allem liefert sie Stärke, die dazu beiträgt, das Darmkrebsrisiko zu senken. In gekochten Kartoffeln enthaltene Stärke ist leicht

● Herz und Kreislauf werden gestärkt, dem Bluthochdruck wird entgegengewirkt.

● Kartoffeln wirken entsäuernd, dadurch wird der Stoffwechsel angekurbelt.

● Das Bindegewebe wird gestärkt.

● Die Hormonproduktion wird stimuliert.

● Nicht zuletzt aktivieren Kartoffeln die Nerven, verhelfen zu geistiger Frische und verscheuchen Müdigkeit.

Aber bitte mit Schale!

Kartoffeln nehmen aus dem Boden leider auch Giftstoffe auf, deshalb empfiehlt sich der Einkauf beim Biobauern. Wenn das nicht möglich ist, sollte man besser zu kleineren Knollen greifen, die noch nicht so viel Schadstoffe aufgenommen haben. Zudem werden die großen Sorten, die sich leichter ernten und verarbeiten lassen, meist intensiv mit Insektiziden und Pestiziden behandelt.

Kartoffel-Sorten und ihre Eigenschaften

Kochtyp	Eignung	Sorten	Ernte	Lagerfähig	Geschmack
Fest kochend	Kartoffelsalat, feste Salz-, Pell- und Bratkartoffeln, Kartoffelpuffer, Rösti, Gratins	Sieglinde	Juli	Weniger	Fein, mild bis angenehm kräftig
		Cilena	August	Ja	Angenehm mild
		Forelle	August	Ja	Kräftig
		Hansa	Sept.	Bestens	Mild bis angenehm kräftig
		Linda	Sept.	Ja	Fein, fast edel
		Nicola	Sept.	Ja	Sehr fein
Vorwiegend fest kochend	Salz-, Pell- und Bratkartoffeln, Grillkartoffeln, Aufläufe	Atika	Juni	Nein	Angenehm mild bis kräftig
		Gloria	Juni	Nein	Kräftig
		Christa	Juni	nein	Herzhaft
		Hela	Juli	weniger	Mild bis angenehm kräftig
		Secura	August	Ja	Kräftig
		Clivia	Sept.	Bestens	Ausgeprägt mild bis angenehm kräftig
		Grata	Sept.	Ja	Ausgeprägt mild bis angenehm kräftig
		Grandifolia	Sept.	Ja	Kräftig
Mehlig kochend	Suppen, Eintöpfe, Püree, Kroketten, Klöße	Adretta	August/Sept.	Ja	Angenehm kräftig
		Irmgard	Sept.	Ja	Angenehm kräftig
		Likaria	Sept.	Bestens	Angenehm kräftig
		Datura	Sept./Okt.	Bestens	Mild bis angenehm kräftig
		Aula	Sept./Okt.	Bestens	Mild

Von Pellkartoffeln bis Pommes

Die meisten Mineralstoffe und Vitamine stecken direkt unter der Schale. Damit sie nicht verloren gehen, verwendet man nur wenig Wasser zum Kochen und genießt die Früchte ungeschält, wenn sie wirklich aus kontrolliertem Anbau stammen. Vorsicht ist bei grünen und unreifen Kartoffeln geboten! Sie können Kopfschmerz oder Durchfall auslösen. Schneiden Sie grüne Stellen daher großzügig weg.

Kaum ein anderes Gemüse ist so vielseitig wie der Erdapfel. Man kann Salz- oder Pellkartoffeln bereiten, ihn zu Püree und Salat oder auch zu kalorienhaltigen Pommes frites oder Pommes pailles frittieren. Für Pürees, Suppen und Knödel sowie zur Soßenbereitung eignen sich am besten mehlige Sorten. Für Kartoffelsalat und Röst- oder Bratkartoffeln kommen hingegen speckige oder fest kochende Sorten in Betracht.

Um Fleischmahlzeiten einzusparen und seine Blutfettwerte niedrig zu halten, kombiniert man das hochwertige pflanzliche Eiweiß der Kartoffel mit tierischem Eiweiß, wie es in Eiern, Quark oder Käse enthalten ist.

Je früher Kartoffeln geerntet werden, umso geringer ist ihre Haltbarkeit. Zum Überwintern in luftigen Hürden im trockenen, dunklen Keller bei etwa 4 °C eignen sich am besten Spätkartoffeln. Sie sollten dort aber nicht höher als 40 Zentimeter geschichtet sein, damit sie genügend Luft haben und nicht so leicht faulen. Am besten deckt man sie mit Zeitungspapier ab.

König der Gewürze

Den alten Griechen galt Knoblauch als „stinkende Rose". Der weise Pythagoras allerdings, dem der geometrische Lehrsatz zugeschrieben wird, lobte das zwiebelartige Lauchgewächs

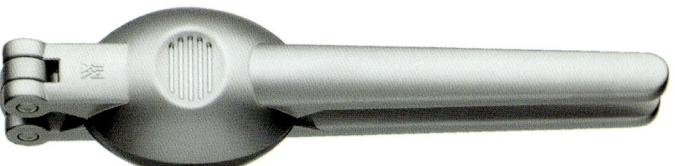

als „König der Gewürze". Ganz Unrecht kann er damit nicht gehabt haben, denn es zählt unbestritten zu den wichtigsten Gewürzpflanzen der Welt. Ursprünglich in Zentralasien beheimatet, wird der Knoblauch heute in vielen Ländern angebaut. Zu uns kommt er hauptsächlich aus den Ländern Südeuropas, wo er von Juni bis November geerntet wird.

Dieser „König der Gewürze" enthält eine Mischung aus Wirkstoffen und für den charakteristischen Geruch verantwortlicher Schwefelverbindungen, die rasch ins Blut gelangen und zum Teil von Lunge und Haut wieder ausgeschieden werden, was den Knoblauchfan leicht entlarvt und bei manchen Zeitgenossen unbeliebt macht. Für die so lästige Geruchsbildung ist vor allem der Wirkstoff Allizin verantwortlich.

Es ist also schon etwas dran an der „stinkenden Rose", von der die Griechen sprachen, aber Knoblauch ist eben auch ein hervorragender Appetitanreger und dazuhin ein Heilmittel gegen Leber- und Gallenleiden, Arteriosklerose, Bluthochdruck und Darmkatarrh.

Im Frühjahr kommen milde Knoblauchzwiebeln mit weicher Haut auf den Markt. Man erkennt sie an ihren grünen Stielen und violetter Färbung. Später im Jahr bekommt man Knollen mit schärferen Zehen, deren Haut pergamentartig verhärtet ist.

DAMIT DIE LEUTE NICHT AUF DISTANZ GEHEN

Gegen den lästigen Knoblauchgeruch soll es helfen, nach dem Essen ein Glas Milch zu trinken. Empfohlen wird auch, frische Petersilie Kaffeebohnen oder Gewürznelken zu zerkauen.

Altbewährte Medizin

Während des Pyramidenbaus sollen die schwer arbeitenden Sklaven sich wesentlich von Knoblauch ernährt haben, als Heilmittel ist die Kulturpflanze seit Jahrtausenden bekannt. Schon auf einem Papyrus aus dem 15. Jahrhundert v. Chr. werden 22 Knoblauchrezepte gegen unterschiedliche Beschwerden empfohlen. Das war mit Sicherheit einer der ersten medizinischen Ratgeber. Hippokrates (460 bis 375 v. Chr.) wusste selbstverständlich um die Wirkung des Knoblauchs, und der römische Schriftsteller Plinius der Ältere, der im Jahr 79 beim Vesuvausbruch ums Leben kam, nannte nicht weniger als 61 Beschwerden, die auf Knoblauch ansprechen sollten.

Scharf, intensiv und wirksam

Der „Knofel", an dem sich die Geister so sehr scheiden, beweist nachdrücklich diese Regel: Was scharf schmeckt und intensiv riecht, ist reich an Wirkstoffen und Wirkungen!

● Allizin senkt Cholesterin- und Blutfettspiegel und beugt somit Arteriosklerose vor.

● Die aus Allizin abgebauten Ajoene und Sulfide verlängern die Gerinnungszeit des Blutes und wirken durchblutungsfördernd. Die Blutgefäße werden gereinigt.

● Knoblauch hilft bei Krampfadern und Venenleiden, er lindert Hämorrhoidalbeschwerden.

● Herz- und Kreislauf werden angeregt.

● Darmbakterien und -pilze werden abgetötet. Bei Darmkollern, Verstopfung und Blähungen hilft Knoblauch ebenso.

● Knoblauch entschlackt und entgiftet, dadurch unterstützt er Maßnahmen zur Gewichtsreduktion.

● Er wirkt auch blutdrucksenkend.

● Die Konzentrationsfähigkeit wird durch Genuss von Knoblauch erhöht.

● Knoblauch gilt als Jungmacher, er enthält Wirkstoffe, die zu einer besseren Gesichtsfarbe beitragen.

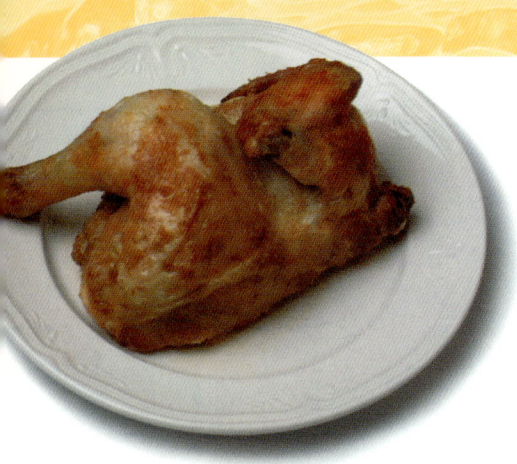

ger Dauerverzehr kann zu Beschwerden des Magens und der Leber und zu niedrigem Blutdruck führen.

Schon ganz geringe Mengen Knoblauch – der Hauch, den die Feinschmecker propagieren – geben Geschmack. Also behutsam dosieren, aber vielleicht nicht ganz so „gefühlvoll", wie es französischen Gourmetköchen nachgesagt wird. Sie hauchen angeblich nur einmal kurz in die Salatschüssel, nachdem sie zuvor in eine Knoblauchzehe gebissen haben!

Sparsam dosieren!

Frische Zehen fühlen sich fest und prall an. In diesem Zustand durch die Presse gedrückt oder fein geschnitten wirkt und schmeckt der „König der Gewürze" am intensivsten. Neutraler, weniger hervorstechend gerät der Geschmack, wenn Knoblauch gebraten oder sonstwie sehr heiß verarbeitet wird.

Der „Lotus des Balkans", so eine weitere ironische Bezeichnung, passt zu Fisch, Fleisch, Geflügel, Lamm, zu Salaten, Gemüsen und Vorspeisen. Erst der Hauch Knoblauch, schwören Feinschmecker, bringt den Geschmack dieser Speisen voll zur Geltung. Wer die Zehen allerdings roh und in Mengen verzehrt, sollte Vorsicht walten lassen. Weizen- oder Gerstenprodukte, die man begleitend isst, wirken zwar neutralisierend, doch sollte man unbedingt darauf achten, ob andere nicht ungewöhnlich großen Abstand halten. Im Übrigen gilt auch hier: Allzu viel ist ungesund; denn übermäßi-

Natur oder Pille?

Um sich die segensreichen Wirkungen des Knoblauchs zu sichern, aber dem Geruchsdilemma zu entgehen, greift mancher zu Pillen. Die mag der Hersteller auf dem Waschzettel ruhig als „geruchsfrei" anpreisen, vor Ausdünstung kann man dennoch nicht sicher sein. Darum sollte man zum Naturprodukt greifen, wenn man keine unüberwindliche Abneigung empfindet.

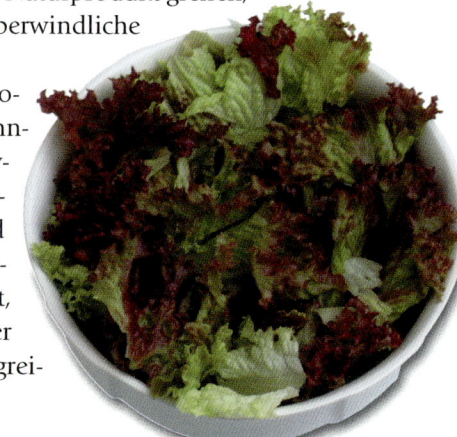

Mit zurückhaltender Dosierung, sorgfältiger Zahnpflege und Körperhygiene lässt sich das Problem beherrschen. Und wer einen Tag an der frischen Luft vor sich hat, kann auch mal kräftiger in die Knoblauchkiste greifen.

Genuss mit Nuss

Nüsse sind regelrechte Nährstoffbomben und optimale Nahrung fürs Gehirn, sie enthalten genauso viel Eiweiß wie Fleisch, dazu massenhaft B-Vitamine, die das Nervenkostüm stärken und die Konzentration fördern. Ihr Vitamin E schützt unsere Zellen, kräftigt das Herz und beugt Arteriosklerose vor. Nüsse sind durch ihren hohen Ballaststoffgehalt und ihr Fett besonders wertvoll für die Verdauung. Vor allem enthalten sie mehrfach ungesättigte Fettsäuren, die der Körper selbst nicht bilden kann, besonders Linolsäure. Nüsse und Kerne haben außerdem einen bemerkenswert hohen Mag-

nesiumanteil. Dieser fettfressende Nervenreizstoff sorgt dafür, dass kein Gramm zu viel auf den Hüften landet. Deshalb sollte man täglich 20 bis 30 Gramm Nüsse oder Kerne in irgendeiner Form zu sich nehmen.

In Asien und bei den arabischen Völkern sind die wertvollen Kerne häufig Bestandteil von Gemüse-, Fleisch- und Geflügelgerichten, dagegen werden sie bei uns eher zum Backen und für Süßspeisen verwendet. Erntezeit ist meist im September und Oktober. Trocken und kühl gelagert, am besten in einer geschlossenen Dose, halten sich Nüsse und Kerne etwa ein Jahr.

Cashewnüsse, Erdnüsse, Haselnüsse

Eine Delikatesse, wenn auch nicht ganz billig, sind die nierenförmig gekrümmten Cashewnüsse aus Südamerika, Indien und Afrika. Sie eignen sich als Beilage zu pikanten Gerichten. Erdnüsse sind eigentlich ein Gemüse, das in der Erde wächst und zu den Hülsenfrüchten gehört. Wie Kartoffeln und Tomaten haben die Spanier sie in Südamerika kennen gelernt und in Europa erstmals bekannt gemacht. Mittlerweile werden Erdnüsse in den tropischen und subtropischen Ländern der ganzen Welt angebaut. Die wichtigsten Erzeuger sind China, Indien, die USA, Indonesien, Senegal und Nigeria. Die Kerne werden geröstet, gesalzen, gezuckert, zu Öl oder Mus verarbeitet, zu Mehl gemahlen. In Asien werden Fleisch- und Gemüsegerichte mit Erdnüssen angereichert.

Der Haselstrauch wächst in Gebüschen und Wäldern und wird bis zu fünf Meter hoch. In manchem Garten steht hierzulande ein Haselstrauch, aber regelrechte Plantagen in den Mittelmeerländern und besonders in Anatolien versprechen ungleich größere Erträge der überaus wohlschmeckenden Frucht. Sie zeichnet sich durch reichlich Mineralstoffe und Vitamine aus und wartet mit bis zu 70 Prozent Fett auf! Dabei handelt es sich vor allem um mehrfach ungesättigte Fettsäuren. Eine weitere „Tugend" der Haselnuss, die vorwiegend in Süß- und Backwaren verarbeitet wird, ist ihr hoher Anteil an Ballaststoffen.

Mandel, Pistazie, Sesam und Walnuss

Mandeln werden im August und September geerntet. Man unterscheidet Süß- und Bittermandeln, letztere sind wegen der enthaltenen Blausäure nichts für Kinder. Verwendet werden sie zur Marzipanherstellung sowie für Nugat und Liköre und in der Feinbäckerei, aber auch pikanten Fleisch- und Gemüsegerichten lässt sich mit Mandeln eine besondere Note verleihen. Pistazien sind die Samen einer Steinfrucht, die besonders im Nahen Osten und im östlichen

TIPP

Nüsse häuten

Um Mandeln oder Haselnüsse zu häuten, werden sie am besten heiß überbrüht und dann abgeschreckt. Anschließend kann man sie leicht mit den Fingern aus der Haut quetschen.

Mittelmeerraum wächst. Ihre hellgelbe Schale springt auf, sobald die Frucht reif ist. Wer kennt nicht das beliebte grüne Pistazieneis? Gerne knabbert man Pistazien zum abendlichen Glas Wein. Fleischgerichte und Salate kann man dekorativ mit Pistazieneckchen bestreuen.

Bei Sesam handelt es sich um die Körner einer weißen Kapselfrucht aus dem Orient, dem Nahen Osten, Asien und einigen Mittelmeerländern. Man gewinnt daraus eines der gesündesten und schmackhaftesten Öle. Sowohl in der Feinbäckerei als auch in der Süßwarenindustrie wird Sesam verwendet. Er gibt Salaten, Gemüsen, Fleisch- und Geflügelgerichten einen dezent nussigen Beigeschmack. Besonders gut schmecken die Körner, nachdem man sie etwa 15 Minuten lang bei 220 °C im Backofen geröstet hat.

In den klimatisch günstigen Weinbaugebieten von Deutschland kann man im September und Oktober Walnüsse ernten, die ursprünglich in Asien beheimatet sind. Importiert werden sie aus Kalifornien und den Mittelmeerländern. Ein edles und intensives Öl ist das Walnussöl.

Gesündeste Nuss der Welt: Macadamia

Diese bei weitem eiweißreichste Nuss enthält die Vitamine A, B und E sowie wertvolles Magnesium und Eisen. Sie wächst in Rispen an bis zu 15 Meter hohen Bäumen und kommt aus Australien. Mit 725 Kilokalorien auf 100 Gramm ist sie zwar sehr kalorienreich, aber ihr hoher Anteil an ungesättigten Fettsäuren macht sie auch äußerst gesund. Wenige Macadamia täglich können sogar den Cholesterinspiegel senken!

Ihre Schale hat es in sich und ist fast nur maschinell zu knacken, wofür man auf dem fünften Kontinent spezielle Maschinen entwickelt hat. Auf den Markt kommen die aromatischen, leicht süßlich und nach Butter schmeckenden Nüsse deshalb meist als geröstete oder gesalzene Kerne, die Soßen und Salaten, aber auch Eis und Gebäck eine spezielle Note geben.

Rote-Bete-Creme

Mit Cholin und Folsäure als Inhaltsstoffen entfalten Rote Beten vielerlei gesundheitsfördernde Wirkungen. Ungeschält wirken die Rüben zwar unscheinbar, aber geschmacklich haben sie Überraschendes zu bieten!

- 500 g frische Rote Beten
- 1 Zwiebel
- 30 g Margarine
- ¾ l Gemüsebrühe
- 5 TL geriebener Meerrettich
- 6 EL Kölln Instant Flocken
- ½ Becher Schmand
- 2 Zweige Basilikum
- Jodsalz, Pfeffer, 1 Prise Zucker

Die Beten schälen, waschen und in kleine Würfel schneiden. Die Zwiebel abziehen, fein würfeln und in Butter glasig dünsten. Gemüsebrühe, Rote Beten und vier Teelöffel Meerrettich hinzufügen. Alles eine Viertelstunde im geschlossenen Topf garen, dann pürieren und mit den Instant-Flocken abbinden.

Einen Esslöffel Schmand mit dem übrigen Meerrettich verrühren und beiseite stellen. Restlichen Schmand unter die Suppe ziehen und mit Pfeffer, Salz und der Prise Zucker abschmecken. Den Meerrettich-Schmand in die Mitte der Rote-Bete-Creme geben und mit dem Basilikum servieren.
(pro Portion 212 kcal; 5 g Eiweiß; 12 g Fett; 21 g Kohlenhydrate)

Bunter Fitness-Salat

Ob als Vorspeise, dann natürlich die halbe Portion, oder als vollwertige Mahlzeit serviert, dieser bunte und gesunde Salat findet Zustimmung!

- 1 kleiner Kopfsalat
- 4 gelbe Paprikaschoten
- 500 g Tomaten
- 1 Bund Radieschen
- 2 Stängel Bleichsellerie
- 2 Knollen Fenchel
- 4 hart gekochte Eier
- 2 große Scheiben Weißbrot
- 250 g fettarmer Jogurt
- 0,1 l Kanne Brottrunk
- Schnittlauch, Petersilie
- Salz, Pfeffer

Gemüse waschen und putzen. Paprika in Streifen, Bleichsellerie und Fenchel in Stücke, Radieschen in Scheiben und Tomaten in Achtel schneiden. Alles in vier Salatschüsseln anrichten. Das Brot toasten, in Würfel schneiden und über den Salat geben. Mit Eischeiben garnieren. Schnittlauch und Petersilie fein schneiden. Aus Jogurt und Brottrunk ein Dressing bereiten, mit den Kräutern und Gewürzen abschmecken und über den Salat geben. Guten Appetit!
(pro Portion 273 kcal; 17,6 g Eiweiß, 9,3 g Fett; 26,6 g Kohlenhydrate)

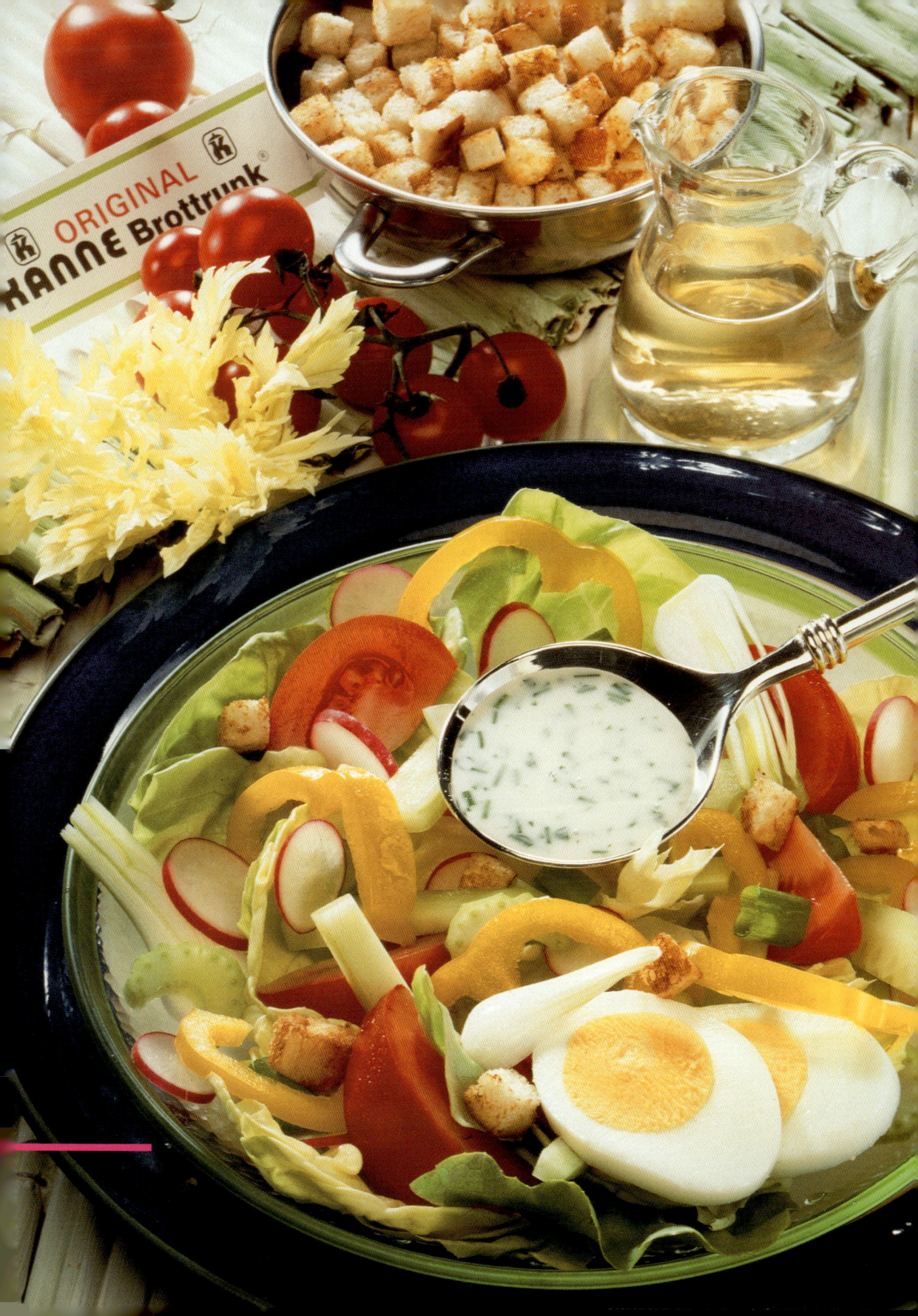

Spargelauflauf

Frischer Lachs, weißer und grüner Spargel lassen sich zu einem bunten Auflauf mischen. Da es nicht auf die ganzen Stangen ankommt, gelingt dieses Rezept auch mit preiswerter Ware. Frisch muss sie aber auf alle Fälle sein! Kleine neue Kartoffeln als Beilage runden diesen frühsommerlichen Genuss harmonisch ab.

- je 500 g weißer und grüner Spargel
- 400 g frischer Lachs
- 40 g Butter
- 30 g Weizenvollkornmehl
- ¼ l Milch
- 4 Eier
- 2 EL Vollkornsemmelbrösel
- Jodsalz, weißer Pfeffer, Muskat

Den weißen Spargel ganz, den grünen allenfalls im unteren Drittel oder gar nicht schälen und in etwa fünf Zentimeter lange Stücke schneiden. Die Spitzen separat legen. In Salzwasser zuerst die Stangenstücke vier Minuten kochen, dann die Spitzen zugeben und drei Minuten mitkochen. Durch ein Sieb abgießen und abtropfen lassen, dabei ¼ l des Kochwassers auffangen.

Die Butter schmelzen und das Mehl darin anschwitzen. Sobald es zu schäumen beginnt, das Spargelwasser und die Milch einrühren. Aufkochen lassen und unter ständigem Rühren einige Minuten kochen. Vom Feuer nehmen und die Eigelbe unterrühren, mit Salz, Pfeffer und Muskat abschmecken.

Abwechselnd Spargel und den streifig geschnittenen Lachs in eine gefettete Auflaufform schichten. Das Eiweiß steif schlagen und unter die Soße heben, dann über dem Spargel verteilen, Semmelbrösel darüber streuen und im vorgeheizten Backofen auf mittlerer Schiene etwa 30 Minuten backen. Eine einfachere Variante dieser überraschenden Spargel-Fisch-Kombination ergibt sich, indem man den Lachs durch 200 Gramm gekochten Schinken ersetzt.

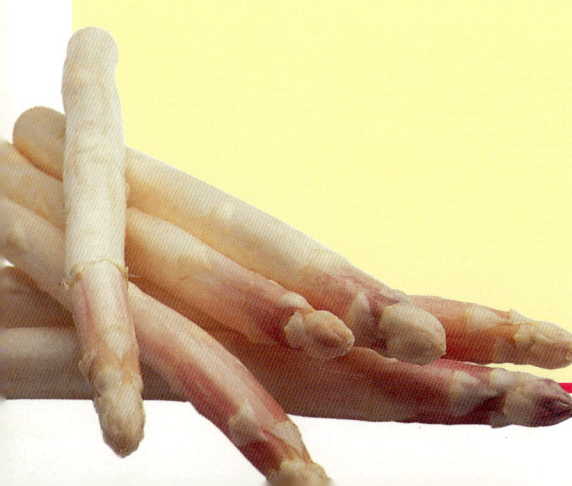

WEITERE REZEPTE

Bunter Gemüsetopf

Hier werden vielfältige Gemüse kombiniert: Auberginen, Sellerie, Tomaten und Paprika, die nicht nur Farbe ins Essen bringen, sondern auch den Blutfluss fördern und den Zellstoffwechsel in Schwung bringen. Die Aubergine dagegen hilft gegen Darmträgheit und andere Verdauungsstörungen. Seinen Pepp erhält dieses Gericht durch den würzigen Geschmack von Sardellen, Kapern und Oliven.

- 600 g Auberginen
- 2 EL Olivenöl
- 1 weiße Zwiebel
- 2 Stangen Staudensellerie
- 250 g Tomaten
- 3 EL Weißweinessig
- je eine gelbe und rote Paprikaschote
- 25 g Sardellenfilets
- 2 EL Kapern
- 50 g grüne Oliven
- großblättrige Petersilie
- Salz

AUBERGINEN
gibt es inzwischen mit weit gehend reduziertem Bitterstoffgehalt, aber ganz ohne geht es trotzdem nicht. Im Übrigen fördern diese Bitterstoffe die Verdauungsfunktionen, indem sie die Produktion von Gallenflüssigkeit anregen.

Die Auberginen in zentimetergroße Würfel schneiden, in ein Sieb geben, kräftig salzen und etwa 15 Minuten beiseite stellen, um die Bitterstoffe zu entziehen. Dann unter fließend kaltem Wasser das Salz abspülen und mit Küchenkrepp trockentupfen.
Öl in einem Topf erhitzen und die in Ringe geschnittene Zwiebel darin glasig dünsten. Den gewürfelten Sellerie zugeben, drei Minuten mitdünsten, dabei hin und wieder umrühren. Das gewürfelte Fruchtfleisch der Tomaten zugeben, einkochen lassen, Essig zufügen und alles etwa eine Minute kochen. Nun Paprika in Streifen schneiden und mit den Sardellen, Kapern und Oliven untermischen. Das Ganze noch etwa drei Minuten köcheln lassen.

Nun kommt das Gemüse in eine feuerfeste Form und wird zugedeckt im vorgeheizten Backofen bei 180 °C etwa eine Stunde lang gegart. Zum Schluss mit abgezupften Petersilienblättchen bestreuen und entweder warm oder kalt servieren.

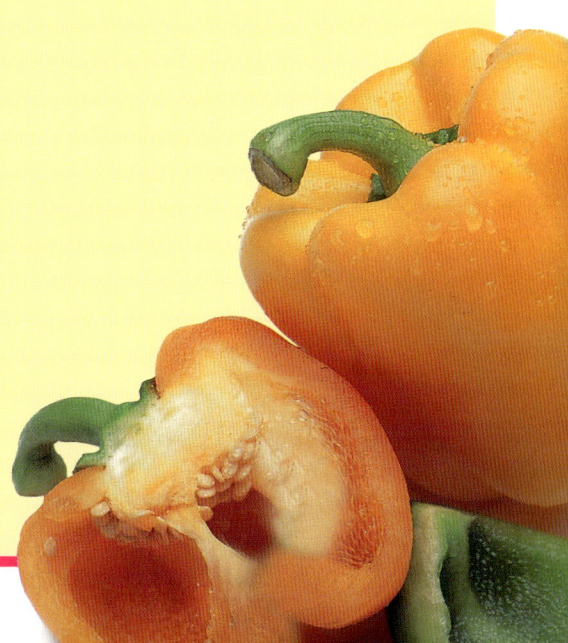

Brokkoli mit Käsesoße

Wenn es einmal schnell gehen, das Ergebnis aber dennoch schmackhaft und sättigend sein soll:

- 750 g Brokkoli
- 20 g Butter
- 20 g Mehl
- ¼ l Brokkolibrühe
- ¼ l Fleischbrühe
- 6 EL geriebener Käse
- 100 g Fleischwurst
- Salz, weißer Pfeffer, Muskat

Brokkoli waschen, putzen und in kochendes Wasser geben. Salzen und pfeffern. 15 Minuten kochen, dann warm stellen. Butter erhitzen, Mehl einrühren und mit Brokkoli- und Fleischbrühe ablöschen. Mit Muskat, Salz und Pfeffer abschmecken und fünf Minuten kochen. Den Käse hinzufügen und rühren, bis er sich aufgelöst hat. Schließlich die gehäutete Fleischwurst würfeln und dazugeben. Den Brokkoli mit der Käsesoße übergießen und Kartoffeln dazu reichen.

Frittierte Ananas mit Speck

In Verbindung mit Ananas darf man sich diese kalorienreiche Art der Zubereitung durchaus erlauben. Ihre Wirkstoffe machen die Exotin zu einem veritablen Fettkiller.

- 75 g Mehl
- 750 ml Öl
- 2 EL Milch
- 50 ml Weißwein
- 1 Ei
- 1 Schalotte
- ¼ Bund Schnittlauch
- 1 EL körniger Senf
- 4 EL Weißwein-Essig
- 4 EL Olivenöl
- 4 Ananasscheiben
- 150 g Feldsalat
- 4 Scheiben Speck
- Salz, Pfeffer, Zucker

Das Mehl wird mit einem halben Liter Öl und der Milch sowie mit Salz, Wein und Ei zu einem Teig verrührt. Für die Vinaigrette verrührt man sodann die fein gewürfelte Schalotte, Schnittlauch-Röllchen, Senf, Essig, Salz, Pfeffer, Olivenöl und eine Prise Zucker. Die Ananasscheiben im Teig wenden und in Öl frittieren. Den Speck in einer Pfanne auslassen. Den gewaschenen und geputzten Feldsalat auf vier Teller verteilen und die Vinaigrette darübergeben, dazu kommt je eine Ananas- und eine Speckscheibe.

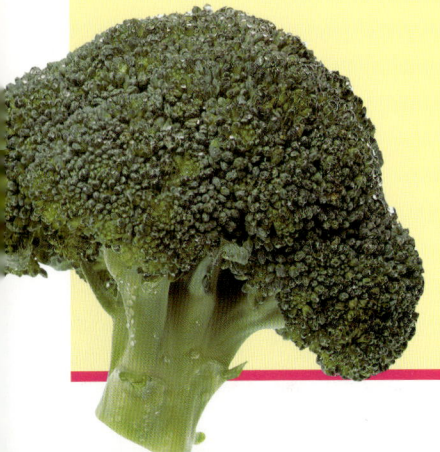

Tomates surprises

Als Suppe, Soße und Salat, als Beilage, Belag und nun auch noch als „Behälter" – die Vielseitigkeit der Tomate ist kaum zu überbieten! Unsere „Überraschungstomaten" bekommen eine recht deftige Füllung, aber der magenfreundliche Weißkohl aktiviert den Kohlenhydratstoffwechsel und wirkt positiv auf Nerven und Gehirn. Und Speck? Der schmeckt!

- 250 g Weißkohl
- 60 g durchwachsener Speck
- 1 Zwiebel
- 1 EL Öl
- knapp ⅛ l Fleischbrühe
- 8 Tomaten
- 250 g Kalbsbrät
- ½ TL getrockneter Thymian
- Margarine zum Einfetten
- 40 g Butter
- ½ Bund Petersilie
- Salz, schwarzer Pfeffer

Weißkohl putzen, waschen und abtropfen lassen. In feine Streifen schneiden. Speck würfeln. Zwiebel schälen und fein hacken. Das Öl erhitzen und die Speckwürfel darin anbraten, Zwiebeln ebenfalls braten, bis sie glasig sind. Den Kohl zugeben und zwei Minuten anbraten. Nun die heiße Fleischbrühe angießen und alles zugedeckt bei geringer Hitze 20 Minuten schmoren. Topf vom Herd nehmen und den Kohl abkühlen lassen.

Die Tomaten waschen, quer halbieren und die Stängelansätze herausschneiden. Die Tomatenhälften mit einem Teelöffel vorsichtig aushöhlen. Innen leicht salzen und pfeffern.

In einer Schüssel das Wurstbrät mit dem Kohl mischen. Mit Thymian würzen und die Tomaten damit füllen. Eine flache feuerfeste Form einfetten, die gefüllten Tomatenhälften reinsetzen. Butter schmelzen und über die Füllung träufeln. Die Form im vorgeheizten Ofen auf der mittleren Schiene 20 Minuten bei 180 °C backen. Mit Petersilie bestreuen und in der Form servieren.

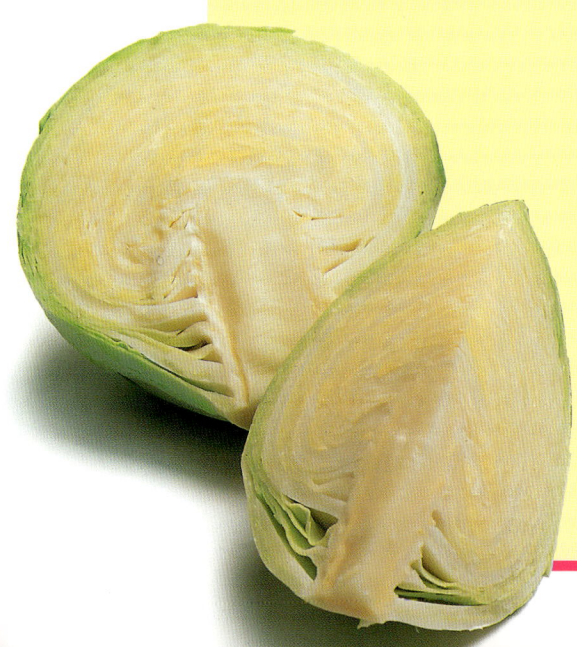

Zucchinisalat

Die „Tugenden" der Zucchini lassen sich am besten in Zahlen ausdrücken: 100 Gramm enthalten 7 Kilokalorien oder 29 Kilojoule. Entsprechend leicht ist der folgende Salat, der als frugales Abendessen ebenso in Frage kommt wie als ungewöhnliche Beilage zu Fleischgerichten.

- 800 Gramm Zucchini
- 3 EL Öl (30 Gramm)
- ⅛ Liter Wasser
- 1 EL Zitronensaft
- je 1 Bund Petersilie und Schnittlauch
- 100 g Krabbenfleisch
- Oliven nach Belieben
- 1 Prise Salz

Für die Marinade:
- 4 EL Olivenöl
- 5 EL Essig
- 1 kleine Zwiebel
- Salz, 1 Messerspitze Senfpulver, schwarzer Pfeffer, Zucker

Zucchini unter fließendem Wasser abbürsten, die Stielansätze entfernen und in etwa ½ Zentimeter dicke Scheiben schneiden. Das Öl in einem Topf erhitzen, die Zucchinischeiben hineingeben und kurz andünsten. Mit Wasser und Zitronensaft übergießen. Salzen und zugedeckt weitere zehn Minuten dünsten.

In der Zwischenzeit für die Marinade Olivenöl und Essig mit Senfpulver in einer Schüssel verrühren. Zwiebel schälen und dazureiben. Die Marinade mit Salz, schwarzem Pfeffer und Zucker pikant abschmecken. Die Zucchini abtropfen lassen, in die Marinade geben und erkalten lassen.

Petersilie und Schnittlauch abbrausen und trockentupfen. Petersilie hacken und mit den Krabben und Oliven unter den Salat mischen, eventuell mit Salz und Pfeffer nachwürzen. Schnittlauch in feine Röllchen schneiden und über den Salat streuen.

„Refiller" für Sportler

Sportler schätzen Getränke, die ihre Energiespeicher rasch wieder auffüllen. Raffinierte Zutaten verleihen unserem „Refiller" besonderen Wohlgeschmack, der dem Körper Flüssigkeit, Kalorien, Mineralstoffe und Vitamine zurückgibt.

- 100 ml Karottensaft
- 100 ml Apfelsaft
- 100 g Jogurt
- 50 g Macadamia-Nüsse
- 1 EL Honig
- 1 EL Zitronensaft

Die Macadamia-Nüsse im Universalmixer fein zerkleinern, dann die übrigen Zutaten mit diesem Grieß verquirlen.

Rotes Wintergemüse

An Roten Beten, so gesund sie auch sind, scheiden sich die Geister. Mancher zuckt schon zurück, wenn er den Namen hört. Überraschende Varianten in der Zubereitung können helfen, solche Vorbehalte zu überwinden. Unser „Rotes Wintergemüse" mobilisiert die körpereigene Abwehr und ist in den Erkältungsmonaten besonders anfälligen Kindern zu empfehlen.

- 500 g Rote Bete
- ½ l Wasser
- 1 TL Kümmel
- 2 gestrichene TL gekörnte Gemüsebrühe
- 2 Schalotten oder kleine Zwiebeln
- 2 EL geschmacksneutrales Öl
- 2 EL Buchweizen oder 3 gestrichene EL Buchweizenmehl
- ¼ l Milch
- 100 g Frischkäse
- 2 TL Honig
- 1 EL fein gehackte Petersilie

Die Rüben waschen, ohne die Schale zu verletzen, und je nach Größe, Sorte und Alter des Gemüses in 15 bis 20 Minuten im Schnellkochtopf garen. Nun mit kaltem Wasser gründlich abschrecken, etwas abkühlen lassen, dann schälen, grob raspeln und mit Kümmel und gekörnter Brühe mischen. Schalotten oder Zwiebeln schälen und fein würfeln. Das Öl in einem großen Topf erhitzen und Schalotten oder Zwiebel darin glasig braten. Inzwischen den Buchweizen mehlfein mahlen, mit der Milch verquirlen, in den Topf gießen und unter Rühren etwa zwei Minuten kochen lassen. Frischkäse und Honig in einem Teller mit einer Gabel zerdrücken und mischen, zur Soße geben und gut umrühren, bis sich der Käse aufgelöst hat. Das gewürzte Gemüse zusammen mit ¾ der Petersilie in die Soße geben. Falls es noch zu fest ist, kann man etwas Milch einrühren und kurz weiterköcheln lassen. Vor dem Servieren mit der restlichen Petersilie bestreuen. Als Beilage eignen sich Rösti oder Salzkartoffeln.

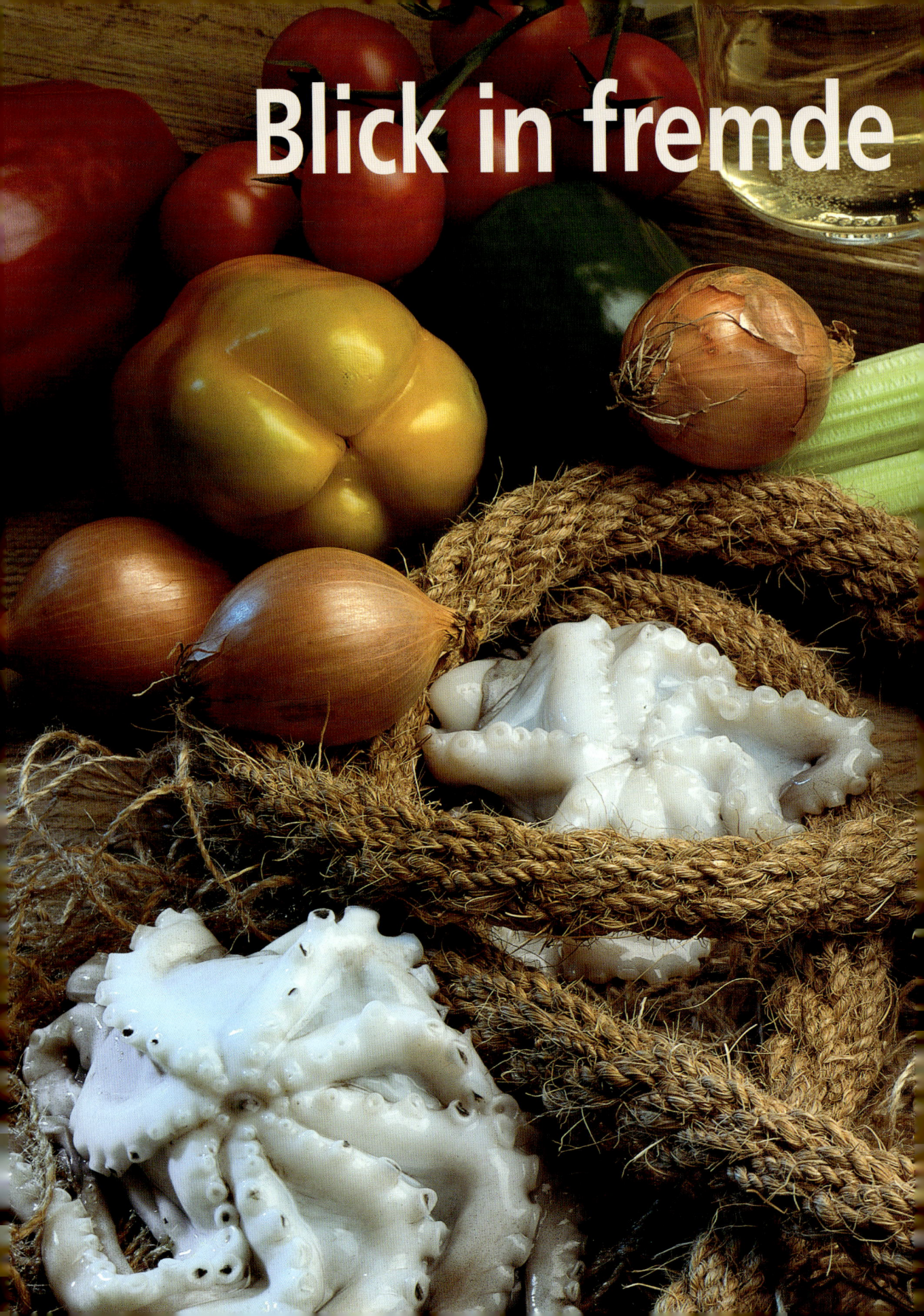

Blick in fremde

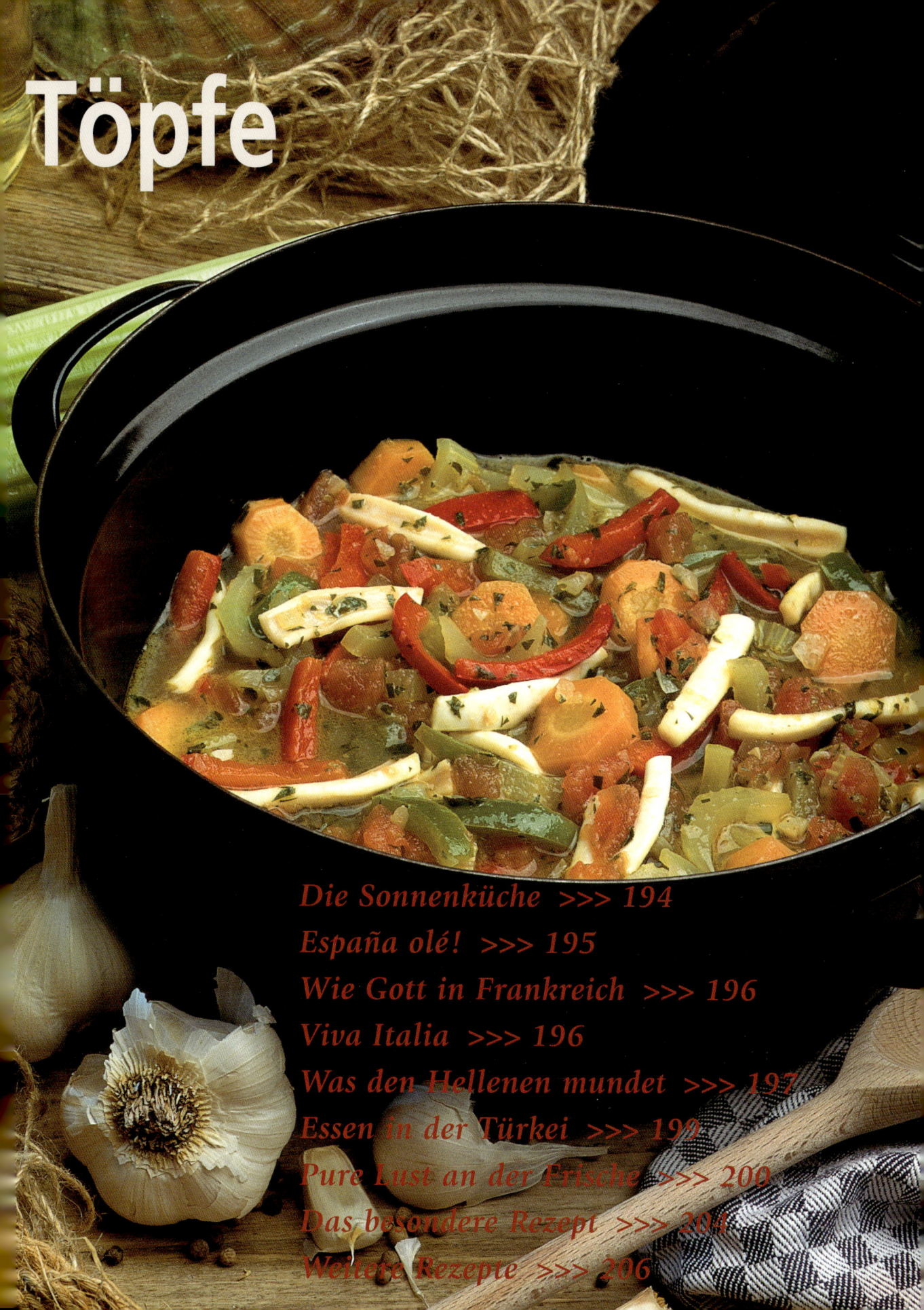

Töpfe

Die Sonnenküche

Wie kommt es, dass Herzerkrankungen in den Mittelmeerländern etwa zehnmal seltener auftreten als in Nordeuropa oder Nordamerika? Auch an Krebs erkranken die Menschen dort nur halb so häufig, wie verschiedene Langzeitstudien herausgefunden haben.

Die Antwort ist einfach: Es gibt mehrere Faktoren, aufgrund deren die Mittelmeerküche sich als besonders gesund auszeichnet. Vieles, was in diesem Buch an gesunder Küche empfohlen wird, gehört dort seit Urzeiten zur alltäglichen Kost.

Grün ist Trumpf!

In Südeuropa isst man wesentlich mehr Früchte und Gemüse als in unseren Breiten. Deren Vitamine und Mineralien, deren Ballaststoffe und sekundäre Pflanzenstoffe schützen den Körper vor zahlreichen Krankheiten. Dabei stehen Zwiebelgewächse an erster Stelle: Lauch, Schnittlauch, Zwiebeln, vor allem aber Knoblauch, dessen unvergleichlicher Geschmack ihn ebenso unentbehrlich macht wie seine gesunden Inhaltsstoffe.

Getreide, Fisch und Kräuter

Bei kaum einer Mahlzeit fehlen Getreideprodukte, sei es in Form von Brot, Nudeln oder Reis. Der Körper wird dadurch mit wertvollen Kohlenhydraten, Ballaststoffen und Eiweiß versorgt.

Wesentlich häufiger als bei uns kommt in den Mittelmeerländern frischer Fisch auf den Tisch, während der Fleischkonsum sehr viel geringer ist. Fisch hat weniger Kalorien als Fleisch und stärkt durch seine Omega-3-Fettsäuren das Immunsystem.

Die mediterrane Küche verwendet vielerlei Kräuter und Gewürze, die den Gerichten nicht nur den typischen südlichen Geschmack verleihen, sondern außerdem die Verdauung und andere Körperfunktionen fördern.

Leicht und fettarm, dazu ein Gläschen Wein!

Zum Kochen, Backen und Braten wird ausschließlich Olivenöl verwendet, das sich durch seine ungesättigten Fettsäuren günstig auf den Cholesterinspiegel auswirkt und das Immunsystem stärkt. Olivenöl schützt das Herz und verhindert das Eindringen von Giften in den Organismus.

Zu jeder guten Mahlzeit gehört am Mittelmeer auch ein Glas Wein, vorzugsweise Rotwein, der in Maßen genossen durchaus positiv

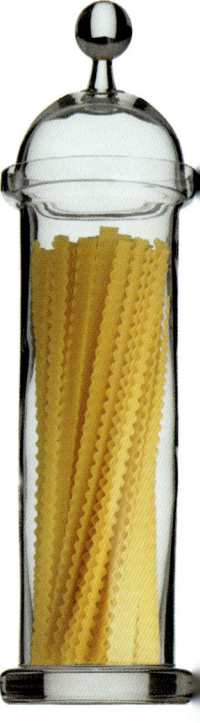

auf den Körper wirkt und durch zahlreiche Inhaltsstoffe das Herz schützt.

Die Mittelmeerküche macht also vital und fit, sie schützt vor Herzinfarkt und Krebs und schmeckt obendrein nach Sonne und Urlaub.

Warum also nicht das eine oder andere Rezept aus Südeuropa in unseren Speiseplan aufnehmen, der damit eine urgesunde Abwechslung erfährt.

España olé!

Das Land südlich der Pyrenäen ist der Deutschen liebstes Urlaubsland. Dabei entdecken immer mehr Spanienreisende nicht nur die landschaftliche Schönheit, sondern auch die landestypische Küche mit einer Vielzahl regionaler Spezialitäten, die jeweils von den geografischen und klimatischen Verhältnissen beeinflusst sind.

Eher deftige Mahlzeiten mit Gemüse, Innereien und Fleisch bietet die Madrider Küche, während man in Valencia Reisgerichte bevorzugt, man denke nur an die weithin bekannte Paella valenciana. In Katalonien bekommt man besonders viel Gemüse serviert, auf den Balearen dominiert Fisch und Andalusien ist berühmt für seine Gazpacho andaluz, eine kalte Gemüsesuppe.

Was Römer und Araber hinterließen

Gemeinsam ist allen Regionen der Einfluss, den maurische und römische Besatzer ausgeübt haben. Mit ihnen kamen Kichererbsen, Olivenöl und Knoblauch ins Land, während andere typische Zutaten der spanischen Küche – Tomaten, Paprika und Kartoffeln – von den Konquistadoren mit in die Heimat gebracht wurden.

Hauptmahlzeit der Spanier ist die „cena", die abends eingenommen wird und aus mehreren Gängen besteht: Sie beginnt mit kleinen Häppchen, den Tapas, als Vorspeise. Das können Oliven, luftgetrockneter Schinken, Paprika- oder Knoblauchwurst, Ziegen- oder Schafskäse, eingelegte Paprikaschoten oder Salate sein. Die nun folgende kräftigere Vorspeise kann etwa ein Eiergericht oder eine Suppe sein. Zum Hauptgericht gehören Fisch oder Fleisch, und den Abschluss bilden Obst oder Käse, eventuell auch ein Dessert oder Kuchen.

Buen provecho – Guten Appetit!

Spanien grenzt im Norden und Nordwesten an den Atlantik, im Süden ans Mittelmeer. Entsprechend reichhaltig ist die Auswahl an Meerestieren, die den Speisezettel bereichern: Languste, Hummer, Muschel, Garnele, Seezunge, Seeteufel, Schwertfisch, Tintenfisch und Anchovis. Jeder Spanier verspeist durchschnittlich 40 Kilogramm Fisch pro Jahr, das ist beinahe dreimal so viel wie der deutsche Esser verzehrt.

Auch Fleisch kommt durchaus auf den Tisch der Spanier, jedoch nur in geringen Mengen, überdies bevorzugen sie weiße, fettarme Sorten wie Geflügel und Kaninchen. Auch Lamm- und Hammelfleisch stehen in hohem Ansehen, sodass Rind- und Schweinefleisch keine so bedeutende Rolle spielt. Allerdings ist Spanien auch ein Land deftiger, fettreicher Wurstspezialitäten, aber die weiß man zu genießen und auf kleine Mengen zu beschränken.

Kultiviert und ohne Hast

Einen festen Platz haben Eiergerichte in der spanischen Küche. Sie lassen sich schnell und unkompliziert zubereiten. Tortillas, eine Art Omelett, werden häufig mit Kartoffeln oder Gemüse kombiniert.

Zu jedem guten spanischen Essen gehört das „fließende Gold", das Olivenöl, das den Gerichten den unverwechselbaren südlichen Charakter verleiht.

Es gehört zur spanischen Esskultur, viele kleine Mahlzeiten über den ganzen Tag zu verteilen und die großen Mahlzeiten in Ruhe zu zelebrieren. Von dieser Esskultur fern des hastigen Verschlingens könnten wir uns einiges abschauen, denn auf diese Weise hält die Sättigung länger an und das Hungergefühl meldet sich nicht so schnell wieder.

Wie Gott in Frankreich

Unser Nachbar im Westen, das Land der Schlösser, Burgen und Klöster, gilt seit jeher nicht nur als Synonym für Kunst und Kultur, sondern zugleich als kulinarisches Zentrum der Welt. Französisches Savoir-vivre und mit ihm die französische Küche versprechen Genuss. Viele Meisterköche haben es verstanden, auch die verwöhntesten Gaumen zu befriedigen.

Raffinesse mit einfachsten Zutaten

Französische Küche bedeutet allerdings nicht nur Luxus, sondern vor allem in der Mittelmeerregion auch Raffinesse mit einfachsten Zutaten. Berühmt sind die „Herbes de Provence", jene Mischung aus Thymian, Rosmarin,

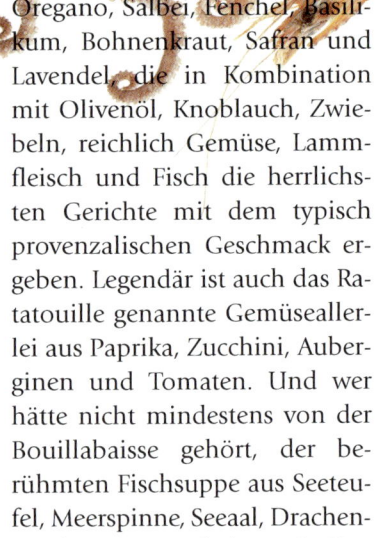

Oregano, Salbei, Fenchel, Basilikum, Bohnenkraut, Safran und Lavendel, die in Kombination mit Olivenöl, Knoblauch, Zwiebeln, reichlich Gemüse, Lammfleisch und Fisch die herrlichsten Gerichte mit dem typisch provenzalischen Geschmack ergeben. Legendär ist auch das Ratatouille genannte Gemüseallerlei aus Paprika, Zucchini, Auberginen und Tomaten. Und wer hätte nicht mindestens von der Bouillabaisse gehört, der berühmten Fischsuppe aus Seeteufel, Meerspinne, Seeaal, Drachenkopf und Knurrhahn mit Kartoffeln, Zwiebeln, Fenchel, Tomaten, Safran und Olivenöl. Dazu werden Baguette und die unverzichtbare Knoblauchmajonäse Aioli gereicht.

Viva Italia

Über alltägliche Pizza und obligatorische Spaghetti geht die italienische Küche mit einer Vielfalt von Gerichten hinaus, die Feinschmecker in Verzückung geraten lassen. Auch sie weist große regionale Unterschiede auf. Besonders im wirtschaftlich ärmeren Süden, wo wenig Vieh gehalten wird, kocht man viel mit Gemüse und einfachen Zutaten, und natürlich auch mit Olivenöl. Tomaten, Paprika, Zucchini, Bohnen, Artischocken und Auberginen stehen auf dem Speiseplan, ebenso Fisch und Meeresfrüchte, eben die gerühm-

A tavola non si invecchia mai: Beim Tafeln altert man nicht.
Italienisches Sprichwort

te, der Gesundheit so zuträgliche mediterrane Küche.
Ein italienisches Menü besteht in der Regel aus vier Gängen. Der Einstimmung dienen meist mehrere kleine Vorspeisen, Antipasti genannt, etwa Bruschetta, geröstete Weißbrotscheiben mit Knoblauch, Tomaten und Basilikum, oder Carpaccio, hauchdünne Scheiben rohes Rinderfilet, meist mit Olivenöl und gehobeltem Parmesan. Eingelegte Champignons, Funghi sottaceti, oder eingelegte Tintenfische, Calamari marinati, eigenen sich dafür ebenso. Dem Antipasto

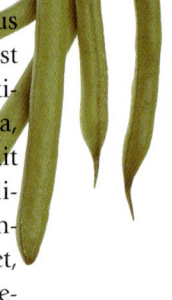

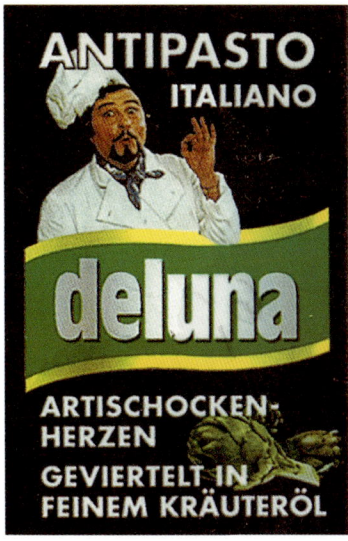
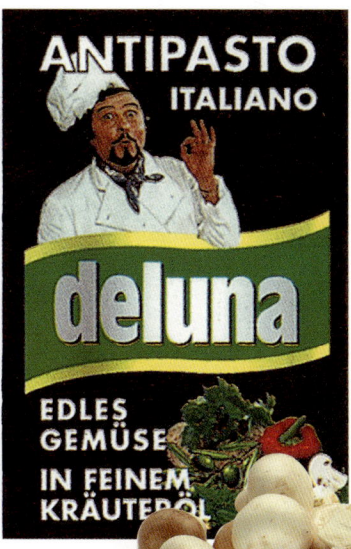

gang serviert. Typisch sind etwa „pasta e fagioli", Nudeln mit roten Bohnen, ein schmackhafter und sättigender Eintopf. Aus allem, was die Jahreszeit gerade an Gemüse zu bieten hat, wird die Minestrone zubereitet, eine Gemüsesuppe mit Nudeleinlage. Beliebt sind auch Fleischbrühen mit Brot und Ei-Einlage, zuppa pavese, oder Tomatensuppen in allen Variationen – durchweg mit typisch italienischen Gewürzen aromatisiert.

Pizzagewürze, die man bei uns im Supermarkt erhält, bieten da leider nur eine strenge Geschmacksrichtung. Wer den charakteristischen Geschmack erzielen will, sollte besser einzelne

folgt der „erste Teller", primo piatto, meist Teigwaren, Reis oder eine Suppe. Daraufhin folgen als secondo piatto Fisch-, Fleisch-, Geflügel- oder Eiergerichte. Beendet wird das Menü mit einem Nachtisch oder dolce, Süßem, an dessen Stelle aber auch Käse treten kann, auf dessen Herstellung in vielerlei Variationen man sich in Italien versteht.

Gewürze verwenden, die speziell auf das jeweilige Gericht abgestimmt sind. Basilikum lässt Nudelgerichte und vor allem Tomaten duften. Typisch sind außerdem Fenchel, Kapern, Knoblauch, Majoran, Minze, Muskatnuss, Nelken, Oregano, Peperoncini, Pfeffer, Safran, Salbei, Zimt, Thymian und Wacholder. Mit solchen Gewürzen bekommt auch Reis seinen unverwechselbaren Geschmack. Keineswegs verzehren die Italiener nämlich nur Pasta, ist ihr Land doch einer der bedeutendsten Reisproduzenten in Europa.

Pasta und mehr

Für Hunderte Nudelarten, die man südlich des Apennin kennt, gilt die Sammelbezeichnung pasta, was so viel wie Teig bedeutet. Pastagerichte werden als Vorspeise oder als Haupt-

Was den Hellenen mundet

Wer denkt nicht an Gyros, Feta und Bauernsalat, wenn von griechischem Essen die Rede ist? Aber die Hellenen pflegen durchaus auch eine gehobene Küche. Kenner wissen, dass die dortige Esskultur, die man aus jenen kleinen Tavernen auf Kreta oder dem Peloponnes kennt, weit mehr zu bieten hat als Souflaki, die kleinen Spießchen mit Hammel- oder Schweinefleisch, oder Gyros, den auch in unseren Breiten längst geläufi-

gen Imbiss aus geschichteten Fleischsorten, die am Spieß gegrillt und dann mit Tomaten und Tzatziki vermischt in Pita eingewickelt werden.

Vielseitige Einflüsse

In der griechischen Küche mischen sich türkische, italienische und arabische Einflüsse und erbringen bunte und überaus delikate Spezialitäten. Gekocht und gebraten wird auch auf dem Peloponnes fast ausschließlich mit Olivenöl. Man findet sehr viele Hackfleisch- und

Gemüsegerichte, Fisch dagegen weniger häufig, da die Ägäis zum größten Teil leergefischt ist. In Griechenland wird im Allgemeinen nicht so heiß wie in Deutschland serviert, was bei dem warmen Klima bekömmlicher ist.

Vielleicht nicht jedermanns Geschmack

Delikat schmeckt der klassische Oktopussalat, hingegen sind Hammelhoden oder mit Zwiebeln gefüllte Lammdärme gewiss nicht jedermanns Sache. Moussaká ist ein Hackfleischgericht mit Auberginen und Kräutern, das mit einer Soße aus Butter, Ei und Milch übergossen und im Ofen gebacken wird. Aus der aufwändigeren griechischen Küche stammen die Mesedes, vielfältige kleine Vorspeisen wie die Kaviarpaste Taramosaláta oder Tiropitákia, gewickelte Teigdreiecke mit Käse.

Auch mit Reis und Hackfleisch gefüllte Weinblätter, Dolmadiáka genannt, zählen dazu.
Das meist verwendete Fleisch ist Lamm. Es wird auf vielfältige Weise zubereitet: als Ragout, als Braten, gegrillt oder auf Spießen. Schweine-, Rind- und Kalbfleisch sowie Geflügel werden ebenso verwendet. Eine große Rolle in der griechischen Küche spielt der Feta-Schafskäse.

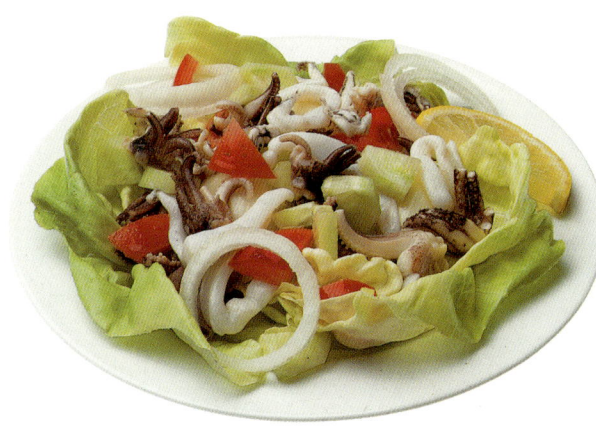

Essen in der Türkei

E in Land mit vielfältigen Problemen und vergleichsweise geringem Lebensstandard, hat die Türkei gleichviel eine reiche Küche, die mit fantasievollen Überraschungen aufwartet. Aus den Grundnahrungsmitteln Obst, Gemüse, Getreide, Milch und Fisch zaubern die Menschen dort vielfältige Gerichte. Dabei verwenden sie fast ausschließlich frische Produkte und praktizieren kaum moderne Konservierungsverfahren wie Tiefgefrieren.

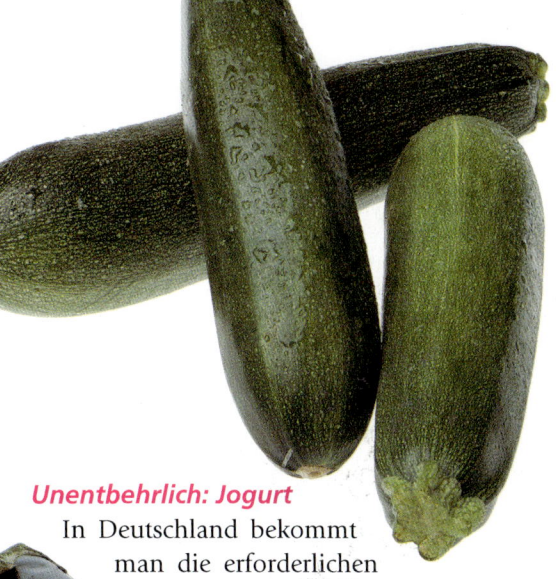

Mageres Lamm und Olivenöl

Von winzigen Minderheiten abgesehen sind die Türken Muslime und essen folglich kein Schweinefleisch. Dieses religiöse Verbot hat durchaus auch einen gesundheitlichen Aspekt, denn mageres Lamm-, Kalb- oder Rindfleisch ist in dem weithin sehr heißen Land viel besser verträglich. Auch in der Türkei wird hauptsächlich mit Olivenöl gekocht, mit dem ziemlich verschwenderisch umgegangen wird. Wer türkische Rezepte nachkochen will, sollte sparsamer dosieren, um den Kaloriengehalt nicht unnötig hochzutreiben.

Mit wenigen Ausnahmen wird sehr mild gewürzt, der Eigengeschmack soll unterstrichen, aber nicht überdeckt werden. Dabei wird auf Frische und Qualität der Würzzutaten großer Wert gelegt.

Vorsicht ist bei den schweren, in Honig schwimmenden Desserts geboten, aber ansonsten bietet die türkische Küche eine gesunde und wohlschmeckende Abwechslung.

TIPP: LAMMFLEISCH

Frisches junges Lammfleisch erkennt man an seiner weißen Fettschicht. Gelblich verfärbtes Fett weist auf ein altes Tier hin, oder das Fleisch ist nicht mehr frisch.

Unentbehrlich: Jogurt

In Deutschland bekommt man die erforderlichen Zutaten in gut sortierten Lebensmittelgeschäften oder im Supermarkt. Beim „Türken" bekommt man die Originalzutaten selbstverständlich auch und meist zusätzliche Tipps für die Zubereitung. Für klein geschnittene Gerichte kommt tiefgefrorenes Lammfleisch in Betracht, wie man es oft im Supermarkt findet, aber besser ist natürlich frisches junges Lammfleisch, das man an der weißen Fettschicht erkennt. Unentbehrliche Zutat in der türkischen Küche sind auch Jogurts aus Schafs-, Kuh- oder Ziegenmilch.

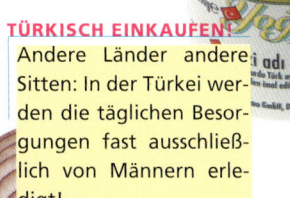

TÜRKISCH EINKAUFEN!

Andere Länder andere Sitten: In der Türkei werden die täglichen Besorgungen fast ausschließlich von Männern erledigt!

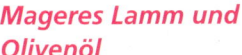

Pure Lust an der Frische

Viele Trends und Feinheiten der asiatischen Küche haben das europäische Essen schon beeinflusst und bereichern es immer noch. Japanisches Sushi und chinesische Frühlingsrollen, aromatischer Curry aus Indien oder Bambussprossen sind nur die bekanntesten Produkte asiatischer Esskulturen. Der Plural ist hier durchaus angebracht, denn jedes Land hat seine eigenen Vorlieben und Spezialitäten. Allen gemeinsam ist die Vielfalt, die sich jeden Tag aufs Neue zeigt: Statt festgelegter Speisenfolgen stehen mehrere Gerichte gleichzeitig auf dem Tisch, werden Reis, Nudeln, Fleisch, Fisch oder Geflügel nebeneinander angeboten.

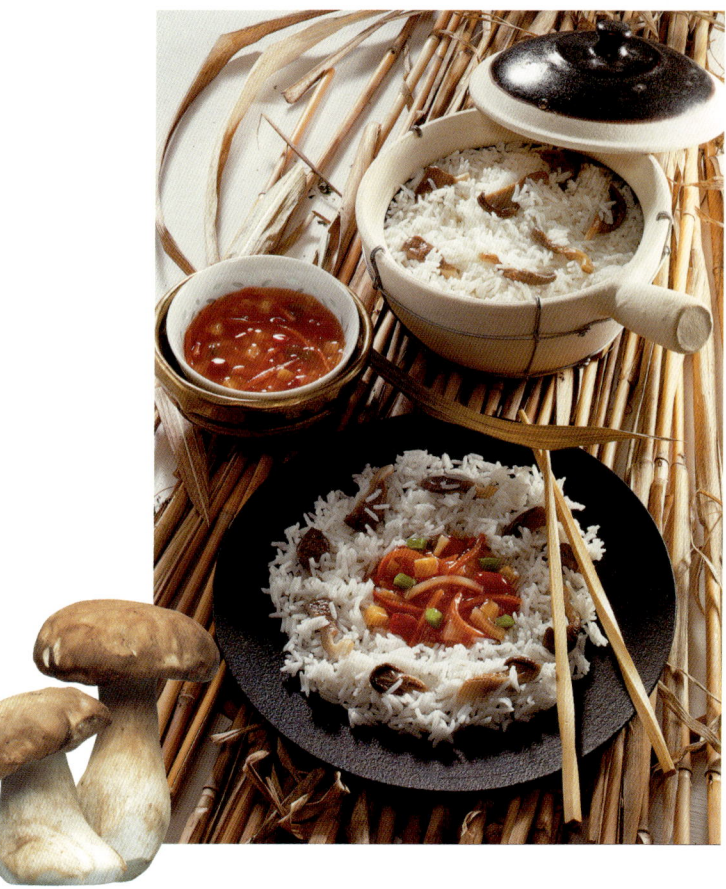

Peking, Shanghai, Kanton, Szetschuan

Ein kleiner Streifzug durch einige asiatische Regionen macht die Vielfalt deutlich: Große Unterschiede fallen bereits in China ins Auge, so hat jede Region im riesigen Reich der Mitte eigene Spezialitäten ausgebildet. Die vielseitige und feine Küche Pekings beispielsweise bevorzugt Teigwaren und Nudeln. In der Gegend um Shanghai kommen Reis sowohl als auch Nudeln auf den Tisch und zahlreiche Spezialitäten sind dem Fischreichtum des ostchinesischen Meeres zu verdanken. Auch die Sojasoße und der bei uns so beliebte Gegensatz von Süß und Sauer haben dort ihren Ursprung. Der Leidenschaft fürs Pfannenrühren (Kochen im Wok) frönt die Kanton-Küche, die darüber hinaus aus der Fülle einer äußerst fruchtbaren Region schöpft: Tropische Früchte, Gemüse, Fleisch, Geflügel und Fisch bringen enorme Abwechslung auf den Tisch. Scharf und kräftig gewürzt liebt es die Szet-

schuan-Küche, dafür bildet der Reis, der dort gedeiht, eine gute Grundlage. Hier werden Gegensätze vereint, wird Süßes mit Saurem kombiniert, Weiches mit Knackigem und Mildes mit Scharfem. Großer Wert wird auf frische Zutaten gelegt, denn nur so kann sich das Aroma voll entfalten. Gewürze wie Ingwer und Knoblauch sind wesentlicher Bestandteil dieser Küche, ebenso Tofu, Bambussprossen, getrocknete Pilze, Chinakohl, Reiswein und Soja-, Austern- oder Hoisinsoße.

Delikates von Nippons Söhnen

Für das hierzulande inzwischen überaus beliebte Sushi achtet man in Japan auf absolut fangfrischen Fisch, nur so findet er Verwendung in den schmackhaften Reissnacks. Aber nicht nur rohes Meeresgetier verstehen die Söhne Nippons delikat zu bereiten, auch gekocht oder gebraten bringen sie es abwechslungsreich auf den Tisch. Viel Verwendung findet der Tofu, dem mit zahlreichen Gewürzen wie grünem Meerrettich (Wasabi), Sojasoße, Ingwer oder Sesam Aroma verliehen wird. Immer steht Reis auf dem Speiseplan, der mit frischem Gemüse und verschiedenen Pilzen kombiniert wird. In der japanischen Küche bleiben durch die schonende Zubereitung der Gerichte – entwe-

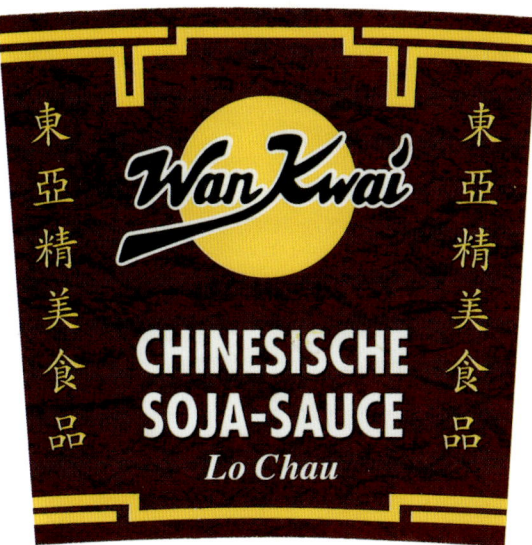

der roh, kurz gebraten oder kurz geschmort – Nährstoffe und natürliche Aromen bestens erhalten.

Thailands raffinierte Gewürze

Besonders leicht mutet die Küche Thailands an, die Fleisch ebenso verwendet wie Fisch, Gemüse oder Früchte. Die Raffinesse der dortigen Esskultur beruht auf dem Einsatz so unterschiedlicher Gewürze wie Zitronengras, Zitronenblätter, Tamarinde, Ingwer, Basilikum oder Chili. Currypasten aus vielen frischen Zutaten, aber auch Austern- und Pflaumensoße sind sehr beliebt. Gekocht wird im Holzkohleofen oder man frittiert und dämpft schonend im Wok.

Überwiegend fleischlos

Überwiegend vegetarisch ist die indische Küche orientiert, da aus Glaubensgründen häufig kein Fleisch und Fisch gegessen wird. Man bevorzugt scharfe Gerichte mit viel Reis, Gemüse und Hülsenfrüch-

ten, die reichlich mit frischem Chili, Kardamom, Knoblauch, Koriander, Kümmel, Ingwer und Zimt gewürzt werden. Zutaten wie Kokosnüsse und Jogurt spielen eine wichtige Rolle. Zubereitet werden die Speisen traditionell im Tandoor, dem für Nordindien charakteristischen Lehmofen, oder auf Spieße gereiht und im Ofen gebraten. Üblich ist auch das Rühren der Zutaten in einer großen, schweren Pfanne.

Mit Galgant, Ingwer, Nelken, Zimt …

Java, Bali und all die vielen Inseln Indonesiens bieten dem Besucher vielfältigste Esskulturen. Gekocht wird im Wok oder einem speziellen Topf zum Schmoren und Dämpfen. Dazu werden die Nahrungsmittel zuvor klein geschnitten. Mit der indonesischen Küche verbindet man Nasi Goreng, die indonesische Reistafel sowie verschiedenste Fischgerichte. Die besondere Faszination dieser Küche liegt im Umgang mit den Gewürzen, die auf allen Inseln des Archipels üppig gedeihen. Kenner schätzen insbesondere die Sambals, Würzpasten, die auf der Grundlage von Chili- oder Paprikaschoten hergestellt werden. Gemildert wird die Schärfe der Speisen durch Kokosmilch oder Zitronengras. Aroma erhalten die Gerichte durch Galgant, Ingwer, Nelken, Zimt, Kurkuma, Knoblauch, Kreuzkümmel, Koriander und verschiedene Soßen.

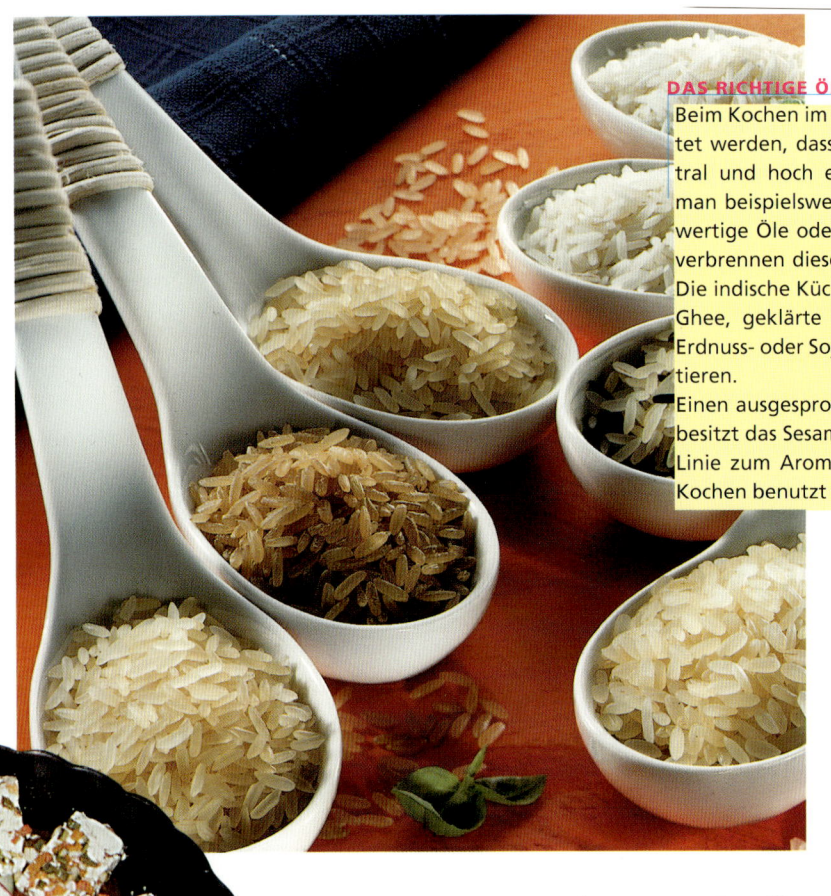

Die Küche Malaysias ist der indonesischen eng verwandt, denn auch hier mischen sich zahlreiche Einflüsse. Frisches Obst, Gemüse, Fleisch, Geflügel, Fisch und Reis machen die Ernährung sehr abwechslungsreich. Der Wok kommt hier ebenso zum Einsatz wie der Dämpf- oder Schmortopf. Scharfe Gerichte mit Kokosmilch sind ebenso beliebt wie kleine Fleischspießchen mit pikanter Erdnusssoße.

Kochen im Wok

Die uralte chinesische Gartechnik des Pfannenrührens erfreut sich bei uns mittlerweile großer Beliebtheit. Einfach und schnell – so könnte man diese Zubereitungsform treffend beschreiben. Denn dieses „Kochgefäß", so die kantonesische Bezeichnung für die hohle Halbkugel mit einem langen Stiel bzw. einem oder zwei Holzgriffen, eignet sich nicht nur für Leute mit wenig Zeit, sie ist ideal für alle, die Wert auf eine gesunde Ernährung legen. Beim Pfannenrühren bleiben mehr Nährstoffe erhalten, als etwa beim Kochen in viel Flüssigkeit.

Der Wok eignet sich zum Dünsten, Schmoren, Dämpfen und Frittieren. Aufgrund seiner ab-

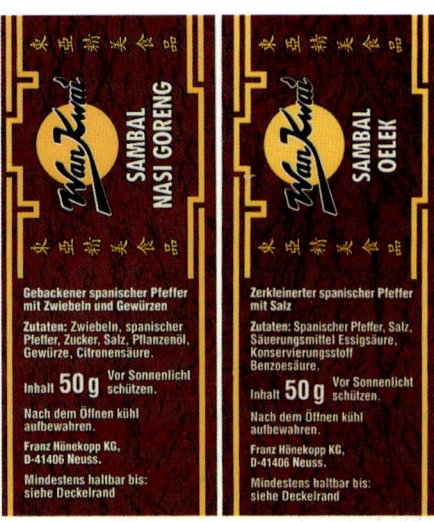

fallenden Seitenwände und dem runden Boden können die angebratenen Zutaten an den Rand geschoben werden, dabei tropft das überschüssige Öl ab, während andere Zutaten noch weiter garen.

Bei der Auswahl des geeigneten Woks sollte man sich ausführlich und vor allem kompetent beraten lassen und gleich wichtige Kochutensilien mitkaufen: So empfehlen sich ein Wokgitter, ein Schaumlöffel, mehrere Stäbchen oder Holzschaber zum Rühren. Allen, die keine Scheu vor Experimenten mit Gewürzen haben, seien außerdem Stößel und Mörser empfohlen. Damit können ganze Gewürze zerstoßen und raffinierte Gewürzpasten hergestellt werden.

Die ausgewählten Rezepte sind leicht nachzukochen und die verwendeten Gewürze und Soßen sind in gut sortierten Supermärkten oder im Asienladen erhältlich.

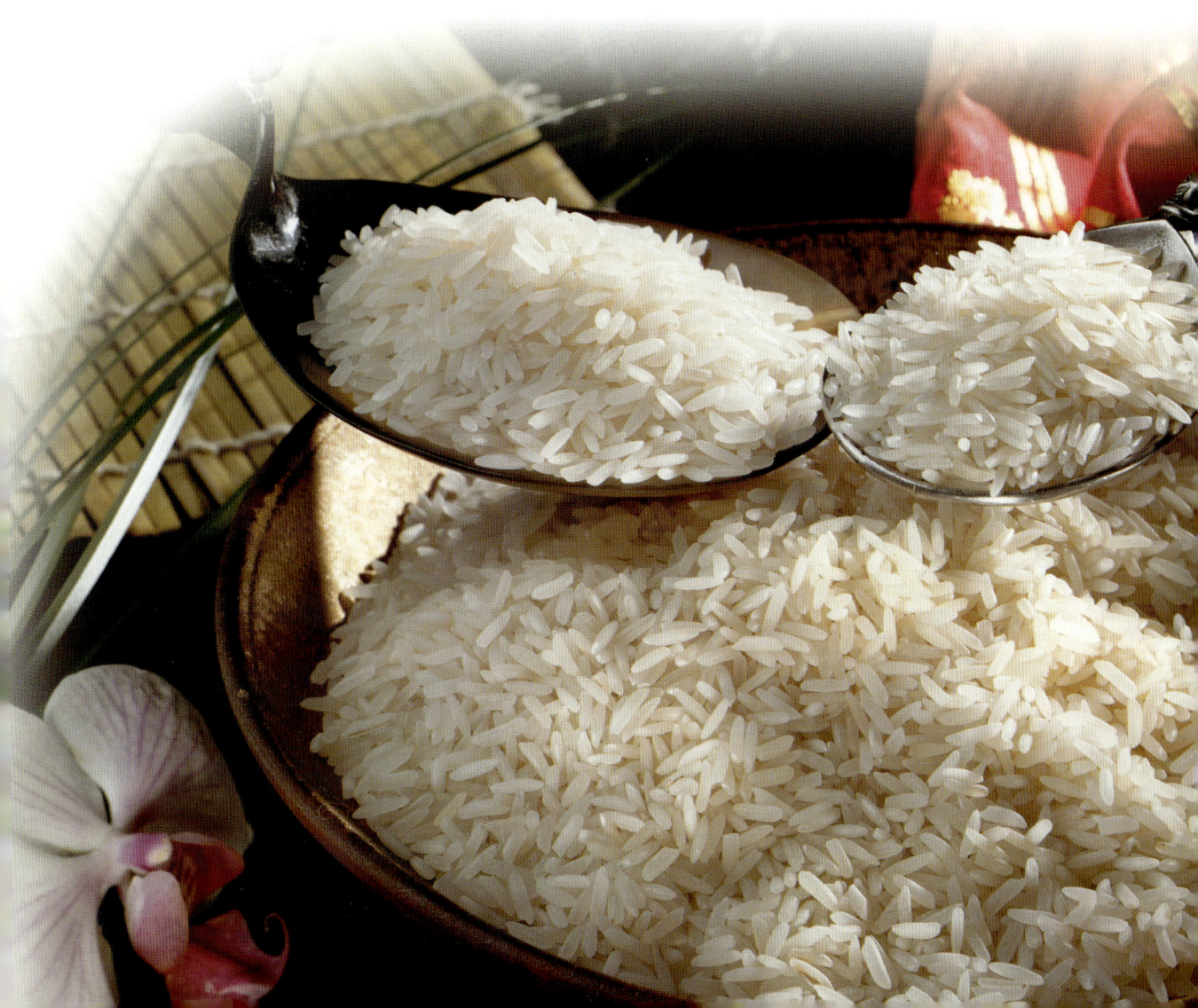

Spanischer Reissalat

Garnelen oder Crevetten sind die Krönung dieses Salats, der mit einem Gläschen Navarra so richtig „kommt". Je nach Geschmack wird man einen fruchtig-frischen Rosado oder einen leichten Weißen wählen, der dort vino verde heißt, also grüner Wein.

- 250 g Müller's Mühle Patna Reis
- 100 g Erbsen aus der Dose
- 300 g Herzmuscheln
- 1 Bund Suppengrün
- 3 EL Butter
- ⅛ l trockener Weißwein
- 12 Tiefseegarnelen
- 80 g Mais aus der Dose
- 185 g Thunfisch in Öl aus der Dose
- 160 g Shrimps
- 140 g grüne Oliven
- 3 EL Sojasoße
- 3 bis 4 EL Weinessig
- Salz, Pfeffer

Reis nach Anweisung garen, dann abgießen und die Erbsen beimischen. Muscheln gründlich waschen. Das Suppengrün putzen, waschen, trockenschleudern, klein schneiden und in Butter andünsten. Mit Weißwein und ½ l Wasser ablöschen. Die Herzmuscheln hinzufügen und kochen lassen, bis sie sich öffnen. Muscheln aus der Flüssigkeit nehmen, geschlossene verwerfen. Die Tiefseegarnelen in Wasser garen. Mais und Thunfisch abtropfen lassen, vom Letzteren das Öl auffangen. Thunfisch in mundgerechte Stücke zupfen. Shrimps nach Packungsanweisung auftauen lassen, Oliven in Scheiben schneiden. Alle Zutaten außer den Garnelen in eine Schüssel geben und vorsichtig vermengen. Für die Marinade Sojasoße, Essig und Thunfischöl verrühren und 30 Minuten ziehen lassen. Vor dem Servieren die Garnelen dekorativ auf dem Salat verteilen.

(pro Portion 610 kcal; 31,5 g Eiweiß; 24,2 g Fett; 56,2 g Kohlenhydrate)

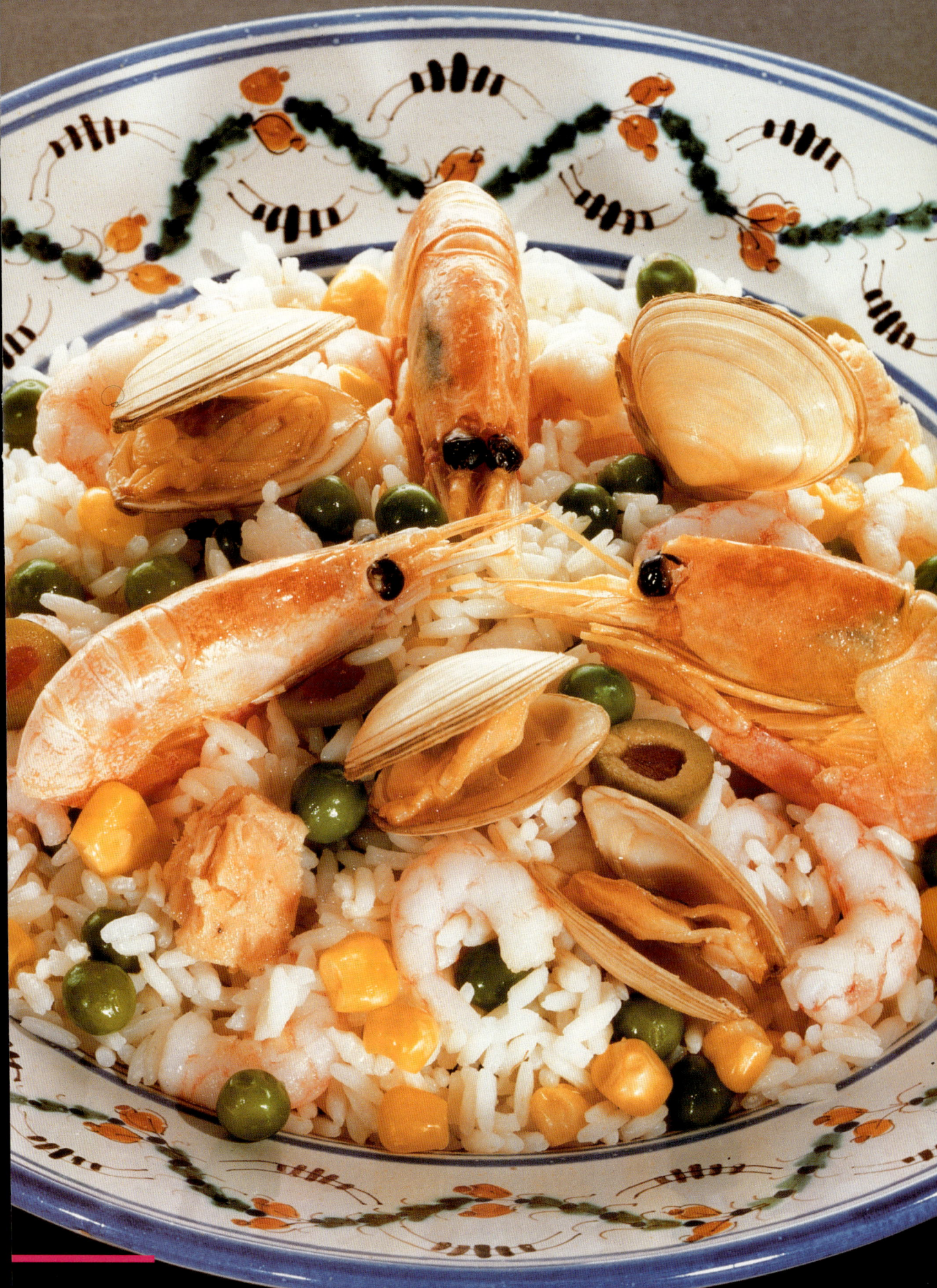

Gazpacho andaluz – Kalte Gemüsesuppe

Die Zutaten dieser andalusischen Spezialität variieren je nach Vorrat und Jahreszeit. An heißen Sommertagen ist sie besonders willkommen. Eventuell rührt man vor dem Servieren ein paar Eiswürfel unter, denn ganz kalt schmeckt die Suppe am besten.

- je eine grüne und rote Paprikaschote
- 2 Zwiebeln
- 500 g fleischige Tomaten
- 1 Salatgurke
- 0,5 l Gemüsebrühe
- 2 EL Olivenöl
- 1 EL Essig
- 2 bis 4 Knoblauchzehen
- 30 g Butter oder Margarine
- 4 Scheiben Vollkorntoast (100 g)
- 1 Bund Petersilie
- Salz, Pfeffer

Die Papriakschoten halbieren, das Kerngehäuse entfernen, gut waschen, abtropfen lassen und in feine, nicht zu lange Streifen schneiden. Zwiebeln schälen und ganz klein würfeln. Die Tomaten waschen und den Stielansatz herausschneiden, dann heiß überbrühen und kurz ziehen lassen. Nun die Tomaten schälen, halbieren und in kleine Würfel schneiden. Die Salatgurke waschen, schälen und ebenfalls klein würfeln. Das Gemüse in zwei Portionen teilen, die eine Hälfte pürieren, die andere portionsweise in Schälchen füllen.

Nun werden Gemüsebrühe, Olivenöl und Essig unter das Gemüsepüree gerührt, die Knoblauchzehen geschält, durchgepresst und ebenfalls untergerührt. Zuletzt zerkrümelt man zwei Scheiben Vollkorntoast und rührt sie unter das Gemüse. Alles im Kühlschrank durchziehen lassen.

Den restlichen Vollkorntoast klein würfeln und in der heißen Butter knusprig anrösten, anschließend in ein Schälchen füllen. Die Petersilie hacken und ebenfalls in ein Schälchen füllen. Die Suppe vor dem Servieren mit Salz und Pfeffer abschmecken. Die Schälchen mit den Gemüsen, den Brotwürfeln und der Petersilie dazureichen, damit jeder nach seinem Geschmack die köstliche Suppe bestreuen kann.

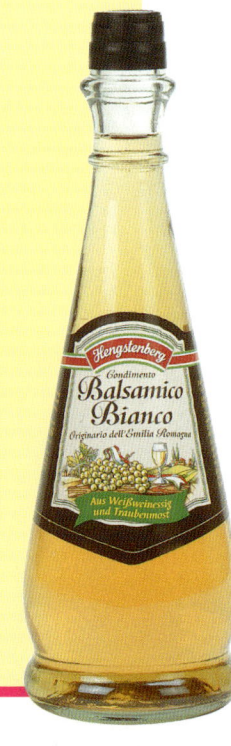

WEITERE REZEPTE

Potage provençal –
Provenzalische Sommersuppe

Aus einfachsten Zutaten lässt sich diese köstliche Suppe zaubern, die mit ihren landestypischen Gewürzen einen Hauch provenzalischen Sommer ins Haus bringt.

- 2 Gemüsezwiebeln
- 1 kg reife Tomaten
- 1 Knoblauchzehe
- 1 Bouquet garni: 1 Lorbeerblatt, 1 bis 2 Zweige Thymian, wahlweise etwas Fenchel
- 1 Bund Petersilie
- 2 EL Olivenöl
- 1 l Wasser
- 1 EL Mehl
- Salz, frisch gemahlenen Pfeffer

Zwiebeln schälen und in Ringe schneiden, Tomaten waschen und vierteln. Das Bouquet mit Küchengarn binden oder getrocknete Kräuter in ein Mullsäckchen stecken. Petersilie waschen und gut trockenschütteln.
Das Öl in einem Suppentopf erhitzen, die Zwiebel darin glasig anbraten, Tomaten zugeben, Knoblauch schälen, pressen und ebenfalls zugeben. Alles unter Rühren etwa fünf Minuten schmoren. Das Bouquet garni und die Petersilie im Ganzen dazugeben. Wasser angießen und die Suppe etwa eine Stunde bei mittlerer Hitze kochen lassen. Dann das Bouquet herausnehmen und alles durch ein

Sieb passieren. Mehl mit ein wenig Suppe verquirlen und an die Suppe geben. Noch einmal 15 Minuten bei schwacher Hitze köcheln lassen, mit Salz und Pfeffer abschmecken und heiß servieren.

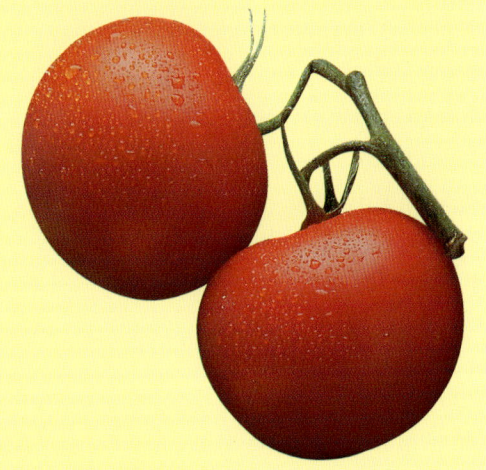

Gibelotte de lapin – Kaninchen in Rotwein

Diese provenzalische Spezialität verlangt ein junges, zartes Kaninchen. Dessen empfindliches Fleisch darf man vor dem Schmoren nur sanft anbraten! Ohne dominanten Eigengeschmack nimmt es die Aromen provenzalischer Kräuter sehr gut an. Als Beilage eignen sich eine Ratatouille und französische Baguette.

- 10 Frühlingszwiebeln
- 1 küchenfertiges Kaninchen oder Kaninchenteile (ca. 1,2 kg)
- 600 g fest kochende, sehr kleine Kartoffeln
- 100 g durchwachsener Räucherspeck
- 40 g Butter
- 15 g Mehl
- 1 bis 2 Knoblauchzehen
- 200 ml Rotwein
- 100 ml Fleischbrühe
- 2 Lorbeerblätter
- 2 Zweige Thymian
- 2 Gewürznelken
- ½ Bund Petersilie, fein gehackt
- Salz, frisch gemahlener Pfeffer

Das Grün der Zwiebeln entfernen, die weißen Teile schälen und ganz lassen. Kaninchenfleisch waschen, abtrocknen und in Portionsstücke zerlegen. Speck grob würfeln. Die Butter in einem Topf erhitzen und die Fleischstücke darin bei mäßiger Hitze anbraten. Speck und Zwiebeln hinzufügen und alles unter Rühren und Umwenden kräftig anbraten. Mehl anstäuben, Knoblauch schälen und dazupressen. Mit Wein und Brühe ablöschen. Salzen, pfeffern, mit Kräutern und Nelken würzen. Fleisch zugedeckt bei schwacher Hitze etwa 40 Minuten schmoren.

Inzwischen die Kartoffeln schälen, zum Fleisch geben und das Ganze in etwa 20 Minuten fertig garen. Die Soße nach Bedarf entfetten und mit etwas Wasser verdünnen. Fein gehackte Petersilie über das Gericht streuen und servieren.

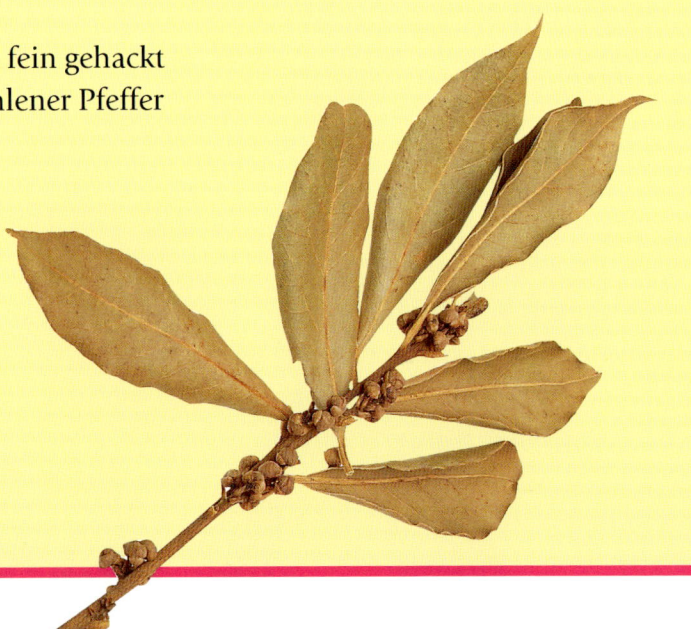

WEITERE REZEPTE

Gnocchi mit buntem Paprikagemüse

So vielfältig unsere Anleihen bei der italienischen Küche sind, das Wort gnocchi haben die Italiener dem deutschen Nock oder Nockerl entlehnt. Die beliebten italienischen Klößchen lassen sich auf unzählige Arten zubereiten. Hier werden sie mit buntem Gemüse kombiniert.

- 1 Töpfchen Basilikum
- 2 Stiele Salbei
- 2 Knoblauchzehen
- ½ l Milch
- 25 g Butter oder Margarine
- 125 g Grieß
- 1 Ei
- 60 g geriebener Parmesan
- je 2 rote und gelbe Paprikaschoten
- 3 EL Olivenöl
- Salz, weißer Pfeffer, geriebene Muskatnuss, Paprika edelsüß

Einige der Kräuter zum Garnieren zurückbehalten, alle anderen fein hacken. Den zerdrückten Knoblauch mit Milch, Fett, Salz, Pfeffer und Muskat aufkochen. Den Grieß einrühren und bei schwacher Hitze acht Minuten quellen lassen. Das Ei, 50 g Parmesan und die fein gehackten Kräuter unterrühren. Mit zwei Esslöffeln Klößchen (Gnocchi) abstechen und in siedendem Salzwasser ca. sieben Minuten ziehen lassen. Die Paprika klein schneiden und in Öl anbraten, mit Salz, Pfeffer und Edelsüßpaprika würzen. Neben den Gnocchi anrichten, mit dem restlichen Parmesan bestreuen und mit Kräutern garnieren.

Gebackene Auberginen mit Käse-Paprika

Gefüllte Auberginen kennt man in allen Mittelmeerländern. Eine italienische Variante ist die Füllung mit Ricotta, Mozzarella und Parmesan.

- 1 Aubergine, mittelgroß
- 1 rote Paprika, mittelgroß
- ½ grüne Paprika, mittelgroß
- 2 TL Olivenöl
- 1 Knoblauchzehe
- 1 Zweig Rosmarin
- 1 EL frisches Basilikum
- 2 TL frisches Oregano
- 250 g Ricotta-Käse
- ½ Tasse geriebener Mozzarella
- 2 EL geriebener Parmesan
- Salz

Tomatensoße:
- 15 g Butter
- 1 kleine Zwiebel
- 1 Knoblauchzehe
- 1 EL Mehl
- 1 Tasse Tomatensaft
- 1 TL frisches Basilikum
- ½ TL frisches Oregano
- 1 TL brauner Zucker

Die Aubergine längs halbieren und bis auf einen Zentimeter Schale aushöhlen. Das ausgelöste Fruchtfleisch hacken, in ein Sieb legen, mit Salz bestreuen, auch das Innere der Aubergine salzen. 20 Minuten so stehen lassen. Dann die Aubergine sowie das gehackte Innere mit kaltem Wasser abspülen, gut abtropfen lassen und mit Küchenkrepp trockentupfen. In einer großen Bratpfanne Öl erhitzen, die klein gehackte Paprika, den zerdrückten Knoblauch und den Rosmarinzweig hinzufügen, etwa fünf Minuten erhitzen, bis die Paprika weich ist. Gehackte Aubergine, gehacktes Basilikum und Oregano unterrühren. Unter Rühren bei mittlerer Hitze etwa fünf Minuten dünsten, bis die Aubergine weich ist. Dann vom Herd nehmen und Rosmarin herausnehmen.

Den Ricotta-Käse, die Hälfte des Mozzarella und des Parmesan unterrühren. Die Auberginenschalen mit der Gemüse-Käse-Mischung füllen und auf ein Backblech legen. Mit dem restlichen Mozzarella und Parmesan bestreuen. Etwa 25 Minuten backen, bis die Schalen weich sind und die Füllung heiß ist.

Inzwischen für die Tomatensoße Butter in einem mittleren Kochtopf zerlaufen lassen, die gehackte Zwiebel und die zerdrückte Knoblauchzehe hinzufügen, bei mittlerer Hitze andünsten, bis die Zwiebeln weich sind. Mehl dazugeben, bei mittlerer Hitze eine Minute lang rühren. Nach und nach Tomatensaft, Basilikum, Oregano und Zucker untermengen, unter ständigem Rühren zum Kochen bringen, bis die Soße dicker wird. Die Soße zu den Auberginen servieren.

WEITERE REZEPTE

Gefüllte Weinblätter

Diese Spezialität aus der griechischen Küche, Dolmadiáka genannt, wird von den Hellenen als Mesede oder Vorspeise geschätzt

- 250 g Weinblätter (in Salzlake)
- 500 g Hackfleisch
- 2 Eier
- 7 EL Blütenzarte Köllnflocken
- 6 EL Wasser
- 2 kleine Zwiebeln
- 4 EL Tomatenketschup
- 3 EL Öl
- ⅜ l trockener Weißwein
- 2 Eigelb
- Salz, Pfeffer, Oregano, Paprikapulver

Die Weinblätter auseinander falten und ca. 45 Minuten wässern. Das Hackfleisch mit den Eiern, den Blütenzarten, fein gehackten Zwiebeln und dem Wasser zu einem Teig kneten.

Mit Tomatenketschup und Gewürzen abschmecken. Die Weinblätter so ausbreiten, dass sie mit der glänzenden Seite nach unten liegen. Auf zwei Blätter, die sich um gut 1 Zentimeter überlappen, etwas von dem Hackfleischteig geben. Nun die Seiten zusammenklappen, dann aufrollen und in eine Pfanne geben. Öl und ⅛ l Weißwein zugießen, zudecken und ca. 15 Minuten garen. Die Weinblätter wenden, nochmals ⅛ l Weißwein zugießen und weitere 10 Minuten ziehen lassen. Weinblätter herausnehmen und warmstellen. Die Eigelb mit dem restlichen Weißwein verschlagen und in den Kochsud geben, erhitzen, aber nicht mehr kochen lassen. Die Weinsoße mit Zucker abschmecken und über die Weinblätter geben. Mit frisch aufgebackenem Stangenbrot zu Tisch bringen.

Tzatziki – Jogurt mit Gurke und Knoblauch

Tzatziki schmeckt hervorragend zu südländischem Weißbrot oder griechischem Fladenbrot, passt aber auch prima als Beilage zu Pellkartoffeln.

- 500 g griechischen oder bulgarischen Jogurt
- ½ Salatgurke, 2 Tomaten
- 2 bis 3 Knoblauchzehen
- 1 EL Essig
- Salz

Die Gurke waschen, schälen und grob raspeln. Jogurt, Essig und Gurkenraspel verrühren. Knoblauch schälen, durch die Knoblauchpresse in den Jogurt drücken, mit Salz abschmecken. Mit Tomatenachteln und Gurkenscheiben anrichten. Wer will, kann außerdem einen Bund gehackte Kräuter unterrühren, z.B. Schnittlauch, Dill, Petersilie oder Minze.

Kabak zeytinyagl – Zucchini

Dieses Zucchini-Gericht aus der Türkei serviert man am besten kalt. Es mundet als kleine Mahlzeit zwischendurch oder als Beilage zu einem Fleischgericht.

- 500 g Zucchini
- 1 EL Olivenöl
- 350 g Zwiebeln
- 3 Knoblauchzehen
- 1 EL gehackte Petersilie
- ¼ Bund frische Minze (gehackt)
- 150 g Tomaten
- 1 Tropfen flüssiger Süßstoff
- ⅛ l Wasser

Die Zucchini schälen, der Länge nach teilen und in zwei Zentimeter dicke Scheiben schneiden. Bei kleinster Hitze ca. zehn Minuten erwärmen. Die Zwiebeln ebenfalls schälen, halbieren und in Scheiben schneiden. Einen Teelöffel Olivenöl erhitzen, die Zwiebeln darin kurz anbraten, dann den gehackten Knoblauch, die gehäuteten, klein geschnittenen Tomaten und die Kräuter zugeben und zehn Minuten mitschmoren lassen.

Den flüssigen Süßstoff zu den Zucchini geben und die vorbereitete Soße auf die Zucchini verteilen. Das Ganze kurz aufkochen lassen und bei mittlerer Hitze garen.

WEITERE REZEPTE

Ente Panang

Uns muten Gewürze und Zutaten wie Zitronenblätter, Kokosmilch und Currypaste exotisch an. Für Thailands Köchinnen und Köche sind sie selbstverständliche Ingredienzien, die raffiniert aufeinander abgestimmt werden. Für vier Personen benötigen Sie:

- 3 Entenbrustfilets (etwa 750 g)
- 3 EL süße Sojasoße
- 3 EL Austernsoße
- 2 Knoblauchzehen
- 70 ml Öl
- 10 bis 12 Zitronenblätter (Kaffirblätter)
- 400 ml Kokosmilch
- 4 bis 5 TL Currypaste (Panang-Curry)
- 5 EL Fischsoße

Entenbrustfilets kalt abbrausen und sorgfältig mit Küchenkrepp abtrocknen. Die Fettschicht mehrmals diagonal einschneiden, aber nicht das Fleisch verletzen. Sojasoße und Austernsoße verrühren, den Knoblauch schälen und dazupressen. Die Entenbrustfilets darin wenden und zugedeckt etwa fünf Stunden im Kühlschrank marinieren.

Das Öl im Wok erhitzen. Nacheinander die Entenbrustfilets zuerst mit der Hautseite nach unten, dann umgedreht, insgesamt je etwa sechs Minuten bei nicht zu starker Hitze braten. Sie sollen innen blutig bleiben. Die Filets herausnehmen, kurz ruhen lassen, dann in dünne Scheiben schneiden.

Aus den Zitronenblättern die Stängel herausschneiden, die Blätter zusammenrollen und in sehr feine Streifen schneiden. Die Kokosmilch mit der Currypaste und der Fischsoße verrühren. Das Öl aus dem Wok abgießen und die Kokosmischung etwa zwei Minuten durchkochen. Die Entenbrustscheiben hineingeben, noch etwa eine halbe Minute erhitzen. Das Gericht mit den Zitronenblättern bestreut servieren. Als Beilage serviert man einen aromatischen Duftreis.

Materialien

Glossar

Adstringierend wirkende Mittel, auch Adstringenzien genannt, wirken durch Zusammenziehen. Sie reagieren mit dem Eiweiß von Haut und Schleimhäuten, verdichten diese, trocknen Wunden aus, stillen Blutungen und wirken dadurch Reiz mildernd, antibakteriell und entzündungshemmend. Adstringierende Tees schränken die Geschmacksempfindung ein und hemmen die Sekretion der Verdauungsdrüsen.

Allizin ist ein Spaltprodukt des Alliins. Es ist im Knoblauchöl enthalten und für dessen typischen Geruch verantwortlich. Es hat bakterizide Wirkung.

Aminosäuren sind für alle Stoffwechselvorgänge wesentliche Einzelbausteine der Eiweißkörper. Unentbehrlich sind beispielsweise Alanin, Arginin, Histidin, Cystein und Methionin. Sie können vom Körper nicht selbst produziert werden und müssen von außen zugeführt werden.

Antioxidanzien wie die Vitamine A,C, E und das Spurenelement Selen wehren die Angriffe Freier Radikale auf die Zellen des Organismus ab. Geschieht dies nicht, wird er durch Oxidation geschädigt. Antioxidanzien sind in der Lage, Zellschäden zu reparieren.

Arginin ist eine Aminosäure, die in allen Eiweißen, vor allem in den Protaminen vorkommt. Es zählt zu den bedingt essenziellen Aminosäuren, da es zwar von Erwachsenen, nicht aber von Kindern in ausreichender Menge selbst gebildet werden kann.

Ballaststoffe sind Pflanzenfasern, die der Körper zur Verdauung, Entgiftung und Kontrolle des Fettgehaltes dringend benötigt. Tierische Nahrungsmitteln enthalten keine Ballaststoffe.

Bioflavonoide sind Stoffe, die in den Pflanzen als Abwehrstoffe gegen Pilze, Bakterien und Viren wirken. Rund 800 Bioflavonoide sind heute bekannt, sie erhöhen unter anderem die Festigkeit und Elastizität feiner und feinster Blutgefäße. Außerdem wird ihnen nachgesagt, dass sie bestimmte Herz- und Kreislaufstörungen lindern und im Verdauungstrakt krampflösend wirken. Mit Vitamin C ergänzen und verstärken sie sich.

Bitterstoffe sind bitter schmeckende Inhaltsstoffe aus verschiedenen Drogen mit unterschiedlicher chemischer Struktur. Sie bewirken über die Geschmacksknospen der Zunge eine reflektorische Steigerung der Speichel- und Magensekretion.

Bromelaine werden nach dem Namen Bromelie für Ananasgewächs die Enzyme der Ananas genannt, die im Darm harte Bakterieneiweißpanzer zerstören und Parasiten vernichten. Außerdem spalten sie das Eiweiß der Nahrung in Aminosäuren auf.

Cholesterin ist ein Fettbegleitstoff, den der Körper selbst produziert und außerdem mit der Nahrung aufnimmt. Es kann in allen tierischen Geweben gebildet werden, nicht aber in pflanzlichen. Das meiste Cholesterin kommt im menschlichen Körper in Leber und Darm vor. Normal ist ein Cholesterinspiegel von 150 bis 200 Milligramm je Deziliter Blut. Höhere Konzentrationen fördern die Entstehung von Ablagerungen und Geschwüren in der Arterie, die später verkalken.
Man unterscheidet zwischen dem negativen LDL-Cholesterin, das in die Gefäßwand eintritt, und dem positiven HDL-Cholesterin, welches das Cholesterin wieder aus der Gefäßwand heraustransportiert. LDL-Werte sollten niedrig und HDL-Werte eher hoch sein, das Gesamtcholesterin aber niedrig.

Dextrine sind Kohlenhydrate, die beim sauren, enzymatischen oder thermischen unvollständigen Abbau von Stärke und anderen Polysacchariden entstehen. Sie stehen zwischen Stärke und Maltose bzw. Glukose.

Dopamin ist ein Neurotransmitter, also ein Nervenreizstoff, der im Gehirn die Zentren anregt, die das Verhalten steuern. Es wird vermutet, dass ein Mangel an Dopamin für Hyperaktivität von Kindern verantwortlich ist. Durch Folsäure wird die Produktion von Dopamin gefördert.

Enzyme steuern wesentliche Teile unseres Stoffwechsels. Sie kommen in Obst oder Gemüse vor, können aber auch künstlich verabreicht werden. Sie stärken das Immunsystem und lindern bestehende Beschwerden.

Fettsäuren unterscheidet man in gesättigte und (einfach bzw. mehrfach) ungesättigte Fettsäuren. Letztere sind reichlich in pflanzlicher Nahrung, besonders in Pflanzenölen, enthalten. Für den Transport des Cholesterins zeichnen die mehrfach ungesättigten Fettsäuren verantwortlich.

Darüber hinaus lösen sie die fettlöslichen Vitamine A, D, E und K, die der Körper ohne ihre Hilfe unverarbeitet wieder ausscheidet. Ungesättigte Fettsäuren sind weitaus gesünder als die gesättigten Fettsäuren tierischer Herkunft, die als ursächlich für Übergewicht, erhöhte Cholesterinwerte, Arteriosklerose etc. angesehen werden.

Flavonoide bilden eine Gruppe von etwa 5000 verschiedenen phenolischen Verbindungen, die in den meisten Nahrungspflanzen vorkommen. Diese Pflanzenstoffe besitzen ein ausgesprochen breites Wirkungsspektrum, z.B. sind sie in der Lage überschießende Reaktionen des Immunsystems zu unterbinden und beispielsweise Allergien abzuschwächen.

Freie Radikale haben ein ungesättigtes Elektronenpaar. Dies versetzt sie in beständige Bewegung, wobei sie versuchen, anderen Molekülen ein Elektron zu entreißen, um sich wieder zu vervollständigen. Damit wird eine Kettenreaktion in Gang gesetzt, die sich nachhaltig zellzerstörend auswirken kann.

Fruktose (Fruchtzucker) ist ein Monosaccharid, das zusammen mit Traubenzucker im Saft süßer Früchte und in Honig vorkommt.

Gerbstoffe sind im Pflanzenreich weit verbreitete Naturstoffe, die tierische Haut in Leder umwandeln. Sie schmecken adstringierend, fällen Eiweißlösungen, auch Gelatine, Alkaloide und wirken gegen Fäulnis.

Glukose ist das wichtigste Monosaccharid im menschlichen und tierischen Organismus. Andere Namen dafür sind Traubenzucker und Dextrose. Glukose kommt in vielen Pflanzensäften und Früchten sowie in Honig vor und ist am Aufbau vieler Di- und Polysaccharide beteiligt.

Der HMF-Wert eines Honigs sagt etwas darüber aus, ob er wärmegeschädigt ist oder nicht. Je niedriger dieser Wert, umso besser. Beim Erhitzen bildet sich aus Fruktose das Abbauprodukt Hydroximethylfurfural (HMF). Frisch geschleuderter Honig enthält kein oder nur ganz wenig HMF. Bei einem naturbelassenen Honig sollte der HMF-Wert maximal 15 mg/kg betragen.

Indole entstehen bei der Fäulnis von Eiweißstoffen aus der essenziellen Aminosäure Tryptophan. Sie bestehen aus einem Benzol- und einem Pyrrolring und kommen in vielen ätherischen Ölen vor.

Lignin ist ein unlöslicher Ballaststoff.

Linolensäure ist eine dreifach ungesättigte essenzielle Fettsäure, die sich vor allem in vielen trocknenden pflanzlichen Ölen findet.

Linolsäure ist eine doppelt ungesättigte essenzielle Fettsäure, die besonders reichlich in Leinöl vorkommt, aber auch in vielen anderen pflanzlichen und tierischen Ölen und Fetten. Linolsäure senkt den Cholesterinspiegel des Blutes.

Lipoproteine sind Lipidmoleküle (Lipide sind Triglyzeride, Cholesterin u.a.), die an Proteine gebunden sind und bei den Abwehrvorgängen des Organismus eine große Rolle spielen, da sie meist Transportaufgaben erfüllen.

Lykopin heißt der rote Farbstoff der Tomate, ein sekundärer Pflanzenstoff, der aber auch in vielen anderen Früchten sowie in Leber und Butter vorkommt. Lykopin unterstützt den Körper im Kampf gegen Krebszellen, stimuliert das Immunsystem und behebt Störungen wie Verstopfung.

Lysin ist in den meisten Proteinen enthalten, besonders reichlich in Muskel-, Milch- und Eiweißproteinen. Diese essenzielle Aminosäure wird beim Erhitzen in Verbindung mit reduzierenden Zuckern weit gehend zerstört.

Als **Mineralstoffe oder Mineralien** werden anorganische Nährstoffe wie Kalzium, Kalium oder Phosphor bezeichnet. Diese Überbegriffe bezeichnen Mengen- und Spurenelemente (Eisen, Zink, etc.). Diese wasserlöslichen Stoffe sind unentbehrlich für den Auf- und Abbau von Körpersubstanz und Zellen. Ohne Mineralstoffe ermüden wir schnell und sind sehr reizbar.

Neurotransmitter sind wichtige Botenstoffe für die Signal- und Impulsübertragung im Nervensystem.

Noradrenalin ist ein Hormon des Nebennierenmarks, es hat stark gefäßverengende Wirkung, führt zu Blutdruckanstieg und Verlangsamung der Herzfrequenz.

Pektin ist ein löslicher Ballaststoff, der den Kohlenhydraten analog aufgebaut ist. Es senkt den Cholesterinspiegel und verzögert die Abgabe von Glukose in die Blutbahn.

Phytosterine sind sekundäre Pflanzenstoffe, die in Nüssen, Samen und kalt gepresstem Pflanzenöl vorkommen. Sie sind dem Cholesterin ähnlich und können mit ihm in Konkurrenz treten, sodass es leichter ausgeschieden wird. Außerdem verringern sie das Dickdarmkrebsrisiko.

Propolis wirkt wie ein natürliches Antibiotikum oder Desinfektionsmittel gegen Bakterien, Viren und Pilze. Bienen kleiden damit ihren ganzen Stock aus.

Proteine sind Eiweiß-Moleküle und von großer Bedeutung für die Infektabwehr.

Querzetin ist ein Bioflavonoid, das z. B. in der Speisezwiebel, im Johanniskraut und besonders reichlich im Brokkoli vorkommt. Es aktiviert Enzyme, die Krebs auslösende Substanzen unschädlich machen.

Saccharide ist die Gruppenbezeichnung für Kohlenhydrate, die alle aus Saccharidmolekülen in unterschiedlich langen Ketten bestehen, als Monosaccharide, Disaccharide, Oligosaccharide und Polysaccharide.

Saccharose ist der gewöhnliche Haushaltszucker, Rohr- oder Rübenzucker, ein Disaccharid aus Glukose und Fruktose, das in allen Pflanzen vorkommt: in Zuckerrüben und den Stängeln des Zuckerrohrs, aber auch im Obst.

Saponine sind Bitterstoffe, die zu den sekundären Pflanzenstoffen gehören und vor allem in Hülsenfrüchten vorkommen. Sie reagieren im Darm mit dem Cholesterin. Dabei entstehen unlösliche Stoffe, die mit dem Cholesterin ausgeschieden werden. Dadurch verringern sie das Darmkrebsrisiko.

Sekundäre Pflanzenstoffe werden als Farb-, Duft-, Geschmacks- Boten- und Signalstoffe in Pflanzen produziert. Etwa 30 000 sind derzeit bekannt, davon etwa 10 000 in essbaren Pflanzen. Diese hochwirksamen Inhaltsstoffe tragen zum gesundheitlichen Wert von Lebensmitteln entscheidend bei. Man unterteilt sie in verschiedene Gruppen mit spezifischen Wirkungsweisen z.B.: Carotinoide, Polyphenole, Glukosinolate, Terpene oder Sulfide.

Serotonin ist ein Neurotransmitter, der im Stoffwechsel aus der Aminosäure Tryptophan gebildet wird. Er spielt für die Stimmungslage und bei der Migräne eine wichtige Rolle.

Spurenelemente sind Mineralien, die aufgrund einer extrem niedrigen Konzentration im Gewebe nur in Spuren nachweisbar sind. Sie steuern hauptsächlich verschiedene Stoffwechselfunktionen.

Trans-Fettsäuren entstehen bei der künstlichen Fetthärtung. Sie erhöhen den Cholesterinspiegel ähnlich wie gesättigte Fettsäuren. Enthalten sind sie in Kartoffelchips, Pommes frites und anderen Produkten, die viel verstecktes Fett enthalten.

Triglyzeride sind Blutfette, Verbindungen mit Fettsäuren. Es gibt einsäurige, zweisäurige und dreisäurige Triglyzeride. Die natürlichen Fette und Öle sind Gemische aus ein- und mehrsäurigen Triglyzeriden.
Die meisten Nahrungsfette bestehen aus Triglyzeriden. Das bedeutet: Ein Molekül Glyzerin ist mit drei Fettsäuren verbunden.

Tryptophan ist eine essenzielle Aminosäure, die in den meisten Proteinen nur in geringer Menge auftritt. Der Körper bildet sich daraus das Anti-Stress-Hormon – einen Nervenbotenstoff, der im Blut wie eine Art Glückshormon wirkt, Magen und Nerven beruhigt und zu guter Laune verhilft.

Vitamine sind lebensnotwendige Mikronährstoffe mit großer biologischer Aktivität als Co-Enzyme oder Schutzfaktoren.

Zellulose, ein unlöslicher Ballaststoff, ist ein Polysaccharid aus Glukosemolekülen. Sie dient den Pflanzen als Gerüststoff und ist in deren Zellwände eingebaut. Durch Enzyme und Säuren kann Zellulose bis zur Glukose aufgespalten werden.

Besondere Gewürze

Asa fötida, das Gewürz der Römer, verleiht Geflügel- und Fleischgerichten einen ganz eigenen Geschmack, der nicht jedem liegen mag. Das aus unterirdischen Pflanzenteilen gewonnene Harz wird auch Teufelsdreck genannt und ist in der Apotheke erhältlich. Allerdings riecht es sehr penetrant, sodass es nicht für den täglichen Gebrauch in der Küche geeignet ist. Besser eignet sich die Tinktur, die sich aus einem Tropffläschchen sehr leicht dosieren lässt. Asa fötida fördert die Verdauung und beugt Blähungen vor.

Basilikum stammt aus Indien und gilt als „Königsbalsam". Aus der Mittelmeerküche ist es nicht hinwegzudenken. Die Blätter wirken Appetit anregend und Nerven beruhigend, sie entkrampfen Magen und Darm. Besonders aromatisch schmecken sie frisch von niedrigen Büschen gezupft. Große Basilikumblätter sind im Geschmack etwas derber. Die Pflanze liebt Sonne, Zugluft sollte man vermeiden.

Borretsch ist ein Küchenkraut mit breiten, runzeligen Blättern, das überall in Europa vorkommt. Geerntet wird von Mai bis Juli, die jungen Blätter sind weich und zart, die großen eher herb und hart. Im Geschmack erinnert Borretsch an Zwiebeln oder Gurken. Auf den Organismus

wirkt er sehr günstig, da er die Zuckerverwertung unterstützt, den Stoffwechsel anregt und die Wundheilung fördert. Die jungen Blätter passen gut zu allen Gurkensalaten, zu grünem Salat oder in die Kräutersuppe.

Chilischoten haben es in sich, gleichgültig ob frisch oder getrocknet. Deshalb immer gut auf die Dosis achten. Ursprünglich sind es die Früchte einer südamerikanischen Paprikaart. Sie sind leuchtend rot oder grün, werden bis zu drei Zentimeter lang und werden gemahlen als Cayennepfeffer angeboten. Die roten sind deutlich schärfer als die grünen, ebenso sind kleine Exemplare schärfer als große.

Galgant ist eine Wurzel, die mit typisch brennendsäuerlichem Geschmack dem Ingwer sehr ähnelt, jedoch auf der Zunge etwas milder wirkt. Ingwer und etwas Zitrone sind denn auch ein guter Ersatz. Galgant gibt es frisch als Wurzel, getrocknet in Stücken oder gemahlen zu kaufen.

Ingwer ist eine würzige Wurzel, die man frisch oder getrocknet kaufen kann. Es gibt ihn als Pulver oder in süßen Sirup eingelegt. Abhängig von der verwendeten Menge kann er rassig-aromatisch oder brennend-scharf verwendet werden. Indische und chinesische Köche kennen diese aromatische Wurzel seit Jahrtausenden, die Römer verwendeten sie ebenfalls und mit Marco Polo kam sie dann endgültig nach Europa.

Kardamom ist eine Kapselfrucht aus der Ingwerfamilie mit süßlichem, eukalyptus-ähnlichem Aroma. Je nach Dosis würzt er eher mild oder scharf. Man kann Kardamom als Kapseln oder als gemahlene Samenkernchen kaufen. Die ganzen Samen inklusive der Schale verwendet man für Punsch, Glühwein oder Marinaden. Eine Prise genügt, um Weihnachtsgebäck, Kompott, gebratenem Fisch oder orientalischen Gerichten das gewisse Etwas zu verleihen. Das Gewürz wirkt leicht antibiotisch und regt den gesamten Stoffwechsel sowie die Hirnleistung an.

Koriander ist eines der ältesten Gewürze überhaupt. In Europa werden fast ausschließlich die Samen verwendet, während die asiatische Küche auch das Koriandergrün, wie wir die Petersilie, nutzt. Die Samen schmecken nach Orangen, aber auch leicht verbrannt. Untersuchungen haben festgestellt, dass Koriander den Appetit anregt, beruhigend wirkt und fette, schwer verdauliche Speisen bekömmlicher macht. Er gehört zu den typischen Pfefferkuchengewürzen.

Liquamen, eine besondere Lake, die aus Fischinnereien, kleinen Fischen und Fischabfall hergestellt wurde, war das Salz der Römer. Sie wurde in offenen Gefäßen in der heißen Sonne zersetzt und mit eingedicktem Most abgeschmeckt. Ob Süßspeisen, Salate, Gemüse oder auch Fleisch, die Römer würzten damit so ziemlich alles. Liquamen lässt sich gut durch asiatische Fischsaucen ersetzen. Sie können aber auch einfach kleine Stückchen eingelegter Sardellen mitkochen oder Anchovis oder Sardellenpaste verwenden.

Sambals sind Würzpasten aus der indonesischen Küche, die auf der Basis großer scharfer oder noch schärferer kleiner Paprikaschoten hergestellt werden. Sambal Oelek ist eine scharfe Chilipaste, Sambal Brandal ist ebenfalls feurig und basiert auf gerösteten Paprika, Zwiebeln, Chilipaste, Salz und anderen Gewürzen. Milder ist Sambal Badjak, süßlich und mild-pikant ist Sambal Manis. Speziell für Nasi Goreng wird Sambal Nasi Goreng gemischt. Für alle, die einen nussigen Geschmack bevorzugen, eignet sich Sambal Cuka.

Weitere Informationen über gesunde Ernährung sind erhältlich bei den folgenden Adressen:

Auswertungs- und Informationsdienst für Ernährung, Landwirtschaft und Forsten (aid) e.V.
Friedrich-Ebert-Straße 3
53177 Bonn
Fon 02 28/84 99-0
Fax 02 28/84 99-1 77

Bundeszentrale für gesundheitliche Aufklärung
Postfach 91 01 52
51071 Köln
Fon 02 21/89 92-0
Fax 02 21/89 92-2 57

Deutsche Gesellschaft für Ernährung e.V.
Im Vogelsang 40
60488 Frankfurt/Main
Fon 0 69/97 68 03-0
Fax 0 69/97 68 03-99

Bio- und Naturkost

Adressen von Biobauern, Naturkostläden und anderen ökologisch orientierten Vertriebsstellen gibt es bei:

ANOG e.V.
Arbeitsgemeinschaft für naturnahen Obst-, Gemüse- und Feldfruchtanbau
Pützchens Chaussee 60
53227 Bonn
Tel. 02 28/46 12 62
Fax 02 28/46 15 58
www.bonnet.de/anog/

AÖL Arbeitsgemeinschaft ökologischer Landbau
Eugenstraße 21
72622 Nürtingen
Tel. 070 22/9 32 66 69
Fax 070 22/9 32 66 50

Bioland e.V.
Nördl. Ringstraße 91
73033 Göppingen
Tel. 071 61/91 01 20
Fax 071 61/91 01 27
www.bioland.de

Bundesverbände Naturkost
Naturwaren Hersteller e.V. (BNN)
Robert-Bosch-Straße 6
50354 Hürth
Tel. 0 22 33/9 63 38 22
Fax 0 22 33/9 63 38 20
www.n-bnn.de

Demeter-Bund e.V.
Brandschneise 2
64295 Darmstadt
Tel. 0 61 55/8 46 90
Fax 0 61 55/84 69 11
http://www.demeter.de

Transfair e.V.
Remigiusstraße 21
50937 Köln
Tel. 02 21/94 20 40-0
Fax 02 21/94 20 40-40
http://www.transfair.de

Ein umfassendes Nachschlagewerk mit zahlreichen Adressen von Naturkostläden und -vertrieben ist das „Alternative Branchenbuch", das im Buchhandel und auch in Naturkostläden erhältlich ist – als Buchausgabe oder als CD-Rom:

ECO-Address. Das Alternative Branchenbuch. Ausgabe 2000. Hrsg. Von ECO-World by ALTOP Verlags- und Vertriebsgesellschaft für umweltfreundliche Produkte mbH, München.

Keine Gentechnik ins Essen!
Bei Greenpeace ist eine „Schwarze Liste" mit Firmen erhältlich, die Rohstoffe aus gentechnisch veränderten Pflanzen einsetzten

Greenpeace e. V.
Einkaufsnetz
22745 Hamburg
Tel. 01 80/5 22 38 43 (Hotline)
Tel. 0 40/30 61 80
Fax 0 40/30 63 11 11
http://www.greenpeace.de

Internet-Adressen

Informationen über gesunde Ernährung und zahlreiche Rezeptbeispiele finden sich auch im Internet unter den folgenden Adressen:

www.aid.de
www.allesbio.de
www.beckers-bester.de
www.dge.de
www.essbar.de
www.familie.de/gesundheit/news
www.fitforfun.de/links/bioland
www.fruchtsaft.de
www.gesundetage.de
www.hobbythek.de/tips.html
www.neuform.de
www.swr.de/service/index.html#rezepte
www.zdf.de/ratgeber/praxis/ernaehrung/index.html

Literatur

Arbeitsgruppe „Referenzwerte für die Nährstoffzufuhr der DGE, ÖGE; SGE und SVE: Auflistung und Kommentar der Neuerungen. In: Ernährungs-Umschau 47, Heft 3/2000, S. 80–84, Umschau Zeitschriftenverlag GmbH, Frankfurt am Main.

Chinua Achebe: Onkwo oder das Alte stürzt. Frankfurt am Main 1983.

Deutsche Gesellschaft für Ernährung DGE (Hrsg.): Ballaststoffreich essen. Broschüre 1996.

Deutsche Gesellschaft für Ernährung DGE (Hrsg.), Marlisa Szwillus: Die schnelle Vitalküche. Für die ganze Familie. Gräfe und Unzer Verlag, München 2000

Deutsche Gesellschaft für Ernährung DGE (Hrsg.): Essen und Trinken in Deutschland. Broschüre 1998.

Deutsche Gesellschaft für Ernährung DGE (Hrsg.): Referenzwerte für die Nährstoffzufuhr. Umschau/Braus Verlag, Frankfurt am Main 2000.

Deutsche Gesellschaft für Ernährung DGE (Hrsg.): Richtig essen. Frankfurt/Main 1998.

Deutsche Gesellschaft für Ernährung DGE (Hrsg.): Vollwertig Essen und Trinken nach den 10 Regeln der DGE. Broschüre 1999.

Kathi Dittrich, Claus Leitzmann: Bioaktive Substanzen. Georg Thieme Verlag 1996.

Hans J. Fahrenkamp: Wie man eyn teutsches Mannsbild bey Kräfften hält. Fischer Taschenbuch Verlag, Frankfurt am Main 1977.

Kerstin Fahrig: Die leichte Tofu Küche. Initiative für gesundheitsbewusste Ernährung (Hrsg.). München 1996.

Walter Feldheim, Ruth Steinmetz: Ernährungslehre. Kohlhammer Verlag, Stuttgart, Berlin, Köln 1998.

Hans Halter: Pfropf nicht den Darm, in : Spiegel 38/1999.

Johanna Handschmann: Das Immunsystem stärken mit Milchsäure. Südwest Verlag, München 1999.

Dörte Helberg: Die Fit for Fun Diät. Südwest Verlag, München 1998.

Helmut Heseker: Kupfer. Funktionen, Physiologie, Stoffwechsel, Empfehlungen und Versorgung in der Bundesrepublik Deutschland. In: Ernährungs-Umschau 45 Heft 6/1998, S. 215–217, Umschau Zeitschriftenverlag GmbH, Frankfurt am Main.

Gottfried Hetzka, Wighard Strehlow: Küchengeheimnisse der Hildegard-Medizin. Hermann Bauer Verlag, Freiburg im Breisgau 1988.

Geo Wissen: Nahrung + Gesundheit. Heft Nr. 1, Verlag Gruner + Jahr AG & Co, Hamburg 1990.

Monika Ilies: Köstliches aus dem Wok. Gräfe und Unzer Verlag GmbH, München 1992.

Kalorien mundgerecht. 10., völlig überarb. und erw. Auflage, Umschau-Buchverlag, Frankfurt/Main 1996.

Joseph Keul, Michael Hamm: Die richtige Fitness-Ernährung. Umschau/Braus Verlag, Heidelberg 1998.

Peter Köllns Buch der natürlichen Ernährung, 4. Auflage 1999. Köllnflockenwerke Elmshorn.

Christa Koch: Naturkost fürs Kind. Ravensburger Buchverlag Otto Maier, Ravensburg 1992.

Claudia Küpper: Konsensus 2000 zur mediterranen Ernährung. In: Ernährungs-Umschau 47, Heft 3/ 2000, S. 116–119. Umschau Zeitschriftenverlag GmbH, Frankfurt am Main.

Witold Maichrowitz: Essen und trinken zur Zeit Goethes. In: Ernährungs-Umschau 46, Heft 8/ 1999, B33–B36. Umschau Zeitschriftenverlag GmbH, Frankfurt am Main.

Frances Moore Lappé: World Hunger: Twelve Myths. 1998.

David Lee: Schnelles aus dem Wok. Gräfe und Unzer Verlag GmbH, München 2000

José Lutzenberger, Franz-Theo Gottwald: Ernährung in der Wissensgesellschaft. Campus Verlag, Frankfurt am Main, New York, 1999.

Klaus Oberbeil. Fit durch gesunde Ernährung. Südwest Verlag, München 1999.

Klaus Oberbeil, Dr. med. Christiane Lentz: Obst und Gemüse als Medizin. Die Heilkräfte in unseren Nahrungsmitteln wirksam nutzen. 4. Auflage, Südwest Verlag, München 1997.

Pfundskur 1996. Hrsg.: SWR1, Jochen Heuer. Ewald Braden, Christina Pittelkow: Lust auf Leben. Das Kochbuch. Verlagsgruppe J. Fink-Kümmerly + Frey, Ostfildern 1996.

Pfundskur 1996. Hrsg.: SWR1, Jochen Heuer. Prof. Dr. Volker Pudel: Lust auf Leben. Verlagsgruppe J. Fink-Kümmerly + Frey, Ostfildern 1996.

Pfundskur 2000. Hrsg.: SWR1, Hans-Peter Archner. Ewald Braden: Lust auf Leben. Neue Pfundskur-Rezepte. Verlagsgruppe J. Fink GmbH & Co. KG, Ostfildern 1999.

Pfundskur 2000. Hrsg.: SWR1, Hans-Peter Archner. Prof. Dr. Volker Pudel: Lust auf Leben. Trainingsprogramm. Verlagsgruppe J. Fink GmbH & Co.KG, Ostfildern 1999.

Jean Pütz, Sabine Fricke: Essen Sie sich gesund. Wenn der Körper nicht im Gleichgewicht ist. vgs verlagsgesellschaft Köln, 1995.

Jean Pütz, Sabine Fricke: Richtige Ernährung in allen Lebenslagen. vgs Verlagsgesellschaft, Köln 1994.

Jean Pütz, Kordula Werner, Marcus Werner: Das Hobbythekbuch vom Trinken. vgs Verlagsgesellschaft, Köln 1999.

V. Pudel, J. Westenhöfer: Ernährungspsychologie. Hogrefe Verlag, Göttingen 1997.

H.-J. Pusch: Richtige Ernährung, wenn man älter wird. K. Thienemanns Verlag, Stuttgart 1987.

Barbara Rias-Bucher: Leichter essen. Gruner + Jahr AG & Co, Hamburg 1992.

Richtig essen, gesund leben. Gesund und fit auf natürlichem Weg. Autoren der Orig.-Ausgabe: Bean, Broadman, Cravley u.a. Verlag Das Beste GmbH, Stuttgart, Zürich, Wien, 1998

Peter Schleicher: Die sensationelle Kreta-Diät. Mosaik Verlag, München 1999.

Ernst Schneider: Nutze die Heilkraft unserer Nahrung. Saatkorn Verlag, Hamburg 1998.

J. Schultz: Essen und Trinken mit Goethe, dtv Verlag, München 1998.

Ulrich Strunz: forever young. Das Ernährungsprogramm. Gräfe und Unzer Verlag GmbH, München 2000.

Tannahill, Reay: Kulturgeschichte des Essens. Von der Eiszeit bis heute. Paul Neff Verlag, Wien, Berlin 1973.

Claudia Tebel-Nagy: Praktisches Kochbuch gesunde Ernährung. Weltbild Verlag, Augsburg 1998.

Teufel, Cornelia: Tee. Die kleine Schule. 4. Auflage, Verlag Zabert Sandmann GmbH, München, 1999.

Bernhard Watzl, Claus Leitzmann: Bioaktive Substanzen in Lebensmitteln. 2. überarb. und erw. Auflage, Hippokrates Verlag, Stuttgart 1999.

Register

Bildnachweis

Die Fotografien dieses Bandes stamen von Ingo Wandmacher, Hamburg, außerdem haben Bilder beigesteuert:

auf Seite 2/3 Verband der deutschen Fruchtsaftindustrie e.V., 8/9 l CMA, 9 r Kulmbacher Brauerei AG, 10, 11 or Römerstadt Augusta Raurica, 11 u, 12 r, 14 ul WMF, 14 M Bodum, 15, 16 CMA, 18 u WMF, 19 Slow Food, 22 CMA, 23 o Svadesha Naturkost, 24 u WMF, 25 Wirths PR, 32 Peter Kölln, 33 WMF, 34 o Petr Kölln, 35 u Schneekoppe, 36 ul Peter Kölln, uM CMA, 37 Ml, ur, 38 l Seitenbacher, 39 r CMA, 43 o CMA, 44 u, 45 o WMF, 47 Peter Kölln, 56 ur CMA, 47 o und M WMF, 58 o Käserei Champignon, 59 o Hengstenberg, u Seitenbacher, 61 u CMA, 63 o und M WMF, 64 r Bosch, 65 ol Römertopf Keramik GmbH, or Scheutich, u WMF, 66 ul Melitta, 67 ur WMF, 69 Kanne Brottrunk, 76 o CMA, 77 r WMF, 78 o CMA, 79 o Pohl Boskamp, u CMA, 81 u WMF, 82 l CMA, or, ur WMF, 83 or und Ml,r, 84 o, 86 o WMF, 86 ul Deutscher Kaffee Verband, 87 Ml und Mr WMF, 88 o Breisgaumilch, u WMF, 89 o Seitenbacher, u Peter Kölln, 90 u Breisgaumilch, 91 l Kanne Brottrunk, 93 Rotkäppchen, 94 CMA, 96 o Adelholzener Alpenquellen, M Merziger Fruchtgetränke GmbH & Co KG, ul CMA, 98 M WMF, 100 o Verband der deutschen Fruchtsaftindustrie e.V., u WMF, 105 u WMF, 107 Wirths PR, 108 Rotkäppchen, 113 WMF, 117 o Staatlich Fachingen, ur Brita, 118 l WMF, ul M Krings Fruchtsaft AG, ur Verband der deutschen Fruchtsaftindustrie e.V., 119 or WMF oM LANGGUTH WEIN SERVICE, Ml Natreen, 120 u, 123 u CMA, 124 o Milford, u Deutscher Teeverband, 125 M und u, 126 Milford, 127 ur 128 WMF, aber 128 or LANGGUTH WEIN SERVICE, 129 M Bitburger Getränke Verwaltungsgesellschaft GmbH, u LANGGUTH WEIN SERVICE, 131 Wirths PR, 135 CMA, 136 Merziger Fruchtgetränke GmbH & Co KG, 140 r WMF, 141 or Haile, ul CMA, 142 rWirths PR, 143 ru Verband der deutschen Fruchtsaftindustrie e.V., 144 ur Seitenbacher, 145 or WMF, ur Peter Kölln, 146 Mineralbrunnen Überkingen-Teinach AG, 148/49 Wirths PR, 150 o WMF, M Bad Pyrmonter, u Verband der deutschen Fruchtsaftindustrie e.V., 151 M, 152, 153 u WMF, 153 o Mineralbrunnen Überkingen-Teinach AG, 155 Dr. Grandel, 159 o WMF, u Breisgaumilch, 162 o Seitenbacher, u Bitburger Getränke Verwaltungsgesellschaft GmbH, 163 WMF, 164 o Transfair, or WMF, ur Schneekoppe, 168 Wirths PR, 170/71, 171 r WMF, 172 Serie CMA, ur und ul WMF, 173 o CMA, 174 l WMF, r Peter Kölln, 176 l WMF, 177 l Peter Kölln, 181 o WMF, 184 Peter Kölln, 185 Kanne Brottrunk, 194 ru WMF, 195 or Brogsitter immer ein guter Wein und Sekt, 197 Mr CMA, 198 or Peter Kölln, 199 ol, u WMF, 200 o Schneekoppe, u CMA, 201 ur WMF, 202 ol Uncle Ben's, M Svadesha Naturkost, 203 Uncle Ben's, 205 Müllers Mühle, 206 Hengstenberg

Weitere Ulmer-Titel zum Thema.

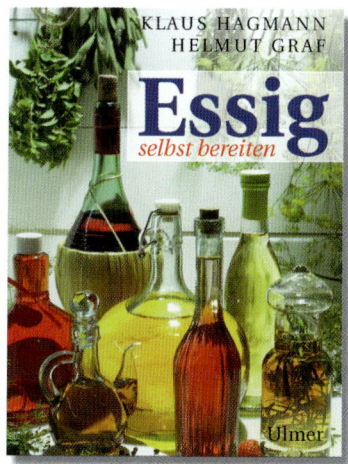

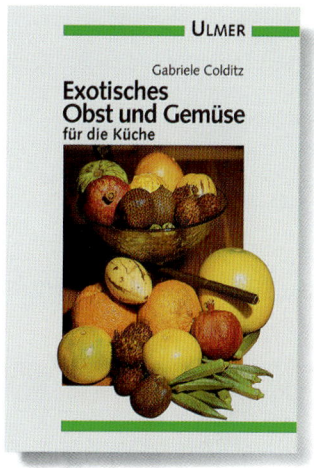

Lust auf Essig? Wer reichlich Obst geerntet hat und neben Saft und Kuchen noch nach anderen Verarbeitungsmöglichkeiten sucht, lernt hier, wie man in relativ kurzer Zeit mit einfachen Mitteln und den verschiedensten Ausgangsprodukten auch kleinere Mengen feinen Essig erhält. Die beiden Autoren beschreiben die wichtigsten Schritte vom Ausgangsprodukt zum fertigen Essig, geben Ratschläge zur Verfeinerung von Ansatzessigen und beantworten die wichtigsten Fragen, auf die es beim Herstellen von Essig ankommt. Ein Essigglossar klärt über die wichtigsten Essigsorten auf und über 30 Rezepte für und mit Essig laden ein, Essig auch einmal von ganz anderen Seiten zu betrachten.
Essig selbst bereiten. K. Hagmann, H. Graf. 2001. 123 S., 58 Farbf. ISBN 3-8001-3240-0.

Abgebildet werden junge sowie ausgewachsene Pilze, Ansichten von oben, von unten und aufgeschnitten. Die hervorragenden Farbfotos ermöglichen eine rasche, sichere Bestimmung bereits beim Sammeln. Selbstverständlich geben die Autoren auch fundierte Ratschläge zum Umgang mit Pilzen, zum Sammeln, Auswählen, Putzen und Verarbeiten.
Pilze sicher bestimmen – delikat zubereiten. R. und F. Volk. 1999. 192 S., 231 Farbf. ISBN 3-8001-3656-2.

Dieses Buch gibt einen Überblick über die derzeit bei uns erhältlichen Früchte und Gemüse und liefert ausführliche Informationen über die einzelnen Arten. Neben dieser Warenkunde findet man raffinierte Rezepte, die dazu anregen sollen, den Speiseplan mit exotischem Obst und Gemüse zu bereichern.
Exotisches Obst und Gemüse für die Küche. Gabriele Colditz. 2. Auflage 1997. 128 Seiten, 81 Farbfotos. ISBN 3-8001-6881-2.

Dörren hat das ganze Jahr Saison und es ist erstaunlich, was man alles trocknen kann: Früchte, Gemüse, Kräuter, Körner, Pilze. Noch überraschender ist es, wie vielfältig die Verwendungsmöglichkeiten sind, die der Autor in den Rezepten, die jedoch nur Beispiele sein sollen, vorstellt.
Dörren. Früchte, Gemüse, Kräuter. Achim Samwald. 3. Auflage 1997. 126 Seiten, 61 Farbfotos, 18 Zeichnungen. ISBN 3-8001-6868-5.

Einkochen macht Spaß und ist ganz einfach. Mit den Grundrezepten kommen auch im Haushalt Unerfahrene bestens zurecht. Das Buch enthält das nötige Wissen und viele Anregungen.
Früchte einkochen, kandieren und einlegen. Gabriele Colditz. 1991. 128 S., 71 Farbfotos, 8 Zeichnungen. ISBN 3-8001-6246-6.

Weitere Ulmer-Titel zum Thema.

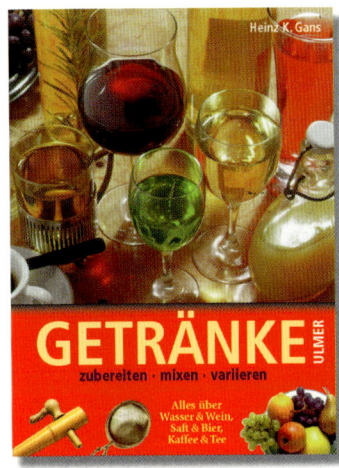

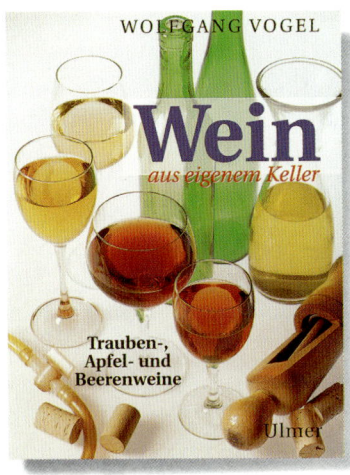

Vom Lebensspender Wasser zu herrlichen Weinen und Champagner, vom heilkräftigen Tee über nahrhafte Milch zu belebendem Espresso reichen die Spannungsbögen dieser anekdotenreichen Kulturgeschichte des Trinkens. Mehr als ein Lesevergnügen dank praktischer Anleitungen und Rezepte!
Getränke zubereiten, mixen, variieren.
Alles über Wasser & Wein, Saft & Bier, Kaffee & Tee. Heinz K. Gans. 2001. 223 Seiten, 357 Farbfotos. ISBN 3-8001-3212-5.

Was tun, wenn Ihr Garten nach einem milden Sommer vor Zucchini, Tomaten und Äpfeln überquillt und Sie nicht alles auf einmal verwerten können? Oder wenn Sie bei einem verlockenden Schnäppchen auf dem Markt einfach nicht Nein sagen konnten? In diesem Buch erfahren Sie alles über die gängigsten Konservierungsformen vom Tiefgefrieren über das Einmachen, Räuchern, Pökeln und Dörren bis hin zur Kellerlagerung. So bleiben Ihre Schätze noch lange erhalten und Sie können auch in den vitaminarmen Wintermonaten jederzeit Geschmackvolles und Gesundes auf den Tisch zaubern.
Konservieren. Alles über die perfekte Vorratshaltung. H. K. Gans. 2000. 224 Seiten, 310 Farbfotos. ISBN 3-8001-6790-5.

Je mehr sich die Weinbereitung zu einem industriellen Verfahren entwickelt hat, desto reizvoller ist es, im eigenen Keller mit einem Minimum an Chemikalien und ohne technische Finessen einen schmackhaften und haltbaren Wein selbst herzustellen und nach eigenen Wünschen auszubauen. All jenen, die aus Liebhaberei Wein bereiten möchten, soll dieses Buch eine Hilfe sein bei den kleinen und großen Problemen, die dieses Hobby mit sich bringt. Dabei wird es den Lesern wie dem Autor gehen: es macht einfach Spaß, Wein zu keltern – und erst recht zu trinken.
Wein aus eigenem Keller. Trauben-, Apfel- und Beerenweine. W. Vogel. 6. Auflage 1998. 159 S., 21 Farbf., 29 Zeichn. ISBN 3-8001-6657-7.

Ausführlich wird in diesem Buch beschrieben, wie mit einfachsten und in jedem Haushalt vorhandenen Geräten Bier gebraut werden kann – schmackhaftes, schäumendes Bier, auf die vom Hobbybrauer bevorzugte Geschmacksrichtung zugeschnitten. Der Autor versäumt es auch nicht, über die notwendigen steuerlichen und lebensmittelrechtlichen Fragen zu informieren und natürlich auch über die Diskussion und Entscheidungen zum traditionellen Reinheitsgebot.
Bier aus eigenem Keller. W. Vogel. 5. Auflage 1999. 146 Seiten, 24 Farbfotos. ISBN 3-8001-6656-9.